MARCEL HEGELBACHER

Ingénieur civil

LA
LOCOMOTIVE
A VAPEUR

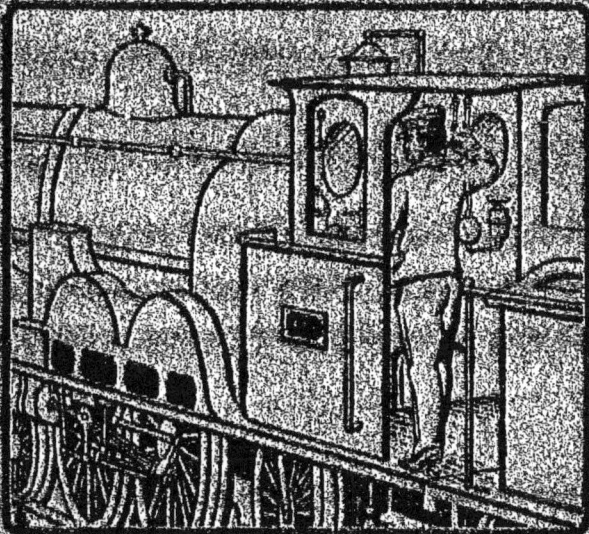

PARIS
LIBRAIRIE GARNIER FRÈRES
6, Rue des Saints-Pères, 6

PRIX : 3 fr. 50

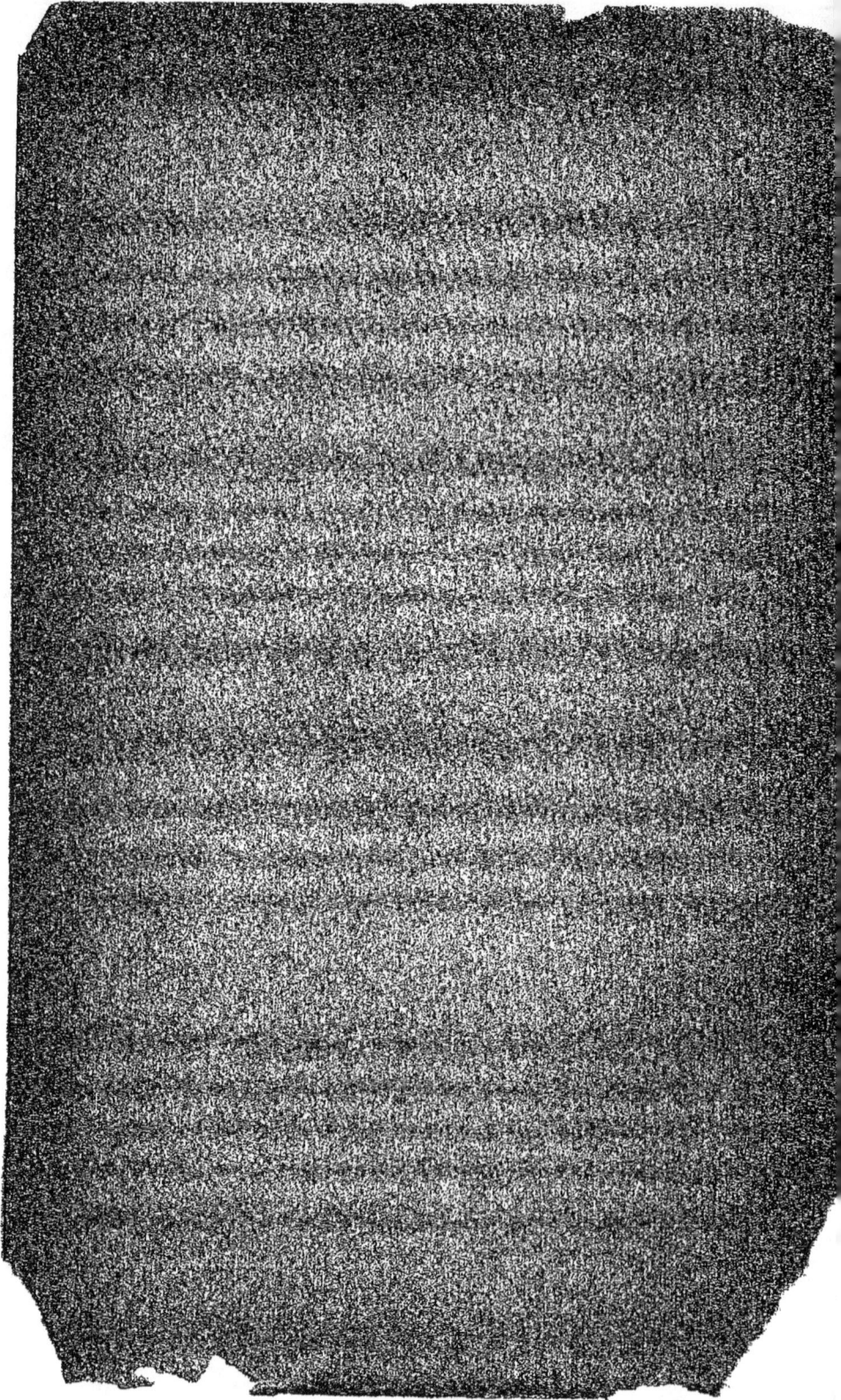

LA LOCOMOTIVE

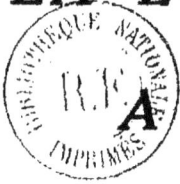

À VAPEUR

MARCEL HEGELBACHER

Ingénieur Civil.

LA
LOCOMOTIVE
== *A VAPEUR* ==

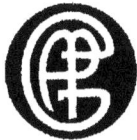

PARIS

LIBRAIRIE GARNIER FRÈRES

6, RUE DES SAINTS-PÈRES

PRÉFACE

Le chemin de fer est, de toutes les inventions, celle qui a amené le plus de transformations dans la vie humaine, en facilitant et en accroissant les échanges dans des proportions considérables.

Le chemin de fer est caractérisé par l'emploi : 1° d'un chemin de roulement particulier constitué par des rails ; 2° d'un moteur spécial : « la Locomotive », permettant aux véhicules de se mouvoir avec grande rapidité sur ce chemin de roulement. Or, ce n'est pas à l'emploi des rails qu'est dû le chemin de fer, quoique le nom qu'il porte puisse le faire supposer. En réalité, lorsque le chemin de fer a été réalisé, il y avait déjà longtemps que les rails existaient : l'homme avait, de longue date, fait la remarque qu'une roue se déplaçait avec bien plus de facilité sur une surface lisse que sur une surface rugueuse.

Sans remonter aux temps lointains où un capitaine habile fit sortir une flotte entière d'un port où elle était bloquée, en la faisant glisser sur des poutrelles placées sur le sol (ce qui constituait de véritables rails), nous pouvons signaler que, dans les mines anglaises, l'emploi des rails était devenu courant au dix-huitième siècle. Ces rails se composaient d'ornières creusées dans des poutres. En 1806, Vivian remplaça ces ornières par des barres en fonte saillantes, sur lesquelles roulaient des roues à gorge.

En 1808, la fonte fut remplacée par le fer et la roue fut munie d'un simple bourrelet.

Ce qui a permis réellement la réalisation du chemin de fer c'est la Locomotive, et l'historique de ce moyen de locomotion se confond avec celui de son moteur.

Le rail, lui, a suivi les progrès de la machine, en s'accommodant aux conditions créées par elle, au fur et à mesure de son développement.

Les bouleversements considérables qui ont été apportés dans l'existence humaine depuis un siècle étant dus en grande partie au chemin de fer et par suite à la locomotive, celle-ci tient donc une place exceptionnelle dans la vie moderne; par suite, il serait bien regrettable de voir les techniciens en connaître seuls la structure; le but de cet ouvrage est précisément d'exposer, sans aucune prétention, ce que l'on pourrait appeler l'anatomie de la locomotive, d'étudier son fonctionnement, en un mot, de pénétrer dans l'intérieur de ce monstre qui nous impressionne tant, quand il passe devant nous à une vitesse de 120 kilomètres à l'heure !

Nous insistons bien sur ce fait que nous n'avons pas voulu faire une œuvre technique; ceci expliquera notamment que les croquis que nous avons donnés soient absolument schématiques.

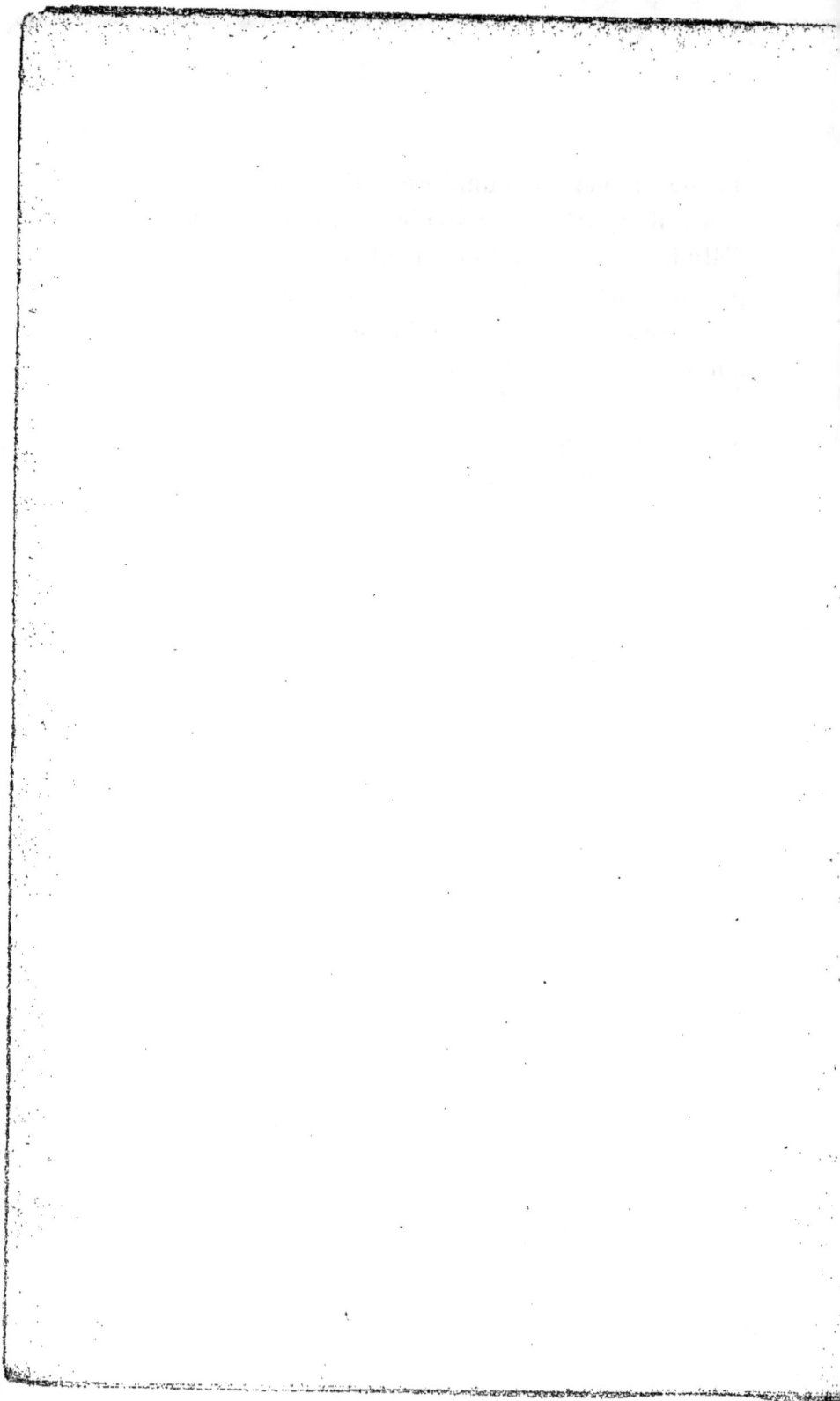

LA
LOCOMOTIVE A VAPEUR

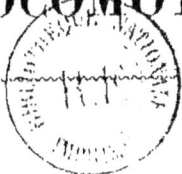

PREMIÈRE PARTIE

HISTORIQUE ET GÉNÉRALITÉS

CHAPITRE PREMIER

HISTORIQUE DES SERVICES PUBLICS
DE TRANSPORT

Une étude complète de la Locomotive oblige,
pour bien comprendre les modifications apportées par elle, à dire quelques mots de l'histoire
des services publics de transport. Quoique cela
puisse surprendre, cette histoire est fort courte, car
il faut arriver au dix-septième siècle pour voir
un réel commencement d'organisation ; dans cet
ordre d'idées, les routes étaient d'ailleurs telles,
à cette époque, que le grand Roi Louis XIV lui-
même, auquel on devait réserver ce qu'il y avait

1

de mieux comme confort et rapidité, couchait
cinq nuits en route pour aller de Paris à Châ-
lons-sur-Marne (172 kilomètres). Il est vrai que
l'on tâchait naturellement de rendre le voyage
le moins fatigant possible au Roi. Pour les services publics, où cette considération n'était pas
envisagée, on poussait un peu la vitesse de la
voiture, mais au prix de quelles fatigues ! L'édit
de 1623 exigeait des entrepreneurs la vitesse d'au
moins 9 lieues par jour en été et 8 en hiver ! En
1692, le carrosse, qui, une fois par semaine, partait de Paris pour Dijon, mettait, pour effectuer
ce trajet de 75 lieues, huit grands jours en hiver
et sept en été.

Sous Louis XV, les travaux antérieurs de Col-
bert ayant eu pour résultat d'améliorer le service
des routes, on ne mettait plus que cinq jours en été
et six jours en hiver pour aller de Paris à Lyon
(120 lieues). Cela paraissait si merveilleux que le
nom de diligence fut créé à cette époque pour désigner la voiture qui accomplissait cette prouesse.

Avec Turgot, toutes les entreprises de messageries privées sont réunies en une seule et le service des « Turgotines », comme furent alors
appelées les diligences, se compose de 26 lignes ;
on ne mettait plus que 13 jours pour aller de Paris
à Marseille, 6 de Paris à Bordeaux, et toujours
5 de Paris à Lyon. Mais les départs étaient encore
relativement rares sur toutes ces lignes. Pour
Lyon on partait cinq fois par semaine, mais pour
Orléans, Lille, Valenciennes, il n'y avait que trois
départs par semaine ; pour bien d'autres points il
n'y en avait qu'un seul tous les huit jours.

Dans les premières années du dix-neuvième

siècle, le service des diligences s'améliora sensiblement : en 1832, ce service comportait désormais deux catégories de voiture : la voiture de messageries, mode normal de locomotion et la malle-poste, qui ne comptait guère que trois ou quatre places de voyageurs. Mais la vitesse de cette dernière était beaucoup plus rapide que celle des messageries; c'est ainsi que pour aller à Bordeaux on ne mettait que 46 heures par malle-poste et 72 par messageries ; pour Lyon 47 heures par malle-poste, 84 par messageries. Comme on le voit, les chiffres des Turgotines étaient bien dépassés. Quant aux départs, ils étaient devenus quotidiens.

L'année 1848 marque l'apogée des diligences : à ce moment le chemin de fer commence à se développer et nous comptons en France 2.200 kilomètres de voies ferrées. C'est à ce moment que l'on atteint les plus grandes vitesses de diligences. Nous donnons les temps de trajet de certaines d'entre elles dans le tableau suivant, en raison de l'intérêt documentaire que présentent ces chiffres.

De Paris à	KILOMÈTRES	DURÉE DU VOYAGE	
		MALLE-POSTE	MESSAGERIES
Toulouse	685	54 heures	80 heures
Lyon	476	33 —	55 —
Bordeaux	561	36 —	60 —
Lille	241	16 —	20 —
Calais	272	18 —	22 —
Strasbourg . . .	455	33 —	49 —

Tout ce que nous venons de dire sur les diligences peut se résumer de la façon suivante :

La vitesse moyenne, en y comprenant les temps d'arrêt, était de 2 km. 2 par heure au dix-septième siècle, de 3 km. 4 à la fin du dix-huitième, de 4 km. 3 en 1814, de 6 km. 5 en 1832, et de 9 km. 5 en 1848 (chiffre des messageries en 1832 et 1848).

CHAPITRE II

HISTORIQUE ET SITUATION ACTUELLE
DES CHEMINS DE FER

Il ne faut pas croire que le chemin de fer fut admis avec enthousiasme en France ; alors qu'en Angleterre, on avait immédiatement vu tout le parti qu'on pouvait tirer d'une pareille invention, en France on objectait à l'extension de ce système une foule de raisons parfois singulières : « la fumée », disaient quelques-uns, devait tuer les oiseaux et asphyxier les bestiaux dans les prés ; les étincelles mettraient le feu aux villages, disaient d'autres ; certains même prétendaient qu'on ne trouverait pas assez de fer pour construire en France plus de cinq lieues de voies ferrées par an. Malgré tout, le chemin de fer devait triompher ; en 1825, fut inaugurée la première ligne de chemin de fer ayant effectué un service public : celle de Stockton à Darlington en Angleterre et qui était longue de 103 kilomètres. En 1830, il existait en tout et pour tout 228 kilomètres de lignes en exploitation dans le monde entier, dont 18 en France ; en 1833, s'établit le tronçon important de Beaucaire à Alais ; en 1834, Flachat construisait la ligne de Paris à

Saint-Germain; en 1837, s'ouvraient les lignes de Paris à Versailles, rive droite et rive gauche; en 1838 on inaugurait la ligne de Cette à Montauban.

En France, au début les lignes appartinrent à des entreprises diverses dont la réunion forma plus tard les grandes compagnies.

Le chiffre de 100.000 kilomètres de voies ferrées pour le monde entier fut atteint en 1859; en 1886, on parvenait à 500.000 et, en 1910, on dépassait un million. La longueur des chemins de fer du monde était au 1er janvier 1911 de 1.030.014 kilomètres.

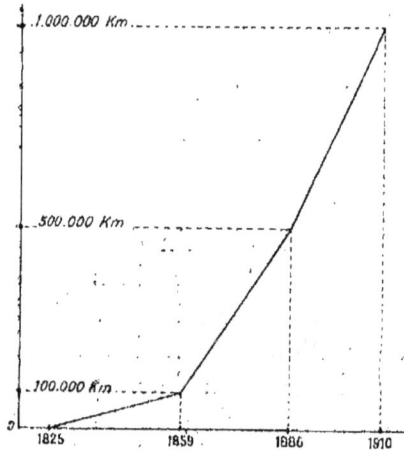

Fig. 1. — Développement des chemins de fer du monde.

La répartition des chemins de fer à travers le monde est fort intéressante, aussi n'hésitons-nous pas à donner ici les chiffres de la dernière statistique parue et qui correspond au 1er janvier 1911; dans ce tableau la comparaison des longueurs des réseaux des différents pays est très instructive, si on examine le nombre d'habitants et aussi l'étendue de ces pays.

Quant aux dépenses totales d'établissement de toutes ces lignes, elles se sont élevées au chiffre énorme de 120,3 milliards pour l'Europe et à

PAYS	LONGUEUR EXPLOITÉE au 31 décemb. 1910	SUPERFICIE KILOMÈTRES CARRÉS	MILLIERS D'HABITANTS	LONGUEUR EXPLOITÉE fin 1910 (kilomètres)	
				par 100 km²	par 10,000 habitants
I. — Europe					
Allemagne	61.148	540.800	64.551	11,3	9,3
Autriche-Hongrie	44.371	676.500	51.018	6,6	8,7
Grande-Bretagne et Ir-lande.	37.579	314.000	45.472	12,0	8,3
France	49.385	536.400	39.252	9,2	12,6
Russie d'Europe	59.559	5.390.000	128.171	1,1	4,7
Italie.	16.960	286.600	34.270	5,9	4,9
Belgique	8.510	29.500	7.386	28,8	11,4
Luxembourg	512	2.600	246	19,7	20,8
Pays-Bas	3.194	33.100	5.825	9,7	5,5
Suisse	4.701	41.400	3.559	11,4	13,2
Espagne	14.994	496.900	18.618	3,0	8,1
Portugal	2.909	92.600	5.429	3,2	5,4
Danemark	3.527	38.500	2.589	9,2	13,6
Norvège	3.092	322.300	2.350	1,0	13,2
Suède	13.982	447.900	5.476	3,1	25,6
Serbie	795	48.300	2.821	1,6	2,8
Roumanie	3.603	131.300	6.860	2,7	5,3
Grèce.	1.580	64.700	2.632	2,4	6,0
Bulgarie	1.780	96.300	4.258	1,8	4,2
Turquie d'Europe. . . .	1.557	169.300	6.130	0,9	2,5
Iles de Malte, Jersey, Man	110	1.100	372	10,0	3,0
TOTAL POUR L'EUROPE	333.848	9.760.100	437.280	3,4	7,6
II. — Amérique					
Canada	39.792	8.768.000	6.500	0,5	61,2
Etats-Unis	388.173	9.305.300	88.995	4,2	43,6
Mexique	24.559	2.016.000	14.545	1,2	16,9
Venezuela	1.020	1.043.900	2.647	0,1	4,2
Equateur.	536	299.600	1.400	2	3,8
Pérou	2.550	1.137.000	4.607	0,2	5,5
Bolivie	1.127	1.334.200	2.269	0,1	5,4
Brésil.	21.370	8.361.400	21.279	0,3	10,0
Paraguay	253	253.100	636	0,1	4,0
Uruguay	2.488	178.700	1.043	0,4	23,9
Chili	5.675	776.000	3.314	0,7	17,1
Argentine.	28.636	2.885.600	4.894	1,0	58,5
Etc.					
TOTAL POUR L'AMÉRIQUE	526.382	. . . .	. . . .	. . . .	. . .

PAYS	LONGUEUR EXPLOITÉE au 31 décemb. 1910	SUPERFICIE KILOMÈTRES CARRÉS	MILLIERS D'HABITANTS	LONGUEUR EXPLOITÉE fin 1910 (kilomètres)	
				par 100 km²	par 10.000 habitants
III. — Asie					
Asie centrale russe . . .	6.544	554.900	9.305	1,2	7,0
Sibérie et Mandchourie.	10.846	12.518.500	7.049	0,09	15,4
Chine	8.724	11.081.000	357.250	0,08	0,2
Japon et Corée.	9.806	636.000	63.135	1,5	1,6
Indes anglaises	51.647	5.068.300	295.213	1,0	1,7
Perse.	54	1.645.000	9.500	0,003	0,06
Asie Mineure, Syrie. Arabie	5.037	1.778.200	19.568	0,3	2,6
Indes néerlandaises . . .	2.497	599.000	29.577	0,4	0,8
Etc.					
TOTAL POUR L'ASIE	101.916	. . . .	. . . . . .	. . . . .	. . .
IV. — Afrique					
Égypte.	5.913	994.300	11.287	0,6	5,2
Algérie et Tunisie . . .	5.044	897.400	6.695	0,6	7,5
Union Sud-Africaine . .	15.523	»	»	»	»
Colonies : Allemagne . .	2.721	»	»	»	»
— Angleterre . .	2.908	»	»	»	»
— France . .	2.188	»	»	»	»
— Portugal . . .	1.612	»	»	»	»
Etc.					
TOTAL POUR L'AFRIQUE .	36.854	. . . .	. . . . . .	. . .	. . .
V. — Australasie					
Nouvelle-Zélande	4.419	271.000	1.021	1,6	43,3
Victoria	5.640	229.000	1.271	2,5	44,4
Nouvelle-Galles du Sud .	6.089	799.000	1.596	0,8	38,1
Australie méridionale. .	3.351	2.341.600	434	0,1	77,2
Queensland.	6.456	1.731.400	908	0,4	71,1
Australie occidentale . .	3.897	2.527.300	472	0,1	82,6
Etc.					
TOTAL pour L'AUSTRALASIE	31.014	7.985.000	5.997	0,4	51,7
Récapitulation					
Europe.	333.848	9.760.100	437.280	3,4	7,6
Amérique.	526.382	»	»	»	»
Asie	101.916	»	»	»	»
Afrique.	36.854	»	»	»	»
Australasie	31.014	7.985.000	5.997	0,4	51,7
TOTAL POUR TOUTE LA TERRE	1.030.014	. . . .	. . . . . .	. . .	. . .

119,5 milliards pour l'ensemble des autres parties du monde. C'est donc un total de 239,8 milliards pour la terre entière.

Le kilomètre de construction est revenu, d'après ces indications, en moyenne à 396.000 francs pour l'Europe et à 217.500 francs pour les autres parties du monde.

Enfin si l'on considère chaque pays, on constate que pour construire un kilomètre il a fallu dépenser en Grande-Bretagne 870 mille francs (record du monde), en Belgique 590 mille, en France 454 mille, en Italie 404 mille ; viennent ensuite l'Autriche (382), la Suisse (378), l'Allemagne (366).

CHAPITRE III

VITESSE DES TRAINS

La vitesse des chemins de fer est toujours un élément de discussion. Il est nécessaire de bien fixer ce que l'on entend par vitesse d'un train ou d'une locomotive. Il y a en réalité trois sortes de vitesses : 1° la vitesse commerciale qui s'obtient en divisant le nombre de kilomètres parcourus d'une gare à une autre par le temps employé à les parcourir, sans déduire les arrêts ; 2° la vitesse moyenne de marche obtenue en faisant le même calcul, mais en déduisant le temps des arrêts ; 3° la vitesse réelle de marche qui est celle que le train possède à un moment donné.

Le réseau qui détient les trains les plus rapides du monde est le réseau français du Nord dont les rapides de Paris-Jeumont font jusqu'à 92,1 de vitesse commerciale et ceux de Paris-Calais 89,1. La vitesse réelle de marche est bien plus considérable et elle atteint par endroit 125 kilomètres à l'heure.

Pour donner une idée de l'accroissement de vitesse des trains en France pendant le cours de ces 15 dernières années, accroissement dû au développement de la puissance des locomotives et à l'amélioration des services d'exploitation, nous livrons aux méditations du lecteur les chiffres suivants qui sont pris dans deux années bien caractéristiques.

1° *Trains les meilleurs pour les 1res classes.*

	Distance	Durée du parcours		Vitesses moyennes		Accroissement de vitesse de 1897 à 1910
		1897	1910	1897	1910	
Paris-Lille	247	3h29	2h54	70,9	85 »	19,7 °/₀
— Brest . . .	624	12,35	9,52	48,3	63,2	31,2 —
— Bordeaux .	583	8,14	7,11	70,8	81 »	14,1 —
— Toulouse. .	717	12,04	10,55	60 »	65,6	9,3 —
— Marseille. .	863	13,00	10,27	66,4	82,5	24,2 —
— Nancy . . .	353	4,55	4,14	71,7	83,3	16,6 —
Bordeaux-Cette. .	476	10,10	7,36	46,8	63 »	34,1 —

Le Nord-Express a une vitesse moyenne de 92,1 et le Sud-Express de 86.

2° *Trains les meilleurs pour les 3es classes.*

	Distance	Durée du parcours		Vitesses moyennes		Accroissement de vitesse de 1897 à 1910
		1897	1910	1897	1910	
Paris-Lille	247	5h10	3h39	47,8	67,4	42 » °/₀
— Brest . . .	624	12,55	10,02	48,3	62,4	29 » —
— Bordeaux. .	583	10,02	8,35	58,3	67,9	17,1 —
— Toulouse .	717	12,04	11,05	60,0	64,7	8,3 —
— Marseille. .	863	18,56	13,33	45,5	63,6	40 » —
— Nancy . . .	353	6,09	4,49	59,6	73 »	21,5 —
Bordeaux-Cette. .	476	10,53	7,36	43,7	63 »	45,6 —

Comme on le voit par ces tableaux, la vitesse ne cesse de s'accroître chaque jour ; cependant si la vitesse moyenne des trains français va en augmentant continuellement, il semble que le maximum

atteint à l'heure actuelle par le Nord soit très difficile à dépasser. Nous avons en effet dit que la
vitesse réelle des rapides de cette compagnie atteignait 125 à l'heure. Les locomotives qui remorquent ces trains sont évidemment capables de
fournir une vitesse encore sensiblement supérieure, surtout si on leur donne par exemple moins
de wagons à traîner; mais ce qui semble devoir
limiter l'augmentation de ce maximum, c'est la
voie dont la résistance paraît être arrivée aux en-
virons de son point limite. Toutefois il est impossible de rien prophétiser dans cet ordre d'idées;
la plupart des inventions de ces 50 dernières
années ont dépassé les espérances que l'on avait
fondées sur elles et il peut se faire qu'une nouvelle façon de construire les voies ferrées per-
mette de réaliser des vitesses bien supérieures
aux vitesses actuelles.

CHAPITRE IV

NOMBRE DES LOCOMOTIVES
LEURS PARCOURS

Nombre de locomotives. Nous possédons en France 13.000 machines. On peut évaluer à 4.500 le nombre de locomotives de forte puissance. Depuis 1906, les locomotives construites sont des locomotives de puissance élevée. Une comparaison intéressante est celle du poids moyen des locomotives construites, par exemple, en 1906 et en 1910. En 1906, ce poids s'élevait à 48 tonnes, et en 1910 à 67 tonnes.

Depuis leur création, les chemins de fer n'ont donc cessé de se développer mais il est certain que depuis une dizaine d'années ce développement a pris, à tous les points de vue, des proportions extraordinaires : les chiffres que nous avons donnés de la vitesse moyenne des trains et de la puissance des locomotives en sont une preuve indiscutable.

Parcours des locomotives. Un élément intéressant qui concerne les locomotives est la durée des parcours les plus longs, effectués sans arrêt, par une locomotive traînant un train. Les plus longues distances franchies ainsi sont en France celles de Paris à Abbeville : 176 kilomètres ; Paris-Châlons : 173 kilomètres ; Laroche-Dijon : 160 kilomètres. Sur le réseau de l'État la distance la plus longue parcourue sans arrêt est celle de Chartres à Thouars, 238 kilomètres, qui constitue le record de notre pays ; mais dans ce dernier cas la locomotive est alimentée en cours de route par un dispositif spécial de prise d'eau, que nous verrons plus tard.

Nous allons maintenant entreprendre l'étude approfondie de la locomotive.

CHAPITRE V

HISTORIQUE DE LA LOCOMOTIVE

La locomotive, comme nous le verrons plus loin est basée sur la force expansive de la vapeur ; cette dernière fut reconnue et étudiée par Denis Papin, de Blois, qui construisit une sorte de locomotive qui n'était qu'un appareil de laboratoire.

La première machine industrielle, utilisant la force expansive de la vapeur, fut construite par l'anglais Savery, en 1695 ; elle servit à l'épuisement de mines de houille. En 1705, Newcomen et Cawley, associés de Savery, construisirent une seconde machine industrielle basée sur les principes de Denis Papin. Dans le courant du dix-huitième siècle, Watt fit un grand nombre d'inventions concernant le fonctionnement de la machine à vapeur : double effet, détente, régulateur centrifuge, indicateur de pression, parallélogramme, etc. ; en 1801, Murray inventait le tiroir de distribution et l'excentrique.

Savery avait entrevu la propulsion des véhicules, grâce à la vapeur. En 1759, le docteur anglais, Robinson avait aussi pensé à l'utilisation de la vapeur pour cet usage, mais c'est à un Français que revient l'honneur d'avoir fait fonctionner pour la première fois un chariot à vapeur ; ce Français se nommait Cugnot et ses premiers essais datent de 1769 ; son véhicule pouvait porter quatre personnes à la vitesse de 4 kilomètres à l'heure ; ce n'était pas encore la vitesse de nos automobiles de course, certes, mais on doit concevoir la surprise et l'enthousiasme de ceux qui assistèrent à ces débuts de la locomotion sur route, sans chevaux. En 1770, Cugnot fit construire un fardier pour transport de pièce d'artillerie, qui figure au Conservatoire des Arts et Métiers de Paris. Enfin Murdoch établit, en 1784, un petit tricycle à vapeur d'un pied de haut, puis Richard Trewithick construisit en 1802 une diligence à vapeur de quatre places. En 1804, Olivier Evans faisait fonctionner une voiture à vapeur dans les rues de Philadelphie.

C'est à cette époque que l'on commença à utiliser la vapeur pour remorquer les wagonnets des mines que l'on traînait avec des chevaux sur des rails. Comme nous venons de le voir, on commença d'abord par faire de l'automobile avant de faire du chemin de fer ; et si l'automobile en resta là c'est que tous les efforts furent faits pour développer le chemin de fer d'une part et d'autre part parce que l'automobile ne devait vraiment se développer que lorsque viendrait l'invention du moteur à explosions qui s'applique admirablement à ce mode de locomotion.

Trewithick et Vivian furent les premiers qui tentèrent le remorquage des wagonnets sur voies de mines, par machine à vapeur. Ils construisirent, en 1805, une locomotive qui traîna quelques wagonnets à la vitesse de 6 kilomètres à l'heure; en 1808, ils construisirent une deuxième locomotive qui, sur voie spéciale d'essais, atteignit la vitesse de 20 kilomètres à l'heure. En 1811, apparaissent les locomotives de Blenkinsop qui furent les premières à faire un service régulier de remorquage de wagons de mines : il y en avait encore en fonctionnement en 1834 et elles traînaient à cette époque des trains de 100 tonnes, en terrain plat, à une vitesse de 8 kilomètres à l'heure. Ces machines étaient très caractéristiques, car elles possédaient une roue dentée qui venait s'engrener avec une crémaillère : ce fut en effet une idée très répandue au commencement des chemins de fer que les locomotives patineraient sur les rails ou, pour employer un langage plus technique, qu'elles n'auraient pas assez d'adhérence sur le rail; on croyait donc nécessaire de leur donner en quelque sorte le moyen de s'agripper aux rails ou au sol.

En 1812, le type des locomotives de Blenkinsop fut modifié par William et Edward Chapman qui remplacèrent la crémaillère par une chaîne sans fin, placée au milieu de la voie. Enfin, procédant toujours de cette idée d'augmenter l'adhérence de la locomotive, Benton imagina une locomotive tout à fait curieuse possédant des sortes de béquilles qui s'appuyaient à terre et la poussaient comme la perche d'un batelier pousse le canot.

Ce fut en 1814 que Blackett et Hedley démontrèrent l'inutilité de tous ces moyens d'adhérence, en construisant deux locomotives à simple adhérence, c'est-à-dire telles qu'elles avançaient sur

les rails sans aucun secours. C'est à la même date
qu'apparaît la première locomotive, également
sans crémaillère, de Stephenson qui fut le véritable promoteur des chemins de fer.

En 1825, fut mise en service la ligne de Sockton

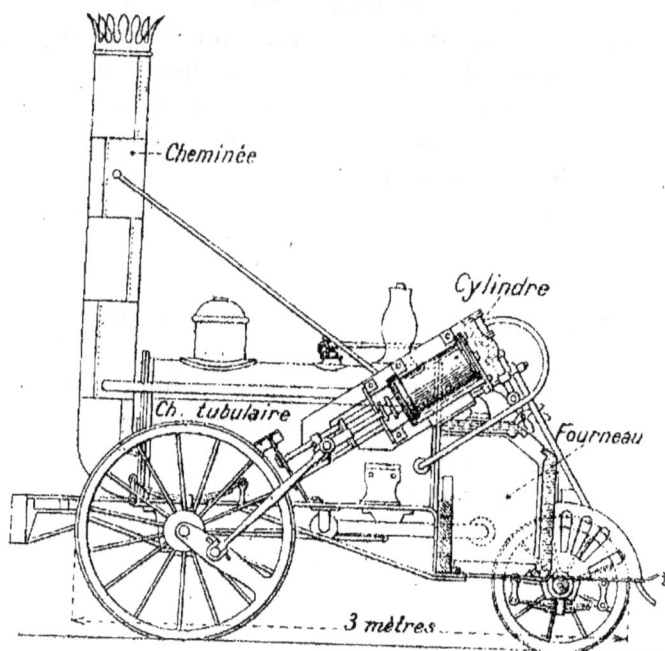

Fig. 2. — « La Fusée ».

à Darlington dont les locomotives avaient été étu-
diées par Stephenson.

En 1829, apparaît « la Fusée ».

La Fusée est l'ancêtre respectable des locomotives; toutes les locomotives précédentes n'étaient
que des ébauches, pouvant évidemment rendre des
services intéressants certes mais très restreints, et

dont l'emploi n'aurait jamais rendu possible le développement des chemins de fer.

La Fusée comportait sur les premières locomotives l'avantage de deux perfectionnements d'une importance capitale : celui du tirage artificiel, par échappement de la vapeur dans la cheminée, imaginé par Stephenson et celui de l'emploi d'une chaudière tubulaire, objet du brevet pris par le Français Marc Seguin, en 1828.

La Fusée mérite une mention toute particulière, car elle était vraiment le type achevé de la locomotive, tellement achevé même que l'on peut dire que depuis elle, on n'a apporté aux locomotives que des améliorations de détail. La Fusée pesait 4 tonnes environ, et pouvait atteindre seule la vitesse de 36 kilomètres à l'heure ; sa puissance était d'environ 20 chevaux. Nous sommes loin, avec ces chiffres, de ceux que l'on envisage à l'heure actuelle, c'est exact, mais il n'en est pas moins vrai que nos énormes machines sont au fond très près de la Fusée qui, elle, était au contraire très loin par sa constitution de celles qui la précédaient.

Nous terminerons l'historique de la locomotive en indiquant les améliorations principales apportées à la Fusée ; pour le faire nous sommes obligés de supposer la locomotive connue par le lecteur, pour ne pas nous trouver dans l'obligation de revenir ensuite sur cet historique.

La détente fut employée, en 1838, sur la ligne de Manchester à Liverpool ; en 1839, John Gray appliqua sur une machine de la même ligne la détente variable. La coulisse Stephenson fut pour la première fois utilisée en 1843, ainsi que celle de

Gooch. La distribution Walschaerts date de 1844. Avec Mallet, ingénieur français, apparaît en 1876 la distribution Compound. La locomotive possède dès lors tous les organes essentiels qui la composent aujourd'hui.

CHAPITRE VI

GÉNÉRALITÉS

Avant de passer à l'examen des différents organes d'une locomotive, nous allons tout d'abord donner quelques indications générales qui sont indispensables pour comprendre la suite de cette petite étude.

Locomotive schématique. En premier lieu, faisons une réduction tout à fait simple de la locomotive : supposons que nous placions sur le feu de notre cuisine une casserole pleine d'eau ; ce qui va se passer est connu de chacun de nous : l'eau va d'abord s'échauffer et sa température atteindra bientôt 100°. A ce moment, elle commence à dégager de la vapeur.

Si nous avons recouvert la casserole d'un couvercle, nous constaterons que ce dernier se met alors à trembloter, à se soulever fréquemment et chaque fois qu'il s'élève, un peu de vapeur s'échappe dans l'air.

Le phénomène est très simple ; la vapeur formée est, comme tout gaz, douée d'une certaine force expansive, c'est-à-dire que placée dans un local fermé elle cherche à en sortir; elle presse sur les parois du local et, à un moment donné, elle pousse la partie moins solide du récipient; dans le cas qui nous intéresse le couvercle constitue cette partie plus faible des parois du local. Mais si nous imaginons que le couvercle est muni d'une tige, chaque fois qu'il s'élèvera au-dessus de la casserole il poussera la tige; celle-ci à son autre extrémité pourra actionner un organe quelconque.

Une locomotive n'est pas autre chose qu'une grosse casserole : au-dessus de cette casserole est une canalisation par où file la vapeur pour aboutir dans un cylindre : c'est là que se trouve ce qui remplace le couvercle de tout à l'heure et qui n'est autre chose que le piston.

Le principe de la locomotive reposant tout entier sur la force expansive de la vapeur et sur la combustion du charbon qui sert à chauffer l'eau, nous allons examiner quelques notions générales qui concernent ces deux questions.

Les gaz et leur force expansive. Les gaz, en physique, se divisent en deux catégories : les gaz proprement dits et les gaz non permanents ou vapeurs. Les premiers sont ceux que nous voyons normalement toujours à l'état gazeux, les seconds au contraire nous sont connus sous un autre état : c'est ainsi que la vapeur d'eau est de l'eau réduite à l'état gazeux; nous connaissons aussi l'eau liquide, et même l'eau solide ou glace. En réalité, cette distinction entre les gaz est assez théorique, car, par des procédés de laboratoire, des gaz proprement dits sont transformés en liquides.

Quoi qu'il en soit, les gaz, permanents ou non,

sont constitués par des molécules douées d'une mobilité extrême qui se repoussent avec énergie les unes les autres ; cette répulsion que se témoignent les molécules est dite « expansibilité du gaz » ; en vertu de cette dernière les gaz pressent les parois des vases les renfermant, avec une certaine pression, appelée force élastique ou tension qui s'exerce d'une façon égale en tous les points du vase ayant même surface. Une surface double supporte une pression double.

On conçoit donc que pour avoir la pression totale exercée par un gaz sur une surface donnée il faille prendre la pression de ce gaz sur un centimètre carré et la multiplier par le nombre de centimètres carrés contenus dans la surface considérée.

D'autre part, l'air qui forme l'atmosphère est pesant : il exerce normalement une pression dite pression atmosphérique à la surface de tous les corps. Cette pression sur 1 centimètre carré est égale à 1 kgr. 033. En mécanique, on dit qu'une pression de 1 kgr. 033 par centimètre carré est égale à « une atmosphère ». L'atmosphère ainsi définie est une unité parfaitement déterminée.

On mesure la force élastique ou tension d'un gaz ou d'une vapeur soit en atmosphères, soit en kilogrammes par centimètre carré. Pour ce qui concerne les locomotives, en France on mesure la pression de la vapeur en kilogrammes, depuis 1865.

Nous ajouterons, pour la clarté de ce qui va suivre, que l'air est un mélange de plusieurs gaz : 100 grammes d'air contiennent 23 grammes d'oxygène, et 77 grammes d'azote ; ces chiffres ne sont pas rigoureusement exacts, l'air contenant en-

core une petite quantité d'acide carbonique et de
la vapeur d'eau.

Dans une locomotive, la vapeur venant de la
chaudière agit sur une des faces d'un piston dont
l'autre face est soumise à une pression moindre
qui est la pression atmosphérique. La pression qui
fait mouvoir le piston est donc la différence entre
la pression de la vapeur et la pression atmosphérique : aussi est-on arrivé dans les locomotives à
ne considérer que cette pression finale que l'on
nomme pression effective. La pression de la vapeur dans la chaudière est dite pression absolue.

Combustion. Quant à la combustion du charbon qui brûle dans une locomotive, elle a naturellement une grosse importance, car c'est de la bonne
marche du foyer que dépend tout le fonctionnement
de la locomotive et c'est de la combustion la mieux
comprise que découlera l'emploi le plus écono-
mique de ces terribles mangeuses d'argent que
sont les locomotives.

La combustion, en général, est une combinaison
chimique des corps combustibles avec l'oxygène
de l'air. Dans le charbon, les éléments combustibles sont le carbone et l'hydrogène. Le carbone
en brûlant donne d'abord de l'oxyde de carbone
avec une première quantité d'oxygène et cet oxyde
de carbone avec une seconde quantité d'oxygène
se transforme en acide carbonique dans des proportions nettement définies. La combustion est
complète si tout l'acide carbonique est formé ; si
au contraire il reste de l'oxyde de carbone non
transformé en acide carbonique il y a une quantité importante de chaleur qui ne s'est pas dégagée

et qui est emportée avec l'oxyde de carbone vers
l'extérieur ; la transformation totale du carbone
en acide carbonique étant par exemple égale à 10,
celle du carbone en oxyde de carbone est égale à 3
et celle de l'oxyde de carbone en acide carbonique
est égale à 7. On voit donc la perte importante subie
du fait de l'échappement, dans l'air, d'oxyde de carbone non transformé en acide carbonique. Pour
que la transformation complète du carbone en
acide carbonique ait lieu, il faut que la quantité
d'oxygène ou ce qui revient au même de l'air (qui,
comme nous l'avons vu, le contient et l'apporte),
soit suffisante.

D'autre part, l'hydrogène en brûlant, c'est-à-dire
en se combinant avec l'oxygène, donne de l'eau ;
une certaine quantité d'hydrogène donne dans
cette transformation quatre fois plus de chaleur
que la même quantité de carbone transformée en
acide carbonique. Cet hydrogène est contenu dans
la houille, en combinaison avec le carbone, sous
forme de carbures ; s'il y a insuffisance d'air dans
la combustion les carbures s'échappent sans être
transformés et c'est une nouvelle perte qui vient
s'ajouter à celle de l'oxyde de carbone non
transformé en acide carbonique.

On calcule en chimie la quantité d'air nécessaire pour brûler une certaine quantité de charbon :
on trouve que pour la plupart des houilles il faut
environ 12 kilogrammes d'air pour consumer
1 kilogramme de combustible. Sur notre locomotive, il faudra donc que nous disposions les choses
pour permettre l'introduction de ces 12 kilogrammes d'air par kilogramme de charbon ; autrement dit, nous devons prendre dans l'atmo-

sphère 9 mètres cubes d'air. Si la quantité d'air est plus petite, il y a perte de chaleur pour les raisons que nous venons de donner; si la quantité d'air est plus grande, il y aura également perte de chaleur parce que l'air en excès s'échappera par la cheminée après avoir traversé le foyer, en emportant une certaine quantité de chaleur de ce foyer à laquelle il la volera pour ainsi dire.

Le dosage de la quantité d'air qu'on peut faire entrer ainsi dans le foyer est une chose fort délicate et qu'on ne réalise pas rigoureusement, aussi pèche-t-on toujours un peu par excès d'air, ce qui vaut mieux que le contraire.

Rapport entre la combustion du charbon et la vaporisation dans la chaudière. Mais nous avons encore un autre calcul à envisager, c'est celui de la quantité de combustible qu'il faut brûler pour obtenir la vaporisation de l'eau de la chaudière ; ceci devient un calcul tout à fait délicat et qui n'intéresse que le constructeur : ce dernier doit en effet bien établir les proportions de sa locomotive pour qu'il y ait un rapport déterminé entre la chaudière et le foyer, c'est-à-dire entre la quantité d'eau à vaporiser et la quantité de charbon que peut brûler le foyer. Sans entrer dans le détail de ce calcul nous pouvons dire que 1 kilogramme de charbon brûlant complètement dégage une quantité de chaleur qui dépend de sa nature; cette quantité de chaleur se mesure en « calories » ; c'est là une unité de mesure que l'on n'emploie pas dans la pratique, mais il est facile de comprendre que de même qu'un poids s'estime en kilogrammes, une longueur en mètres, une température en degrés, il a fallu aussi chercher une base fixe à laquelle on rapporterait les quantités de chaleur. Or, dans les laboratoires, on sait que lorsque l'on prend 1 kilogramme d'eau à 0° et qu'on veut élever sa température à 1° il faut donner à cette eau une quantité de chaleur toujours la même. On a nommé cette quantité de chaleur bien déterminée : la calorie.

Étant donné un combustible déterminé, il est facile de mesurer le nombre de calories qu'il donnera, s'il brûle complètement.

D'autre part, on sait aussi combien de calories il faut fournir à l'eau pour la chauffer d'abord et la vaporiser ensuite. Mais ici se place une remarque importante : quand on chauffe de l'eau à l'air libre ou dans un récipient dont le couvercle n'est pas hermétiquement clos, la surface de l'eau est soumise à la pression atmosphérique; dans ce cas l'eau bout, c'est-à-dire donne de la vapeur, quand sa température atteint 100°. Mais si au contraire nous renfermons cette eau dans un local bien fermé, la vapeur qui se produit ne peut s'échapper du local et la pression dans ce dernier augmente sans cesse; il arrivera même un moment où les parois du local voleront en éclats! mais, sans en arriver là, supposons que la pression soit arrivée à 10 kilogrammes dans le récipient en question et qu'à partir de ce moment nous permettions à la vapeur de se sauver au fur et à mesure qu'il en vient une nouvelle quantité, autrement dit que la pression reste de 10 kilogrammes. Nous constaterons que pour que l'eau continue à se vaporiser dans ces conditions il faut que sa température soit non pas de 100° mais bien de 183°.

En résumé, plus la pression augmente dans un

récipient fermé, plus la température de l'eau doit
être élevée pour bouillir.

D'ailleurs il est facile de constater soi-même ce
phénomène sans considérer une locomotive. Lorsqu'on monte en montagne, on s'aperçoit en effet
que l'eau bout à une température inférieure à 100°.
Ici c'est le cas inverse de la chaudière qui se produit : la pression atmosphérique va en diminuant
au fur et à mesure que l'on monte ; et l'eau bout
à une température de moins en moins élevée.

Pour en revenir à notre eau que nous voulons
vaporiser à 183°, on calcule en chimie la quantité
de chaleur qu'il faut donner à 1 kilogramme d'eau
pour faire passer sa température de 15° par exemple
à 183°, puis pour la transformer en vapeur une
fois arrivée à cette température.

Tous ces calculs permettent donc de se rendre
compte théoriquement des quantités de charbon
que l'on devra brûler dans une locomotive dont la
chaudière contient une certaine quantité d'eau et
dans laquelle on veut obtenir une certaine pression
de vapeur.

Mais nous insistons bien sur le mot théorique,
car une locomotive est loin d'être un appareil de
laboratoire que l'on met avec toutes sortes de précautions dans des conditions déterminées. Sur
une machine, il y a des pertes de chaleur que l'on
ne peut éviter complètement et qui tiennent à trois
causes principales : la première est que la combustion réalisée pratiquement n'est pas complète ;
la seconde que le courant gazeux rejeté en dehors
est encore chaud ; la troisième que la chaudière
perd de la chaleur au contact de l'air qui l'entoure
et qu'elle échauffe.

Enfin dans les calculs de la quantité de vapeur fournie par les locomotives entre quelquefois une cause d'erreur qui fausse les résultats ; il arrive en effet que la chaudière « prime » ; c'est là une expression de métier qui veut dire que la vapeur produite par cette chaudière entraîne avec elle une certaine quantité d'eau non vaporisée, qui sort de la chaudière à l'état de gouttelettes très fines. Le poids d'eau parti de la chaudière est ainsi augmenté et on pourrait croire que le combustible vaporise plus d'eau avec, par conséquent, un meilleur rendement, alors qu'il n'en est rien.

Nous en avons terminé avec ces généralités un peu ardues, mais qui sont indispensables pour bien comprendre le fonctionnement d'une locomotive. Nous allons maintenant passer à l'examen des différents organes des locomotives.

Mais afin de permettre de comprendre rapidement ce qu'est dans son ensemble une locomotive, nous allons passer tout d'abord en revue les différents organes qui la composent sans entrer dans les multiples détails que nous serons ensuite obligés d'exposer sur chacun d'eux pour être complet. Il nous a semblé, en effet, que si nous prenions par le commencement la description des parties constituantes d'une locomotive et que nous allions pour ainsi dire à tout petits pas d'un bout à l'autre de la machine en nous arrêtant longtemps sur chacune d'elles, l'exposé paraîtrait moins clair parce que le lecteur ne se rendrait pas compte de ses grandes lignes. C'est en somme un plan détaillé de cette description que nous allons tout d'abord donner.

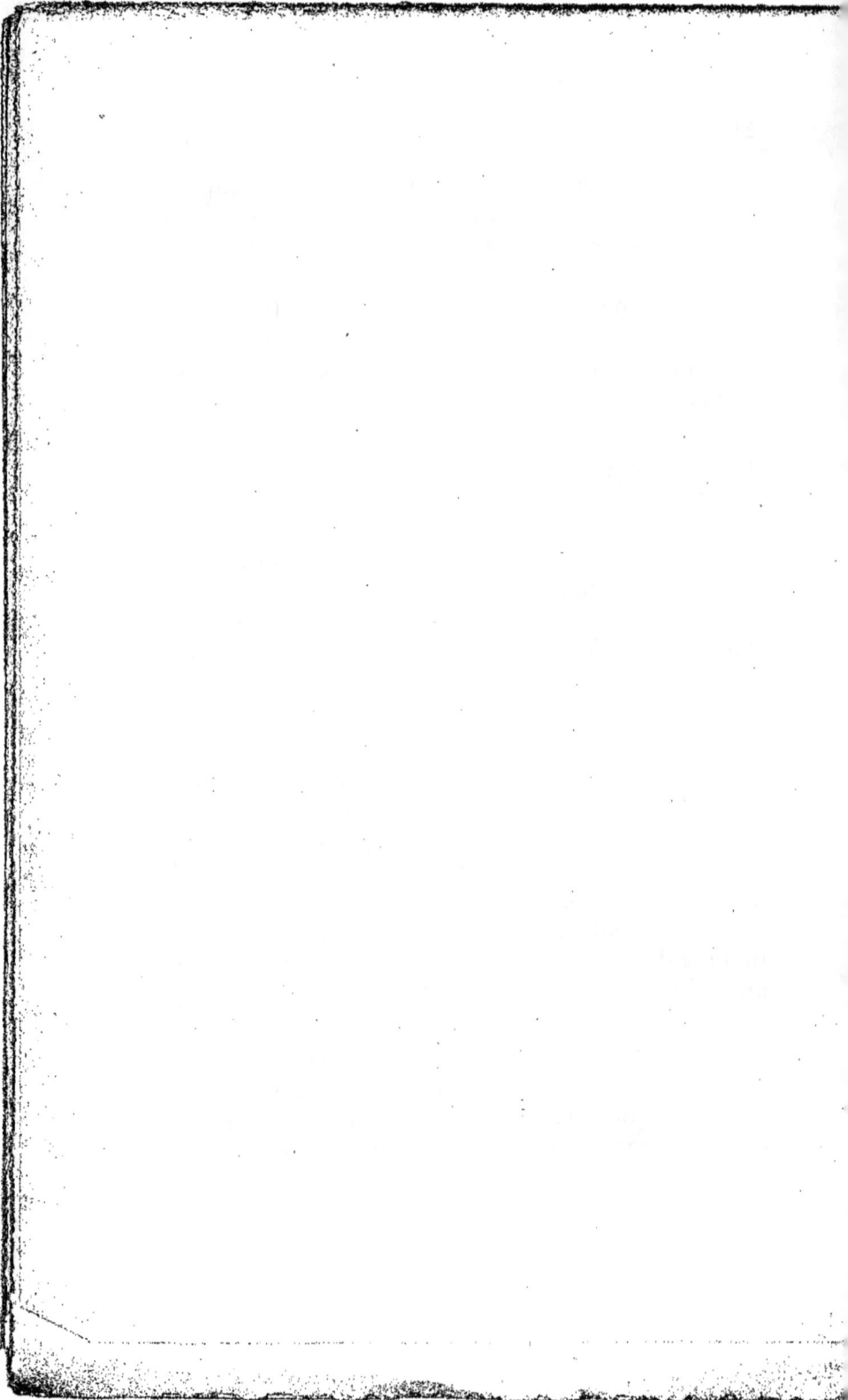

DEUXIÈME PARTIE

ORGANES D'UNE LOCOMOTIVE

CHAPITRE PREMIER

ENSEMBLE DES ORGANES D'UNE LOCOMOTIVE

Nous pouvons classer en trois parties les différents organes qui composent une locomotive; 1° L'APPAREIL DE VAPORISATION ou chaudière qui donne la vapeur nécessaire au fonctionnement de la locomotive; 2° L'APPAREIL MOTEUR qui utilise cette vapeur pour faire avancer la locomotive; 3° LE CHASSIS ET LES ESSIEUX.

1° **Appareil de vaporisation.** La grosse difficulté qui a été rencontrée dans la réalisation de la locomotive a été le manque de place dont on dispose sur cette machine. On y est limité aussi bien en largeur qu'en longueur et hauteur. Aussi la locomotive n'est-elle devenue pratique

que lorsque Seguin eut inventé la chaudière tubulaire permettant d'avoir une surface de chauffe

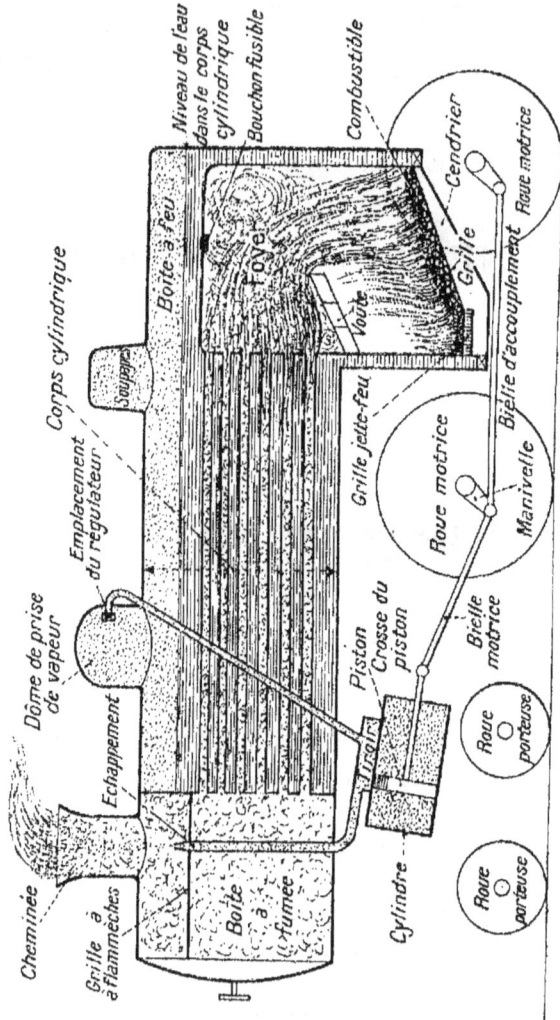

FIG. 3. — Schéma d'une locomotive.

considérable sans augmenter les dimensions de
la locomotive et lorsque Stephenson eut créé le

tirage artificiel assurant le bon fonctionnement
du foyer que l'on ne pouvait obtenir, comme dans
une chaudière fixe, au moyen d'une haute cheminée.

L'appareil de vaporisation d'une locomotive
comprend : le foyer, la boîte à feu, le corps cylindrique, les tubes, la boîte à fumée.

Le foyer est une sorte de caisse, rectangulaire
en général, dont la partie inférieure ouverte est
formée par la grille sur laquelle est placé le combustible que l'on veut brûler. Il possède une porte
placée devant le personnel de la machine et par
laquelle le chauffeur introduit le charbon.

Si l'on ouvre cette porte et que l'on examine
l'intérieur du foyer, on constate que la paroi verticale qui fait face à la porte du foyer est divisée
en deux parties : la partie inférieure qui est lisse
et la partie supérieure percée de trous; entre ces
deux parties se trouve, en quelque sorte plantée
sur la paroi, une voûte qui vient en avant de la
paroi dans l'intérieur du foyer. Les trous sont les
entrées des tubes.

L'eau qui va être réduite en vapeur est contenue d'une part dans le corps cylindrique et
d'autre part dans la boîte à feu.

Le corps cylindrique est la partie de la locomotive placée devant le foyer; elle est traversée
de part en part par les tubes qui, partant des
foyers, arrivent dans l'avant de la locomotive, dans
la partie dite boîte à fumée. Les gaz chauds qui
s'échappent du foyer traversent les tubes et arrivent dans la *boîte à fumée*, d'où ils s'échappent
dans l'atmosphère. L'eau contenue dans le corps
cylindrique est donc chauffée par les tubes.

La boîte à feu est la partie de la locomotive qui entoure le foyer et qui est remplie d'eau. Cette eau est chauffée directement par le foyer.

Le corps cylindrique et la boîte à feu se font suite l'un à l'autre et c'est la même eau qu'ils contiennent.

Au-dessus du corps cylindrique se trouve le dôme qui contient un organe appelé *régulateur* qui n'est autre que la prise de vapeur; en actionnant ce régulateur, le mécanicien envoie la vapeur dans les organes moteurs qui vont l'utiliser.

La boîte à fumée contient une grille qui empêche les flammèches venant du foyer de s'échapper par la cheminée.

Enfin l'appel des gaz dans la boîte à fumée ou le tirage se fait au moyen de la vapeur d'échappement : cette vapeur est celle qui ayant agi sur les pistons, c'est-à-dire ayant fini son travail dans la locomotive est rejetée en dehors; elle sort de la locomotive, avec une certaine pression, en passant par la boîte à fumée et la cheminée qui surmonte cette dernière. En s'échappant, elle provoque le vide dans la boîte à fumée, vide qui provoque l'aspiration des gaz.

Aux arrêts, le tirage a lieu au moyen du souffleur qui est un organe qui envoie dans la cheminée un jet de vapeur provenant de la chaudière directement, c'est-à-dire n'ayant pas encore travaillé.

La vapeur prise par le régulateur dans le dôme qui le contient va se rendre dans les organes moteurs; le plus habituellement la vapeur va directement du régulateur au tiroir qui la fait entrer dans le cylindre. Mais il y a cependant des loco

motives nouvelles sur lesquelles on applique le
principe de la surchauffe.

La surchauffe préoccupe à l'heure actuelle tous
les spécialistes ; elle est née du désir d'augmenter
le rendement des chaudières ; elle consiste à envoyer la vapeur de la chaudière dans les cylindres
en les faisant passer à travers un organe appelé
surchauffeur qui élève sa température (voir fig. 10).

La vapeur, provenant du dôme soit directement
soit par l'intermédiaire du surchauffeur, arrive
dans les organes moteurs où elle va être utilisée.

2° **Organes** Les organes moteurs se divisent
moteurs. en deux grandes classes : A. les
organes moteurs proprement dits, et B. les organes
de distribution.

A. Les organes moteurs proprement dits comprennent les cylindres, les pistons, les bielles, les
manivelles.

La vapeur provenant du dôme se rend dans les
cylindres où elle agit alternativement sur chacune
des faces du piston contenu dans chacun d'eux.
Le piston dans son mouvement entraîne une tige
qui sort du cylindre ; l'extrémité de cette tige
opposée au piston s'emmanche sur une pièce appelée *crosse du piston*, sur laquelle vient aussi se
fixer une des deux extrémités de la *bielle*. La
seconde extrémité de la bielle est fixée sur la manivelle placée sur la roue.

Nous voici donc arrivés du foyer à la mise en
marche de la roue par l'intermédiaire de la vapeur.
Celle-ci file dans la boîte à fumée une fois qu'elle
a poussé le piston au fond du cylindre en agissant sur l'une de ses faces ; une nouvelle quantité

de vapeur arrivera de la chaudière sur l'autre face du piston pour chasser ce dernier du bout du cylindre où il se trouve à l'autre bout. Et ainsi de suite.

B. Organes de distribution.

Ces organes sont les tiroirs, les excentriques, les coulisses et les différents leviers ou barres qui les actionnent.

On vient de voir que la vapeur devait entrer dans le cylindre, alternativement, tantôt à un bout tantôt à l'autre. C'est le rôle des *tiroirs* de distribuer ainsi la vapeur dans le cylindre ; la vapeur venant de la chaudière les traverse donc avant d'entrer dans les cylindres. Ces tiroirs sont animés d'un mouvement de va-et-vient. Ce mouvement leur est communiqué par les cylindres eux-mêmes, grâce à deux organes appelés *excentrique* et *coulisse*. Ce double fonctionnement du cylindre et du tiroir est ce qui étonne le plus ceux qui ne sont pas encore initiés à la constitution de la locomotive ; le mouvement du cylindre se fait en effet au moyen de la vapeur qui lui est distribué par le tiroir, mais d'autre part le tiroir ne fonctionne que parce que le cylindre le fait marcher. La clé de cette énigme sera donnée quand nous étudierons en détail chacun des organes de la locomotive.

3º **Le châssis** Le *châssis* est l'organe qui supporte tout le poids des différentes **et les essieux.** parties de la locomotive. C'est lui qui assemble toutes les pièces constitutives de la machine. Le châssis repose sur les essieux, par l'intermédiaire de *ressorts* assurant la suspension, qui, hâtons-

nous de le dire, est très relative sur les locomotives. Quant aux *essieux*, ils sont de deux catégories, suivant qu'ils sont actionnés par les pistons
ou au contraire qu'ils ne servent qu'à porter la
machine.

Telle est dans son ensemble l'anatomie d'une
locomotive : nous allons la reprendre maintenant
que nous avons un fil conducteur dans ce dédale
qui est au fond beaucoup plus simple qu'on ne
pourrait le croire.

CHAPITRE II

LA CHAUDIÈRE

Foyer. Grille. La *grille* du foyer est composée de barreaux longitudinaux en fer ou en fonte dont les caractéristiques sont : l'épaisseur et l'écartement qui déterminent la section de passage de l'air à travers les barreaux et la grosseur des fragments de combustible qu'elle laisse tomber. Il semble qu'il y ait intérêt à employer des barreaux minces et rapprochés ; un des foyers établi dans ces conditions et qui est un des plus employés est le foyer Belpaire ; ses barreaux donnent passage à des nappes d'air plus nombreuses et ne laissent tomber que des fragments de charbon très petits ; on peut dans ce foyer pousser la combustion jusqu'à 500 ou 600 kilogrammes par mètre

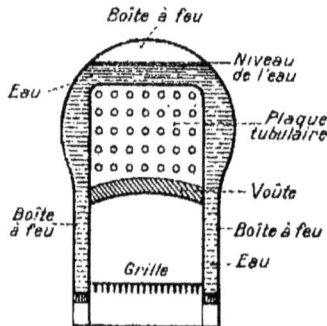

FIG. 4. — Coupe en travers du foyer.

carré. Un autre avantage des barreaux minces et
rapprochés est qu'ils s'échauffent moins que les
gros barreaux, car leur masse est plus exposée à
l'action de l'air qui passe entre eux ; il en résulte
une économie dans l'entretien.

D'autres grilles sont faites pour brûler du coke ;
ce dernier a l'avantage d'éviter la production de
fumée. Dans d'autres cas, on brûle des mélanges

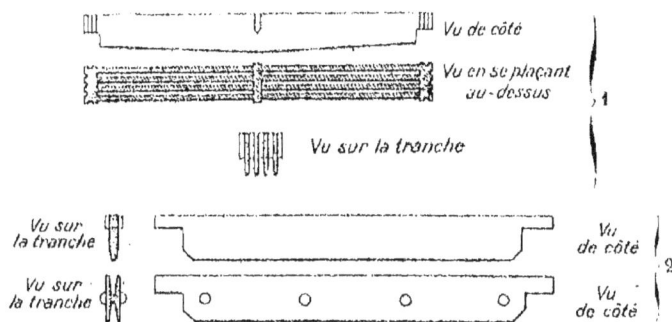

Fig. 5. — Croquis de barreaux de grille.
1, barreaux de grille en fonte. — 2, barreaux de grille en fer.

de coke et de houille. La houille elle-même est
souvent mélangée avec des briquettes d'aggloméré
de brai et de houille.

Les barreaux des grilles reposent sur des pièces
métalliques transversales ; de grandes précautions
doivent être prises dans l'établissement de ces
pièces, car il ne faut pas qu'elles touchent les parois
du foyer. En effet, la chaleur de la combustion provoquant leur dilatation elles se plieraient ou encore
écarteraient les parois.

La grille comporte deux parties : en arrière une
partie fixe et en avant une partie mobile qui se ra-
bat et permet de jeter le feu. La partie de la grille

fixe est inclinée vers l'avant pour avoir une surface plus grande que si elle était horizontale et afin de faciliter l'entretien du feu en aidant la répartition, sur la grille, du combustible ajouté.

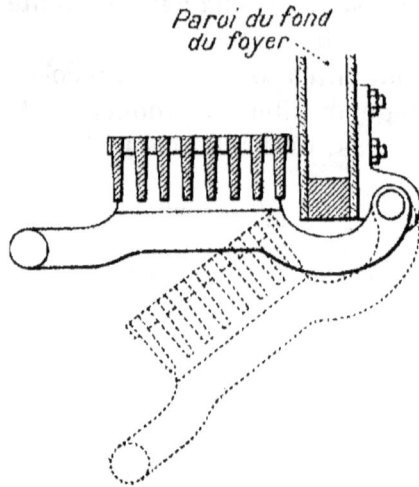

Cendrier. Sous la grille est placé un *cendrier* ; autrefois les locomotives n'étaient pas munies de cendrier, mais leur usage a été rendu nécessaire pour éviter la projection des escarbilles sur les traverses qu'elles pourraient enflammer. En outre, le cendrier sert maintenant de modérateur de tirage. Le cendrier est, en effet, devenu un organe complet qui possède deux ouvertures : l'une en avant, l'autre en arrière ; ces ouvertures permettent l'introduction de l'air, mais quand le mécanicien désire ralentir le tirage du foyer il peut les fermer hermétiquement par des portes. Lorsque la locomotive marche dans sa position normale, c'est-à-dire la cheminée en avant, la porte seule de l'avant est ouverte ; mais même dans la marche arrière il en est souvent de même afin d'éviter une trop grande activité du feu.

Les cendres du foyer sont fréquemment enlevées afin qu'elles ne détériorent pas les barreaux

Paroi du fond du foyer

FIG. 6. — Mouvement de la grille jette-feu.

de la grille et qu'elles n'empêchent pas l'air de
parvenir au combustible. Enfin, on surveille bien
l'état des écrous qui fixent le cendrier à la locomotive afin qu'il ne tombe pas sur la voie.

Porte. La *porte du foyer* est disposée de bien
des façons : rectangulaire, ovale, etc. ; une contre-
porte préserve la porte de l'action du feu ; un
dispositif spécial, ou volet, permet d'introduire
par la porte une plus ou moins grande quantité
d'air pour brûler notamment les houilles très
gazeuses ou chargées en couches épaisses. Cette
entrée d'air favorise la combustion et évite la production de la fumée. Une tôle placée sur le volet
protège le personnel contre le rayonnement du foyer
et permet la manœuvre de l'appareil avec le pied.
La porte est mise en mouvement par le personnel, au moyen d'une chaine.

Voûte. La *voûte*, que l'on voit au milieu du
foyer sur la paroi verticale opposée à la porte,
s'avance sur une longueur d'environ 1 mètre, parallèlement à la grille. Cette voûte est en briques
et elle joue un rôle important : on peut résumer
de la façon suivante les avantages que l'on en
retire : 1° elle absorbe de la chaleur entre deux
chargements du foyer pendant que le feu est clair
et la flamme blanche, sa température atteignant
alors environ 1.000° environ. A chaque chargement de combustible frais occasionnant l'abaissement de la température, elle rend la chaleur qu'elle
a absorbée et maintient le foyer à une température
suffisante pour brûler les hydrocarbures qui
s'échappent dans les premiers instants de la com-

bustion ; 2° elle force les gaz à revenir en arrière
avant d'entrer dans les tubes ; ceci favorise leur
combustion en augmentant d'une part leur séjour
dans le foyer et d'autre part en les mettant bien
en contact avec l'air introduit, le circuit qu'ils
parcourent ainsi facilitant bien leur mélange ;
3° elle empêche enfin l'entrainement du combustible dans les tubes et dans la boîte à fumée ; elle

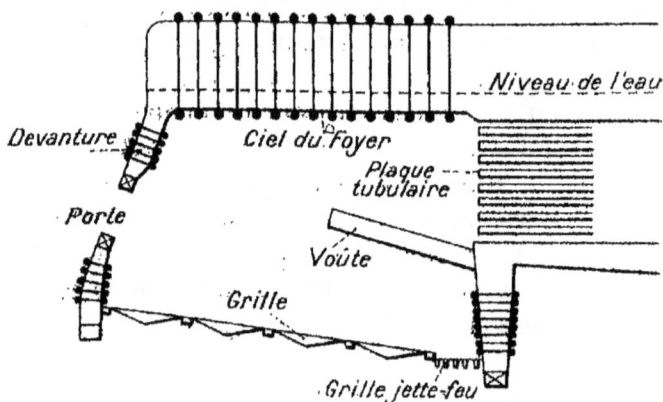

FIG. 7. — Détails du foyer et tirants de fixation
des diverses pièces du foyer entre elles.

garantit l'extrémité des tubes contre le rayonnement du combustible incandescent, elle protège
les tubes contre les coups de froid qui se produisent quand on ouvre la porte du foyer et qui provo-
quent sur les tubes des fissures causant des fuites.

Ciel. Le foyer, entouré par la boîte à feu, a donc
toutes ses parois recouvertes d'eau sauf, naturellement, à l'endroit de la grille et de la porte.
La partie supérieure du foyer se nomme le *ciel*.
Ce dernier supporte des pressions considérables.

Quand la pression de la vapeur atteint 12 kilogrammes, un ciel de 2 mètres carrés de surface supporte en effet une poussée de 240 tonnes et cette poussée devient de 300 tonnes si la pression de la vapeur atteint 15 kilogrammes. Aux essais que l'on effectue sur la locomotive avant de la mettre en service le ciel supporte une poussée encore plus forte et qui peut aller jusqu'à 600 tonnes; c'est plus de 6 fois le poids de la locomotive.

On comprend, dans ces conditions, que les assemblages des différentes pièces du foyer et le choix des métaux entrant dans la constitution de ces pièces soient très particulièrement surveillés.

Le corps cylindrique et le faisceau tubulaire. Le *corps cylindrique* est formé de trois ou quatre cylindres appelés *viroles*, en tôle de fer ou d'acier, qui sont assemblés par des rivures; ces viroles sont disposées de différente façon, suivant les modèles.

Le corps cylindrique est traversé de part en part par le *faisceau tubulaire* constitué par les tubes fixés sur la

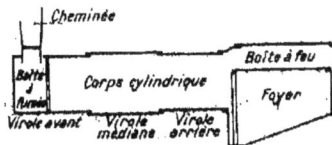

Fig. 8. — Disposition des différentes tôles les unes par rapport aux autres (corps cylindrique à trois viroles).

plaque tubulaire du foyer, cette dernière étant toute la partie de la paroi placée au-dessus de la voûte. Les tubes sont parallèles entre eux.

L'assemblage des tubes sur cette plaque est particulièrement délicat, car il faut absolument éviter les fuites; les tubes sont traversés par les gaz chauds du foyer qui s'échappent vers la cheminée, et dans le corps cylindrique ils sont complètement entourés d'eau ; les gaz en les parcourant leur abandonnent une grande partie de leur chaleur que les tubes rendent à l'eau qui les baigne de l'autre côté. Afin d'augmenter encore la surface des tubes en contact avec les gaz, sans cependant les allonger faute de place, on a muni les tubes d'ailettes intérieures ; cette disposition a en outre l'avantage de permettre l'emploi de tubes de plus

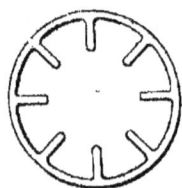

gros diamètre, ce qui facilite le tirage du foyer ; de plus le nombre des tubes étant moins grand, leur montage sur la plaque tubulaire fatigue moins cette dernière.

Fig. 9. — Tube à fumée du type Serve (ailettes intérieures).

Les tubes sont au nombre de 100 à 300 suivant les types de locomotives. Les gaz quittent le foyer à une température d'environ 1.000° ; or pour arriver aux meilleures conditions d'utilisation du foyer on compte que ces gaz doivent s'échapper dans la boîte à fumée à une température d'environ 300°. Pour pouvoir abaisser la température des gaz d'une quantité aussi importante, on calcule que la surface des tubes doit être d'environ 80 fois plus grande que celle de la grille.

Dôme de prise de vapeur et régulateur. Au-dessus du corps cylindrique se trouve le *dôme de prise de vapeur* ; la vapeur allant aux cylindres doit être aussi sèche que possible, car l'eau entraînée refroidit les parois du cylindre, ce qui provoque la condensation de la vapeur au contact de ces parois ; le fonctionnement des pistons en souffre ; aussi prend-on cette vapeur aussi haut que possible, ce qui explique l'emploi d'un dôme ; certaines machines, comme il y en a un assez grand nombre sur la Compagnie d'Orléans, ont même deux dômes ; cette disposition a l'avantage d'augmenter le volume de vapeur de la chaudière et d'avoir cette vapeur plus sèche. Mais d'autre part elle augmente le poids et le prix de la locomotive.

Le dôme est placé sur la virole avant ou la virole médiane du corps cylindrique ; c'est une pièce de chaudronnerie compliquée.

La prise de vapeur porte le nom de *régulateur*, parce qu'en l'ouvrant plus ou moins on peut obtenir en quelque sorte un premier réglage de l'alimentation en vapeur des cylindres à piston. La disposition du régulateur varie beaucoup, mais c'est en somme le plus souvent une plaquette de bronze percée d'un trou glissant sur une surface plane également percée d'un trou. La vapeur passe quand il y a coïncidence entre les deux trous. Le régulateur est actionné par une tringle placée près du mécanicien. La vapeur prise ainsi dans la chaudière va aux tiroirs, soit directement, soit par l'intermédiaire du *surchauffeur*.

Surchauffe. Considérations. Les avantages qui résultent de la surchauffe proviennent de l'augmentation de volume sous pression constante de la vapeur ainsi surchauffée, de la réduction ou de la suppression des condensations d'eau dans le cylindre à piston, enfin de la vaporisation dans le surchauffeur de l'eau entraînée par la vapeur.

L'augmentation de volume sous pression cons-

tante signifie que la vapeur étant chauffée, son
volume augmente par suite du phénomène connu
de la dilatation; si elle était contenue dans un local hermétiquement fermé, cette augmentation de
volume augmenterait la force d'expansibilité de
la vapeur, ou autrement dit sa pression. Mais le
surchauffeur, n'étant pas dans ce cas puisqu'il
communique avec d'autres organes, la pression de
la vapeur n'augmente pas. Ce premier avantage

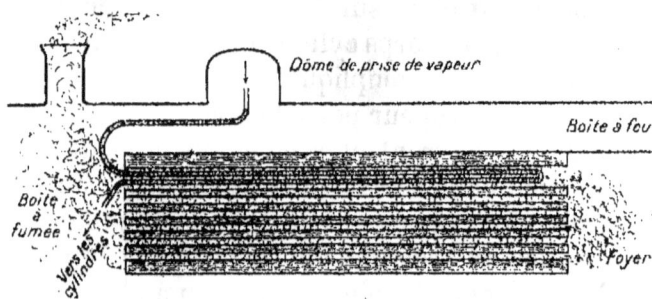

FIG. 10. — Croquis du principe d'un surchauffeur
placé dans les tubes.

du surchauffeur est donc de donner un volume de
vapeur plus grand à la même pression.

Lorsque la vapeur arrive dans le cylindre et
qu'elle s'y détend, sa température diminue et elle
se transforme en eau; on dit qu'elle se condense.
Les particules de vapeur qui se condensent ainsi
en eau ne sont plus utiles pour pousser le piston;
l'avantage de la vapeur dont le surchauffeur a augmenté la température est précisément d'avoir plus
de degrés à perdre avant de se transformer en eau
et par conséquent d'être plus longtemps utilisable.

Enfin, nous avons vu que la vapeur devait être
aussi sèche que possible en arrivant au cylindre.

Le passage dans le surchauffeur transforme en vapeur les particules d'eau qui pourraient être entraînées de la chaudière dans le cylindre.

Types de surchauffeurs. Les surchauffeurs sont placés soit dans la boîte à fumée, soit dans le corps cylindrique, soit même dans les tubes à fumée. Les premiers utilisent la chaleur qu'emportent les gaz qui ont parcouru les tubes à fumée; dans les seconds, la vapeur se trouve chauffée par les tubes à fumée eux-mêmes; enfin les troisièmes utilisent la chaleur directe des gaz de la combustion pendant leur parcours du foyer à la boîte à fumée. C'est parmi ceux-ci que se trouve l'un des surchauffeurs les plus répandus : le surchauffeur Schmidt qui est constitué par une série de tubes de petits diamètres placés à raison de deux dans chaque tube à fumée de la partie supérieure du faisceau tubulaire.

Les chemins de fer allemands sont tout à fait acquis à la surchauffe; en France, cette dernière fait également de grands progrès; la compagnie d'Orléans paraît ne plus vouloir construire que des machines à surchauffeur pour ses modèles de grande puissance.

La surchauffe est cependant critiquée par certains, car si elle a de grands avantages, elle a aussi l'inconvénient de rendre la conduite de la locomotive plus délicate. Ce changement de température de la vapeur n'est pas sans modifier légèrement le régime de la locomotive et nécessite différents petits organes supplémentaires. D'autre part, les réparations aux surchauffeurs sont relativement fréquentes.

Boîte à fumée. La boîte à fumée est la partie de la chaudière où arrivent les gaz chauds en sortant des tubes ; ils sont aspirés dans cette boîte par le tirage artificiel dont nous avons parlé.

La vapeur provenant des cylindres arrive dans la boîte à fumée par une *tuyère ;* cette dernière est un tuyau à ouverture fixe ou à ouverture variable.

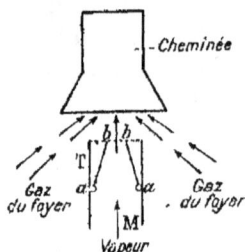

Fig. 11. — Principe de l'échappement dans la cheminée.

La vapeur provenant des cylindres arrive par le tuyau **M.** Elle en sort par la tuyère T constituée par les deux lames *ab, ab* que l'on peut ouvrir et fermer à volonté en les faisant tourner autour des points *a*. La vapeur entraîne dans la cheminée les gaz du foyer.

La plupart des locomotives françaises ont une tuyère à ouverture variable et pour réduire ou augmenter le tirage, on modifie la section de la tuyère.

Le *souffleur* employé au stationnement, ou exceptionnellement pendant la marche pour renforcer l'action de la vapeur d'échappement, donne, suivant les types, soit un jet de vapeur unique, soit une réunion de petits jets disposés en couronne qui s'échappent non dans la boîte à fumée, mais dans la cheminée qui surmonte cette dernière.

Enfin dans la boîte à fumée est placée une *grille à flammèches ;* cet organe, dont l'installation est prévue par l'ordonnance du 15 novembre 1846, a pour but de retenir dans la boîte à fumée les flammèches qui s'échapperaient sans elle dans l'atmosphère et risqueraient de provoquer des incendies. La grille à flammèches est en général composée de barreaux espacés de 10 millimètres.

Dans certaines régions, on emploie des grilles à
flammèches spéciales; c'est ainsi que la Compagnie des Chemins de fer du Midi sur la ligne de
Bordeaux à Bayonne qui traverse les Landes, où
les incendies s'allument avec facilité dans les
forêts de pins, emploie des grilles à flammèches
composées de deux grilles superposées : celle du
bas a des barreaux distants de 10 millimètres et
celle du dessus est une toile métallique en fil
d'acier qui laisse des
espaces carrés de 4
millimètres de côté
pour le passage des
gaz. De telles grilles
gênent évidemment le
tirage, mais c'est un
mal nécessaire qu'il
faut supporter.

La boîte à fumée
possède une *porte* qui
doit être hermétique-
ment fermée afin d'évi-
ter des rentrées d'air ;
ce dernier provoque-

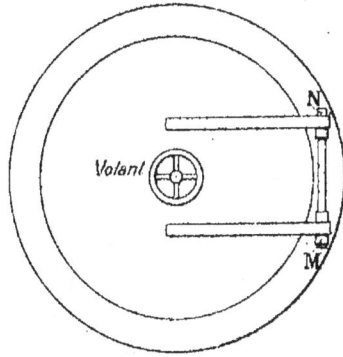

Fig. 12. — Porte de boîte à fumée mobile autour de M, N
(vue de face).

rait en effet l'inflammation des gaz et des escarbilles dans la boîte ; de plus, il nuirait au tirage.

Autrefois, on faisait des boîtes à fumée dont les
dimensions étaient restreintes ; puis un moment
vint où on exagéra au contraire ces dimensions,
enfin actuellement on est revenu à des proportions
plus raisonnables, mais encore assez importantes.

La cheminée. La boîte à fumée est surmontée
de la *cheminée* dont la forme est variable. Elle est

souvent très courte et même dans certains cas, particulièrement dans les machines américaines, elle a complètement disparu.

La cheminée dans les boîtes à fumée actuelles est placée à l'arrière de la boîte à fumée et l'avant de cette dernière reçoit les escarbilles.

Enveloppe de la chaudière. La chaudière dont nous venons d'examiner les différentes parties perd de la chaleur au contact de l'air extérieur. Pour y remédier, on l'entoure d'une enveloppe qui n'est le plus souvent qu'une tôle mince et qui diminue d'environ de moitié cette perte de chaleur en renfermant entre elle et la chaudière une certaine quantité d'air. Ce dernier est, comme on sait, mauvais conducteur de la chaleur; il empêche donc dans une certaine mesure celle-ci de passer de la chaudière dans l'atmosphère; mais il faut que l'enveloppe soit bien hermétique, car sans cela il s'établirait une circulation d'air entre elle et la chaudière et il n'y aurait aucun résultat obtenu. Dans certains cas, au lieu de laisser un vide entre l'enveloppe et la chaudière on remplit cet intervalle de matières isolantes comme des déchets d'amiante, par exemple. On arrive ainsi à réduire la perte d'environ deux tiers.

La perte de chaleur des chaudières au contact de l'air extérieur atteint des chiffres importants; c'est ainsi que des expériences faites sur une locomotive marchant à petite vitesse et munie d'une enveloppe en tôle sans isolant ont montré que par temps doux et sans pluie la perte de chaleur correspondait à une consommation de charbon de 150 kilogrammes en vingt-quatre heures. Par les grands froids ou par la pluie, ce chiffre est sensiblement augmenté.

Accessoires de la chaudière. Nous venons de passer en revue les parties principales de la chaudière d'une locomotive. Cette chaudière est munie d'organes accessoires qui ont une grande importance dans son fonctionnement et que nous allons maintenant examiner.

Manomètres. Tout d'abord, nous avons vu dans les généralités, que si l'on renferme, dans un local fermé, l'eau que l'on chauffe pour produire la vapeur, la pression de cette dernière va en augmentant jusqu'au moment où elle devient suffisante pour faire voler en éclats les parois du récipient; il faut donc que sur une chaudière, que ce soit d'ailleurs une chaudière de locomotive ou une chaudière d'une machine à vapeur quelconque, on fixe des appareils qui renseignent à tout instant le mécanicien sur la pression de la vapeur à l'intérieur de la chaudière. Puis comme il faut tout prévoir, il faut songer que le mécanicien peut oublier de regarder les appareils en question; on doit donc installer également sur la chaudière des appareils qui fonctionnent automatiquement pour laisser échapper la vapeur quand la pression devient trop forte.

A quel moment la pression d'une locomotive est-elle trop forte? Cela dépend de la locomotive; chaque machine est en effet construite pour donner une certaine pression de vapeur; avant d'être mise en service, une locomotive est essayée avec le plus grand soin; on soumet notamment sa chaudière à une pression supérieure à la pression la plus grande qu'elle aura jamais à supporter. Cette pression s'obtient non pas au moyen de la vapeur, mais au moyen de l'eau refoulée dans la chaudière par une presse hydraulique. Cet essai a lieu en présence d'un ingénieur des Mines qui poinçonne sur la chaudière, une fois les expé-

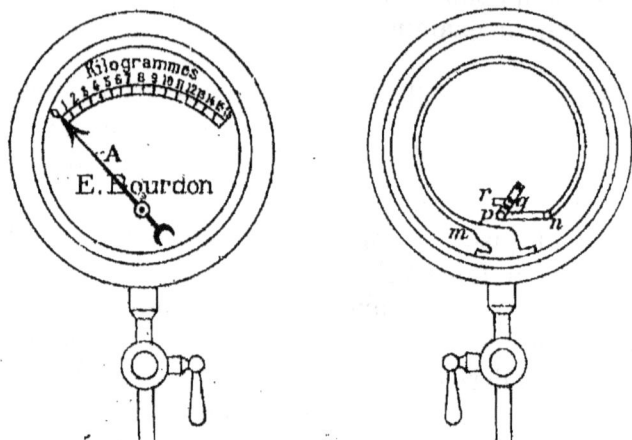

Fig. 13. — Schéma d'un manomètre Bourdon.

A gauche, vue de face ; à droite, vue d'arrière. Le tube *m*, *n*, sous l'influence de la pression, tend à se dérouler et dans ce mouvement il entraîne le système *p*, *q*, *r*, qui fait tourner l'aiguille A.

riences terminées, le chiffre de la plus grande pression effective qu'on ne devra jamais dépasser.

Ce chiffre se nomme le « timbre ». C'est quand la pression atteindra la valeur du timbre dans la chaudière que devront fonctionner les appareils chargés de laisser automatiquement échapper la vapeur.

Ajoutons d'ailleurs qu'une chaudière doit de nouveau être essayée, chaque fois qu'elle aura subi une réparation ou qu'elle aura atteint dix ans de service.

Les appareils qui sont destinés à donner au
mécanicien la valeur de la pression dans la chaudière sont les *manomètres*.

Un manomètre se compose d'un tube creux
courbé et élastique; il est fixé sur la chaudière
et communique avec l'intérieur de cette dernière.
Cependant, on ne laisse pas arriver la vapeur elle-
même dans ce tube, car elle risquerait de détériorer l'appareil ou tout au moins de fausser ses
indications. Le tube de communication du manomètre avec la chaudière est rempli d'eau; cette
eau est poussée par la vapeur et il est clair que
plus la vapeur a une pression forte, plus elle
pousse fortement cette eau dans le tube. Pour
une même pression elle pousse l'eau avec la même
force. Or sous l'action de cette poussée, le tube
qui est courbé se détend. Une de ses extrémités
étant fixe, l'autre seule se déplace, et dans ce
mouvement elle entraîne une aiguille qui se meut
sur un cadran; on gradue les manomètres en les
comparant avec un manomètre étalon, c'est-à-dire
avec un manomètre particulièrement soigné comme
construction et maintenu toujours soigneusement
en bon état.

La graduation donne en kilogrammes par centimètre carré la pression effective de la vapeur.
Sur cette graduation, une marque très apparente
indique le chiffre de la pression effective qui ne
doit en aucun cas être dépassé.

En dehors des manomètres, on fait aussi usage
sur les locomotives de *petits appareils spéciaux*
pour pouvoir se rendre compte de différences de
pression peu importantes. On en place, par
exemple, sur les boîtes à fumée; ce sont de simples

tubes de verre en forme d'U qui contiennent soit de l'eau, soit du mercure. Les tubes communiquent d'une part avec la boite à fumée et d'autre part avec l'air extérieur; si la pression dans la boîte à fumée est égale à la pression atmosphérique, ce qui a lieu lorsque la machine n'est pas allumée, l'eau est au même niveau dans les deux branches de l'U; si au contraire la pression augmente dans la boîte à fumée, ce qui se passe pendant que la machine est en service, l'eau refoulée par l'augmentation de pression baisse dans la branche de l'U placée du côté de la boite à fumée et monte d'autant dans l'autre. La différence de niveau entre les deux surfaces de l'eau dans les deux branches donne la différence de pression entre l'air extérieur et l'intérieur de la boîte à fumée.

Soupapes de sûreté. Les soupapes de sûreté sont les appareils qui laissent automatiquement échapper la vapeur lorsque la pression atteint le timbre. Le principe d'une soupape réduite à sa plus simple expression est un trou percé dans la chaudière qui fait communiquer l'intérieur de celle-ci avec l'air extérieur. Sur ce trou, on place un poids d'une certaine importance qui ferme le trou; lorsque la pression dans la chaudière devient suffisante pour soulever le poids, l'orifice se trouve démasqué et la vapeur s'enfuit. Il est clair que la soupape habituelle est un peu plus compliquée que celle très schématique que nous venons de décrire. Tout d'abord, il faudrait un poids très important pour qu'il puisse résister à la pression des machines puissantes de nos jours; d'autre part, le poids

sur une locomotive en marche tremblerait constamment pendant que la machine roulerait ; il en ré-
sulterait un mauvais fonctionnement du système.

On remplace donc, sur les locomotives, le poids
par des ressorts reliés, par un levier, à une pièce
qui ferme le trou de la chaudière. Ces soupapes
ont encore un défaut ; lorsqu'elles se lèvent sous
l'action de la vapeur, elles ne le font que très peu ;
la vapeur qui passe en effet par l'orifice perd sa
pression et elle ne soulève donc que peu la soupape ; et cependant la pres-
sion dans la chaudière continue à s'accroître ; elle dépasse le timbre. Les soupapes modernes sont devenues
des organes assez compli-
qués qui, lorsqu'elles sont
soulevées, s'ouvrent largement pour permettre un
échappement de gaz suffi-
sant pour abaisser d'une façon utile la pression dans la
chaudière. Un inconvénient
grave de certaines de ces
soupapes fut de laisser échapper trop de vapeur avant de
reprendre leur position de
fermeture et par conséquent
d'avoir pour résultat de baisser d'une façon exagérée la

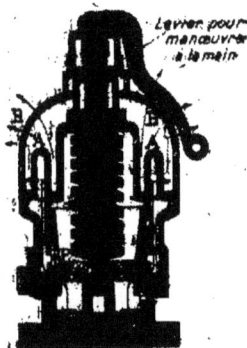

FIG. 14. — Exemple de
soupape de sûreté
(système Coal).

La vapeur soulève M, N
qui soulève le pointeau P.
Le grand ressort remet le
tout en place quand il n'y
a plus de vapeur. La va-
peur s'échappe par les orifices de A, A, puis par
ceux de B, B.

pression dans la chaudière. Aujourd'hui, on est
arrivé à réaliser des types de soupapes qui donnent
satisfaction et qui, de plus, sont faites de telle façon
qu'elles ne peuvent pas être « calées », c'est-à-

dire que le mécanicien ne peut en empêcher le fonctionnement pour augmenter la pression dans la chaudière.

Il est presque inutile d'ajouter que les soupapes d'une chaudière doivent toujours être en excellent état de fonctionnement; la présence, sur une locomotive, de soupapes qui ne fonctionneraient pas ou qui fonctionneraient mal ferait courir un très grave danger non seulement au personnel de la machine, mais aussi à tout ce qui entoure cette locomotive. Nous ajouterons que le personnel d'une machine a toujours soin d'éviter les pertes de vapeur grâce aux soupapes par une conduite habile de la machine; ces pertes de vapeur entraînent en effet une augmentation correspondante de charbon.

S'il faut absolument éviter de laisser monter la pression de la vapeur dans la chaudière au-dessus du timbre, il est tout aussi indispensable de maintenir toujours dans la chaudière une quantité d'eau suffisante pour que certaines parties métalliques ne se trouvent pas en contact avec le feu sans être baignées sur l'une de leur face par de l'eau; c'est encore là une question de sécurité.

Il faut donc que le mécanicien ait la possibilité de vérifier, chaque fois qu'il le voudra, le niveau de l'eau dans la chaudière et de plus que s'il oublie de faire cette vérification, un appareil automatique empêche un accident de se produire, si l'eau a trop baissé.

Le mécanicien a devant lui deux sortes d'appareils lui donnant le niveau de l'eau dans la chaudière : les *robinets de jauge* d'une part et le *niveau d'eau* d'autre part.

Robinets de jauge. Les *robinets de jauge* sont de petits robinets placés sur la paroi de la chaudière à une certaine hauteur. Lorsque le niveau d'eau se trouve hors de service le mécanicien peut faire fonctionner ces robinets et s'ils laissent échapper de l'eau une fois ouverts c'est que l'eau atteint au moins leur hauteur dans la chaudière; cette hauteur est celle au-dessous de laquelle l'eau ne peut descendre sans danger.

Niveau d'eau. Le *niveau d'eau* laisse voir l'eau elle-même; il est installé devant le mécanicien; il

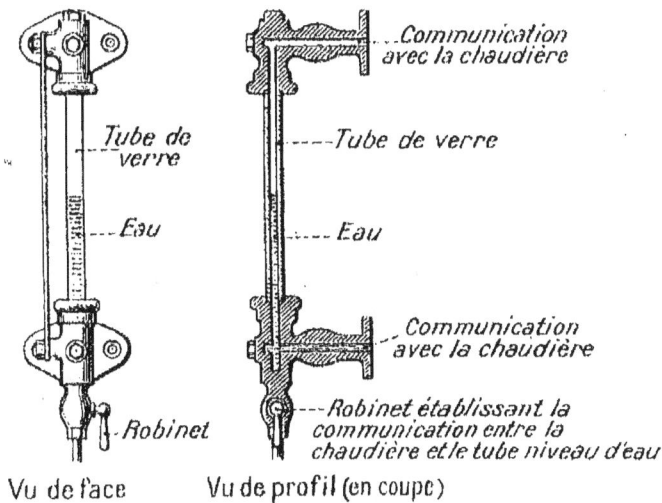

Vu de face   Vu de profil (en coupe)

Fig. 15. — Schéma d'un niveau d'eau.

se compose d'un tube de verre placé verticalement qui communique avec la chaudière; en vertu du principe de physique dit « des vases communicants » l'eau arrive à la même hauteur dans le tube que dans la chaudière. Le niveau d'eau est muni à sa partie inférieure d'un robinet de purge que le mécanicien a soin d'ouvrir fréquemment, afin d'éviter toute obstruction. Les pressions élevées auxquelles on arrive maintenant dans les locomotives entraînent assez souvent des ruptures de niveau d'eau. On a tenté de créer des appareils qui ferment automatiquement la communication entre la chaudière et le niveau d'eau quand ce dernier éclate; mais ces appareils sont trop délicats ; on préfère munir le niveau d'eau d'un protecteur qui protège le personnel contre tout jet de vapeur, lorsqu'il y a rupture. Ces protecteurs se composent, par exemple, de deux fortes glaces prises dans une monture métallique. Le personnel de la machine a en réserve sur la locomotive quelques tubes de rechange pour pouvoir remplacer le tube, lorsqu'il éclate.

Bouchons fusibles. Les systèmes automatiques qui permettent d'éviter des avaries graves aux locomotives dans le cas où le personnel laisserait, malgré les appareils que nous venons de décrire, tomber l'eau au-dessous d'un certain niveau, se composent de bouchons fusibles, dont l'emplacement est indiqué sur le croquis 3. Ces derniers sont constitués par du plomb et ils sont au nombre de deux; ils sont placés dans le ciel du foyer. Quand celui-ci n'est plus recouvert d'eau, c'est-à-dire quand il y a danger, les bouchons n'étant plus refroidis par l'eau, fondent et ouvrent par conséquent un orifice dans le ciel. La chaudière n'est plus alors un espace clos; la vapeur s'échappe et, la pression dans la chaudière baissant immédiatement, la locomotive s'arrête.

CHAPITRE III

CYLINDRES, PISTONS ET TIROIRS

Afin de ne pas perdre de vue la succession des pièces d'une locomotive que nous avons passées en revue plus haut, nous en resterons là des accessoires de la chaudière et nous laisserons pour plus tard la question de l'alimentation en eau de cette dernière ; nous l'expliquerons au moment où nous décrirons le tender. Nous allons immédiatement examiner les organes qui vont utiliser la vapeur. Mais nous suivrons un ordre un peu différent de celui de notre exposé général ; en effet pour rester d'accord avec les spécialistes, nous avons dans cet exposé classé les organes qui utilisent la vapeur en deux grandes catégories : ceux qui font marcher les roues et ceux qui distribuent la vapeur dans les cylindres ; au lieu d'examiner indépendamment ces deux catégories, nous examinerons à la fois le fonctionnement des tiroirs et celui des pistons qui sont étroitement liés.

Cylindres. Les cylindres sont en fonte dure et sont munis sur leur pourtour et sur leur fond avant, d'une enveloppe emprisonnant une couche d'air, quelquefois même un calorifuge ou substance isolante. Une certaine partie de la vapeur qui est utilisée dans le cylindre se transforme en eau, se condense ; aussi la plupart des cylindres portent-ils à leur extrémité des robinets de purge qui permettent l'évacuation de cette eau ; ces robinets sont manœuvrés à distance par le mécanicien ou le chauffeur.

Pistons. Dans chaque cylindre glisse un *piston ;* ce dernier est formé d'un disque en fonte, en fer forgé, ou en acier moulé. Le piston ne doit pas laisser passer la vapeur d'un côté du cylindre à l'autre, autrement dit, il ne doit exister aucun passage de vapeur entre la paroi du cylindre et le piston ; aussi munit-on la surface du piston de bagues métalliques, appelées segments, qui assurent une étanchéité suffisante. Ces segments sont remplacés au fur et à mesure de leur usure.

Tiroir.
Constitution
du tiroir.
La vapeur est introduite dans les cylindres par le *tiroir ;* chaque cylindre présente trois ouvertures ou lumières, dont deux latérales aboutissent aux extrémités du cylindre et une médiane communique avec l'atmosphère en constituant l'échappement déjà décrit. Les trois lumières débouchent sur une surface plane ou table, sur laquelle glisse le tiroir. Le mouvement alternatif du tiroir est obtenu par le mouvement du piston lui-même, grâce à deux organes appelés *excentrique* et *coulisse.* Nous examinerons plus loin ces deux organes.

Fonctionnement
du tiroir.
Le tiroir n'est pas autre chose qu'une sorte de boîte sans fond qui peut recouvrir soit une, soit deux lumières à

la fois, mais jamais trois en même temps. Il est
clair que lorsqu'il recouvre deux lumières il les
met en communication. Dans ces conditions, voici
comment s'opère la distribution de la vapeur dans
le cylindre. Pour simplifier, ne considérons que ce

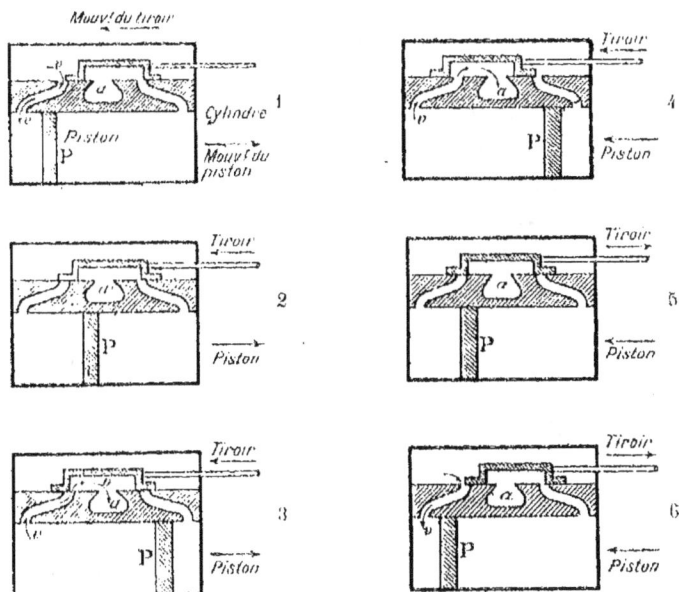

Fig. 16. — Mouvement du tiroir et du piston.

Dans cette figure on considère seulement ce qui se passe sur la
face gauche du piston. — *v*, vapeur ; — *a*, orifice d'échappement ;
— 1, admission de la vapeur ; — 2, détente ; — 3, échappement anticipé ; — 4, échappement ; — 5, compression ; — 5, admission anti-
cipée.

qui se passe sur une des faces du piston. Supposons que le piston soit dans la position 1 ; la
vapeur pénètre avec une certaine pression derrière le piston qu'elle chasse devant elle. Celui-ci
arrive alors à un point de sa course (position 2),
variable avec les conditions de marche, où le tiroir

empêche toute nouvelle quantité de vapeur de
pénétrer dans le cylindre ; mais la vapeur qui avait
été admise jusque-là dans ce dernier et qui se
trouve maintenant emprisonnée dans le cylindre
« se détend » en continuant à faire avancer le piston jusqu'à la position 3 ; à ce moment cette
vapeur commence à communiquer avec l'atmosphère par l'échappement, ce qu'elle fait jusqu'à la
position 4 au retour du piston ; en 5 la vapeur ne
pouvant plus s'échapper est comprimée jusqu'à ce
que l'admission commence en 6 ; l'admission dure
jusqu'en 2. Les mêmes phases ont lieu sur l'autre
face du piston, comme il est facile de s'en rendre
compte, mais naturellement en alternance avec ce
qui se passe sur la première face.

Détente. Dans cette explication que nous venons de donner de la distribution de la vapeur dans
les cylindres, nous venons de voir que la vapeur
se détendait. Cette détente s'effectue en vertu de
la propriété des gaz que nous avons signalée dans
les généralités et qui se nomme l'expansibilité.

L'emploi de la détente a une importance très
grande puisqu'elle permet d'avoir pour une même
puissance de locomotive une dépense moindre de
vapeur qui se traduit par une économie de charbon ; le piston continue en effet sa marche quand
le cylindre ne reçoit plus de vapeur et il produit
encore un grand travail sans dépense aucune de
vapeur. De plus la détente permet aux pistons
d'arriver à l'extrémité de leur course avec une
impulsion moindre que si la vapeur agissait à
pleine pression pendant tout le trajet ; les chocs
aux différentes pièces du mécanisme sont donc

réduits. D'autre part, quand le piston revient, la
vapeur s'échappe dans l'atmosphère ; cet échappement commence déjà à l'aller du piston pour éviter à ce dernier de trouver au retour une trop
grande résistance ; il est donc inutile pendant le
temps de cet « échappement anticipé » d'envoyer
de la vapeur dans le cylindre, puisqu'on tient au
contraire à l'en faire sortir. Enfin, on n'attend pas
que le piston soit complètement au bout de sa
course pour commencer à faire rentrer la vapeur
qui doit le repousser à l'autre bout ; cette vapeur
commence à être introduite un peu avant l'arrivée
du piston à la fin de sa course. C'est ce que l'on
nomme « l'avance à l'admission ».

Résumé des phases de la distribution dans le tiroir. En résumé les différentes phases de la distribution sur un même côté du piston sont :

A l'aller : Admission de la vapeur, position 1.
            Détente,   — 2.
            Échappement anticipé,   — 3.
Au retour : Échappement,   — 4.
            Compression,   — 5.
            Admission anticipée,   — 6.

Tiroir équilibré. On conçoit qu'un organe qui se déplace avec autant de rapidité que le tiroir soit voué à des frottements excessifs sur la table des lumières, mais ce qui augmente encore ces frottements dans de grandes proportions c'est que le tiroir est soumis du côté des cylindres à la pression atmosphérique et du côté de la chaudière à la pression de la vapeur. En effet, les

cylindres sont à peu près à la pression atmosphérique, en raison de la communication ouverte à tout instant entre l'intérieur du cylindre et l'air extérieur par le tuyau d'échappement. Il en résulte que les tiroirs sont fortement pressés par la pression de la vapeur sur la table des lumières. On comprend immédiatement que le graissage des tiroirs doive donc être particulièrement soigné. Nous examinerons plus loin les dispositifs de graissage adoptés.

Aux États-Unis, on utilise un tiroir spécial dit *équilibré* qui remédie à ce frottement. Le tiroir a une partie de sa face supérieure soustraite à la pression de la vapeur; cette partie est constituée par une cavité en communication constante avec l'échappement et ainsi maintenue toujours à la pression atmosphérique.

Tiroir cylindrique. Depuis quelques années on fait assez fréquemment usage d'un nouveau type de tiroir, dit *tiroir cylindrique*. Ce tiroir est formé d'un cylindre percé sur tout son pourtour de deux lumières et dans lequel se meuvent deux pistons conjugués; ces derniers sont deux pistons laissant entre eux un certain intervalle et réunis par une tige. Le cylindre porte en outre en son milieu une ouverture qui communique avec un tuyau menant à l'échappement. En somme, dans le cylindre il y a trois parties : la partie centrale comprise entre les deux pistons conjugués et les deux parties extrêmes (la partie comprise entre l'un des pistons et le fond du cylindre, la partie comprise entre l'autre piston et l'autre fond du cylindre). La vapeur est amenée dans l'une des parties extrêmes du cylindre par un conduit; l'ensemble des deux pistons conjugués se déplaçant il arrive un moment où une des lumières du cylindre se trouve démasquée et la vapeur peut passer par cette lumière; pendant ce temps la partie centrale se trouve à cheval sur l'autre lumière et sur l'ouverture d'échappement qui communiquent entre elles, permettant à la vapeur qui a servi de s'échapper.

Les tiroirs cylindriques s'appliquent bien sur les puissantes machines modernes; notamment ils conviennent aux locomotives employant la surchauffe. Ils sont soumis à moins de frottements que les tiroirs ordinaires; ils laissent des sections de passage plus grandes à la vapeur. Par contre, ils sont plus compliqués;

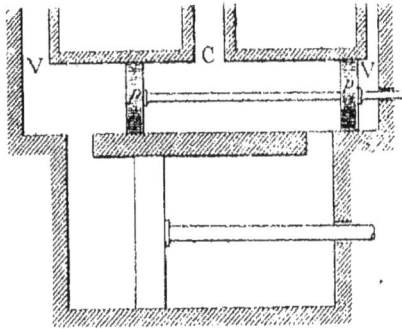

Fig. 17. — Tiroir cylindrique.

ils entraînent l'installation d'organes accessoires comme des soupapes de sûreté sur les cylindres. Il est vrai que, d'autre part, ils suppriment l'installation, sur le cylindre à piston, de la lumière d'échappement qui est assez compliquée, en la remplaçant par un simple trou.

Distribution par soupapes. Nous devons terminer cet examen de la distribution de la vapeur dans les cylindres, en signalant un système qui a

4.

été appliqué sur quelques machines à vapeur surchauffée, celui de la *distribution par soupapes*,
de Lenz. Ce dispositif est intéressant à noter parce
qu'il répond à une question que se posera tout
lecteur un peu au courant de l'automobile. Les
moteurs à essence employés sur les automobiles
et qui fonctionnent avec soupapes ont certes fait
leurs preuves. C'est précisément ce résultat qui
a fait tenter l'application de soupapes pour la distribution sur les locomotives ; mais il est bon de
remarquer que les soupapes d'automobiles sont
légères et petites, ce qui assure une bonne marche
du système, tandis que sur une machine elles
doivent être plus importantes. Dans le système
de Lenz, chaque cylindre porte quatre soupapes ;
deux d'admission et deux d'échappement (une
d'admission et une d'échappement par face de
piston) : ces soupapes sont soulevées par des saillies
que porte une tige qui remplace la tige du tiroir.
Ces soupapes sont en fonte ; leur ouverture est
assurée par coulisse et leur fermeture par ressorts.

Système Compound. *Définition du système.* — Dans
tout ce qui précède, nous avons ad-
mis que la vapeur qui avait travaillé dans le cylindre
à piston s'échappait dans l'atmosphère ; ce cas
dans lequel nous nous sommes placé est celui
des locomotives dites à simple expansion. Dans
ces machines, la vapeur ne sert qu'une fois. Or,
dans un très grand nombre de locomotives, la disposition est différente ; la vapeur, après être sortie
du cylindre à vapeur, passe dans un réservoir
d'où elle arrive dans un second cylindre, où elle
travaille de la même façon que dans le premier.

On dit dans ce cas que la locomotive est à *double expansion* ou *Compound*. L'emploi du système Compound pour les machines marines avait commencé en 1862 ; c'est l'ingénieur Mallet qui, en 1876, l'appliqua pour la première fois aux locomotives.

Dans une locomotive Compound, le premier cylindre se nomme *le cylindre à haute pression* ; dans ce cylindre, la vapeur arrive en effet à la pression élevée de la chaudière. Elle y travaille d'abord à pleine admission, ensuite par détente. Elle s'échappera ayant perdu beaucoup de sa pression dans le *réservoir intermédiaire* ; de ce dernier, elle passera dans le *cylindre à basse pression* dans lequel elle travaillera comme dans le premier d'abord à pleine admission, puis par détente. Souvent on supprime le réservoir intermédiaire.

Le cylindre à haute pression a un volume qui est deux ou trois fois plus petit que celui du cylindre à basse pression. Il est clair en effet que la vapeur qui a déjà travaillé dans le premier en augmentant de volume doit, pour pouvoir encore augmenter de volume, se trouver en présence d'un récipient beaucoup plus grand.

Pour obtenir la même puissance, on brûle 10 à 15 p. 100 de combustible en moins sur une locomotive Compound que sur une locomotive à simple expansion. Il est vrai que les réparations sont un peu plus fréquentes et l'entretien un peu plus coûteux sur les Compound que sur les autres. Mais il semble qu'il y ait finalement économie. Pour les locomotives à pression élevée, le système Compound est très intéressant parce qu'il permet de tirer parti de cette pression en donnant à la vapeur la possibilité de se détendre sans compli-

cations de mécanisme, comme cela arrive quand on
veut obtenir une grande détente dans un cylindre
unique. Un autre avantage des locomotives Compound est que, dans ces machines, les tiroirs sont
sujets à des frottements moindres ; la force qui les
presse contre la table des lumières est beaucoup
moindre ; ce n'est plus, en effet ici, la différence
entre la pression de la vapeur dans la chaudière
et la pression atmosphérique, mais bien, pour le
cylindre à haute pression, la différence entre la
pression de la vapeur et la pression du réservoir
intermédiaire et pour le cylindre à basse pression
la différence entre la pression de ce cylindre (beaucoup moindre que la pression de la chaudière) et
la pression atmosphérique.

**Types
de locomotives
Compound.** Les machines Compound offrent
des dispositions différentes :
quant au nombre et à la répartition de leurs cylindres.

Remarquons tout d'abord que dans les machines
à simple expansion il y a deux cylindres, placés
en avant de la locomotive, l'un à gauche et l'autre
à droite de la machine ; ces cylindres sont, soit
intérieurs, soit extérieurs au châssis. L'usure de
ce dernier et des bandages des roues est notamment moindre avec les cylindres intérieurs qu'avec
les cylindres extérieurs.

Les locomotives Compound à deux cylindres sont
assez rares ; les deux cylindres sont placés l'un à
droite de la locomotive, l'autre à gauche ; de cette
façon, quand on se place devant la locomotive,
cette dernière a à peu près l'aspect d'une locomotive à simple expansion, sauf que l'un des cylin-

dres est plus petit que l'autre. Les machines qui
remorquent le petit chemin de fer de Bayonne à
Biarritz sont de ce système.

Les locomotives à trois cylindres se sont peu
répandues, elles ont un cylindre de haute pression
au milieu et deux cylindres de basse pression de
part et d'autre du premier, ces deux cylindres
ayant chacun le volume du cylindre de haute
pression.

La disposition le plus généralement adoptée est
celle des quatre
cylindres, for-
mant deux grou-
pes de deux cy-
lindres : l'un à
droite et l'autre à
gauche. Chaque
groupe se com-
pose d'un cylin-
dre haute pres-
sion et d'un cy-

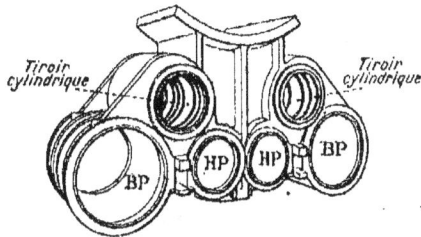

Fig. 18. — Système Compound à 4 cylindres : distribution par tiroirs
cylindriques.

lindre basse pression. La position des cylindres
les uns par rapport aux autres est variable : les
deux cylindres sont en effet soit l'un à la suite de
l'autre, c'est la disposition en tandem ; soit l'un
au-dessus de l'autre ; soit enfin parallèles entre
eux ; dans cette dernière position, ils peuvent être
soit côte à côte, soit l'un en arrière de l'autre.

Sur certaines locomotives, on a utilisé le dispositif Woolf qui consiste à faire passer la vapeur,
qui a servi dans un cylindre, directement dans un
second cylindre, sans intermédiaire de réservoir.

CHAPITRE IV

TRANSMISSION DU MOUVEMENT DU PISTON
AUX ROUES ET AUX TIROIRS

Il nous reste maintenant à examiner comment le piston transmet son mouvement aux roues d'une part et comment, d'autre part, il donne au tiroir son mouvement alternatif de va-et-vient.

Tige de piston; Le piston dans son mouvement
garnitures, entraîne une *tige en acier forgé*
crosses de piston. qui sort du cylindre en frottant dans des *garnitures* qui empêchent la vapeur de fuir entre la tige et le cylindre.

Les *garnitures*, anciennement en chanvre, sont avantageusement remplacées aujourd'hui par des garnitures métalliques. Le chanvre avait l'inconvénient d'être carbonisé par la vapeur à haute pression, c'est-à-dire très chaude, employée maintenant. Une garniture métallique se compose de deux bagues qui serrent entre elles une matière métallique élastique. La tige passe dans la première bague dite de fond et dans la seconde bague dite presse-garniture. La matière métallique dans

la garniture Kubler se compose de bagues coniques
en métal blanc, graissées et empilées entre la
bague de fond et le presse-garniture. La garniture Duterne est constituée par une bague cylindrique en métal blanc, terminée en cône à ses deux
extrémités. Le métal blanc a dans sa composition
du plomb, de l'anti-
moine et de l'étain.

L'extrémité de la tige
qui sort du piston s'em-
manche sur une pièce
appelée *crosse du pis-
ton* (voir croquis 3),
qui se déplace dans
une glissière fixée au
cylindre de façon à
avoir un mouvement
bien rectiligne. Sur
cette crosse de piston

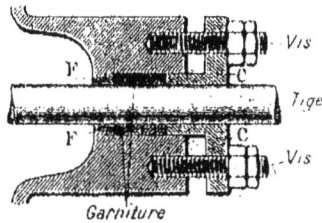

Fig. 19. — Garniture de tige
de piston.

F, bague de fond ; — C, presse-
garniture. — La garniture est pres-
sée entre la bague de fond et le
presse-garniture.

vient aussi s'emmancher la petite tête de la *bielle
motrice* (croquis 3).

**Bielle motrice
et manivelle.** La *bielle motrice* avec la *manivelle* (croquis 3) transforme le
mouvement rectiligne de la crosse de piston en
un mouvement circulaire continu ; elle consiste
en un corps d'acier rigide terminé par deux têtes
formant articulations ; la petite tête s'articule sur
la crosse de piston, tandis que la grosse tête est
articulée sur le bouton de la *manivelle* qui est
placée sur une roue. Afin de rendre un peu plus
légère la bielle, on en évide le corps.

La roue articulée ainsi par la bielle motrice est
habituellement reliée par des bielles dites d'ac-

couplement à d'autres roues de la locomotive. Ces
bielles doivent être montées avec le plus grand
soin, car il faut que de chaque côté de la machine
les bielles qui se correspondent aient la même longueur exactement. La moindre différence de longueur fatigue la machine, augmente les frottements

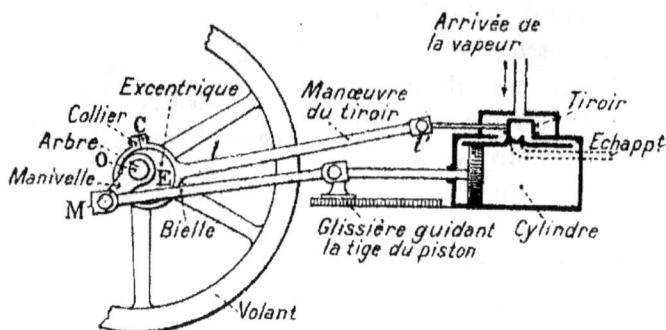

Fig. 20. — Figure schématique de la transmission
de mouvement.

et l'usure, et risque de provoquer des ruptures.

Nous voici parvenu finalement au mouvement
de la roue, provoqué par la production de la vapeur dans la chaudière.

Excentrique, C'est ce mouvement de la roue qui
coulisse, va actionner les tiroirs grâce à
coulisseau deux organes appelés : *excen-*
et biellette. *trique* et *coulisse.*

L'excentrique est un disque circulaire, solidement fixé à l'essieu de la roue, mais fixé de telle
sorte que son centre ne coïncide point avec l'axe de
l'essieu. Ce disque est entouré d'un collier également circulaire, mais mobile autour de lui et muni
d'une barre rigide, qui est la bielle de l'excentrique.

Si l'essieu se met à tourner, l'excentrique tourne avec lui, mais en raison de l'inégale largeur qui provient de sa position et de sa forme, il écarte et rapproche progressivement le collier de l'axe de l'essieu. De là résulte un mouvement de va-et-vient de la barre d'excentrique. Celle-ci actionne un organe appelé « coulisse » qui a donc un mouvement oscillant et communique

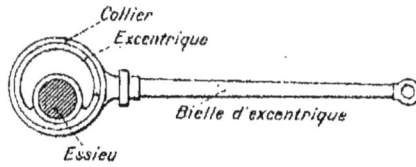

Fig. 21. — Schéma d'un excentrique.

ce mouvement à une pièce appelée « coulisseau »; ce dernier est à son tour relié à la tige du tiroir par une « biellette ».

Changement de marche. Le mécanicien peut, en changeant les positions respectives de la coulisse et du coulisseau, modifier d'une part le sens de la marche de la locomotive, d'autre part, la longueur du temps de la détente dans les cylindres.

Afin de bien comprendre comment sont obtenues ces deux opérations sur une machine, nous supposerons tous les organes réduits à leur plus simple expression. Sur le schéma 1 que nous donnons, la ligne AB est la barre d'excentrique; la ligne BC est la coulisse fixée au point M autour duquel elle oscille : la ligne CD représente le coulisseau et la tige du tiroir.

Le point A tourne sur la circonférence qui est l'excentrique. Supposons que la position figurée par le schéma 1 soit modifiée (schéma 2) de telle façon que A soit en A_1, BC viendra en B_1C_1 et la

5

tige CD aura poussé évidemment le tiroir vers la
droite. Or le coulisseau peut se placer dans la
coulisse en un point variable et, par exemple, le
mécanicien peut le mettre dans la position C_1D_1
(schéma 3): il est clair que dans ce cas quand A

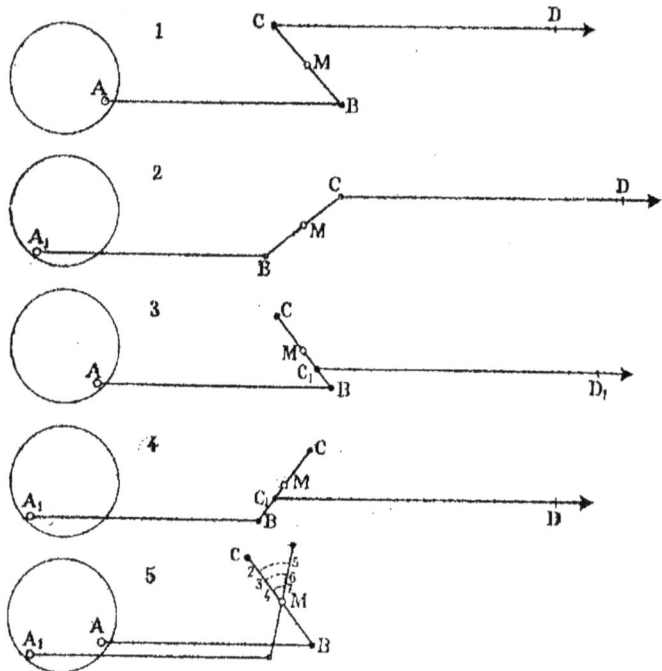

Fig. 22. — Principe de la coulisse de distribution.

sera venu en A_1 la tige C_1D_1 aura tiré à elle le tiroir; celui-ci se sera donc déplacé vers la gauche
(schéma 4) au lieu de se déplacer vers la droite.
Les choses se passeront donc dans ce cas d'une
façon inverse du premier cas et la locomotive
marchera dans un sens contraire ; si elle marchait en avant, elle marchera en arrière et si

elle marchait en arrière, elle marchera en avant.

Modification   Pour ce qui concerne la détente,
de la détente. sa durée dépend évidemment du
moment où l'on intercepte l'arrivée de la vapeur
dans le cylindre et par conséquent elle dépend essentiellement de la marche du tiroir.

Il est évident que l'on peut modifier la marche

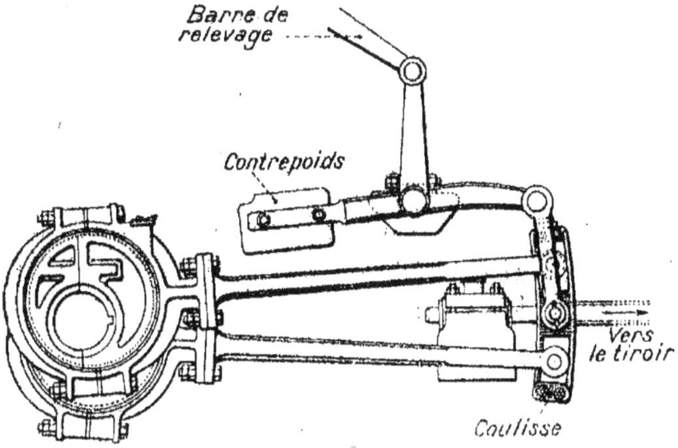

FIG. 23. — Principe de la coulisse de Stephenson.

du tiroir en fixant le coulisseau plus ou moins
haut dans la coulisse. Si le coulisseau est placé,
par exemple (schéma 5), en 2, 3, 4, lorsque A sera
en A₁, ce coulisseau sera en 5, 6, 7, etc.; il se sera
donc déplacé de 2 à 5 ou de 3 à 6 ou de 4 à 7 ;
D se sera déplacé de la même quantité ; on voit
sur le schéma que 2 à 5 est plus grand que 3 à
6, qui est lui-même plus grand que 4 à 7 ; le tiroir s'est donc plus déplacé dans le premier cas
que dans le second et plus dans le second que

dans le troisième, d'où variation dans la détente.

Ce déplacement du coulisseau dans la coulisse se fait par le mécanicien au moyen d'un *arbre de relevage*, actionné par un volant placé devant lui, et qui agit sur une série de leviers aboutissant au coulisseau.

Divers types de distribution. Il est certain que nous ne pouvons entrer ici dans le détail des différents systèmes de distribution qui existent;

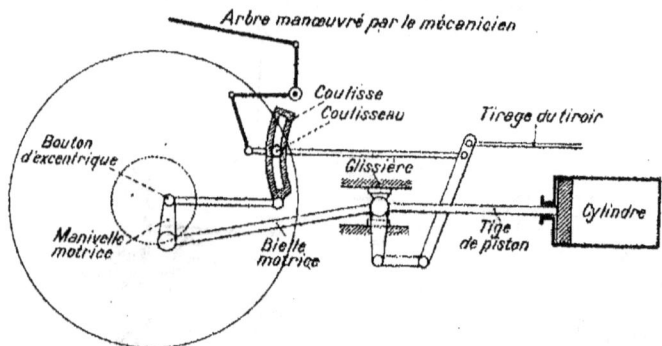

Fig. 24. — Distribution Walschaert.

ceci nous entraînerait sur un domaine tout à fait ardu, qui ne concerne que les spécialistes. Mais nous pouvons noter que parmi les principales distributions employées figure celle de Stephenson qui est la plus ancienne et la plus répandue et qui possède deux excentriques actionnant chacun une extrémité de la coulisse. Un autre système de distribution très employé est celui de Walschaert dans lequel il n'y a plus d'excentrique; celui-ci est remplacé par un simple bouton placé sur la manivelle supportant la bielle

sur l'essieu moteur ; de plus le mouvement du tiroir participe directement au mouvement propre
du piston par une combinaison de biellettes supplémentaires ; la distribution Walschaert se recommande par sa simplicité de montage. Citons encore
la distribution de Gooch et celle d'Allan qui diffèrent de celle de Stephenson, surtout par une
forme différente de la coulisse.

Point mort. Une dernière question qui se présente à l'esprit quand on examine les organes
moteurs d'une locomotive est celle de savoir com-

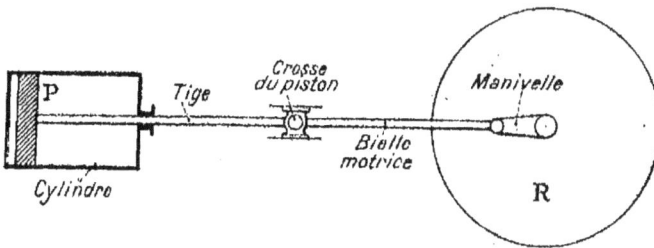

Fig. 25. — Schéma du point mort.

Dans cette position la manivelle est au point mort, car tous les
organes se trouvent en ligne droite ; le piston en poussant ou en
tirant ne peut évidemment provoquer le mouvement de rotation
de la roue R.

ment une locomotive peut démarrer si ses pistons
se trouvent placés de telle façon que la manivelle
soit *au point mort*. On nomme ainsi un point tel
que la bielle a beau pousser sur la roue elle n'arrive
pas à faire déplacer celle-ci. Comme le montrent
les croquis, il y a deux points morts et chacun correspond à la position du piston à fond de course ;
il est évident que dans ce cas la roue ne démarrera
pas sous l'influence de la poussée de la bielle.

Pour remédier à cet inconvénient, on construit la locomotive de telle façon que lorsqu'un piston se trouve dans une position correspondant à un point mort de la manivelle l'autre piston ne soit pas dans cette position. En un mot, les deux pistons ne sont pas en même temps dans les mêmes positions ; il arrive donc à certains moments que lorsqu'un piston pousse, l'autre piston tire et réciproquement ; si l'on regarde arriver devant soi un train on est précisément frappé du mouvement alternatif des bielles qui en résulte et qui détermine un mouvement de lacet de la machine très visible.

Démarrage des locomotives Compound. Dans les machines Compound le démarrage nécessite des dispositions spéciales ; par exemple, dans les Compound à quatre cylindres il y a, comme nous l'avons dit, deux cylindres de chaque côté de la locomotive, un à haute pression et un à basse pression ; chacun de ces cylindres actionne la roue par une manivelle qui lui est propre. Pour assurer le démarrage dans n'importe quelle position, ces deux manivelles se trouvent placées sur la roue à une distance déterminée l'une de l'autre.

En outre, pour permettre de réaliser au démarrage un effort de traction élevé, on a créé une communication directe de la chaudière avec le réservoir intermédiaire, communication qui permet de faire passer de la vapeur directement de la chaudière dans le cylindre à basse pression ; au démarrage le mécanicien au moyen d'un volant démasque l'ouverture de cette communication qui est constituée par un tuyau.

CHAPITRE V

CHÂSSIS, ESSIEUX, SUSPENSION
ET ROUES DES LOCOMOTIVES

Châssis. Le châssis d'une locomotive est un ensemble de la plus grande importance, puisque c'est lui qui supporte tout le poids de la chaudière et des cylindres, qu'il doit résister aux efforts des pistons transmis par les bielles et aux chocs dus aux inégalités de la voie. Le châssis se compose habituellement de deux longues pièces métalliques appelées « longerons », placées dans le sens de la longueur de la locomotive et réunies entre elles par une série de pièces transversales. Le châssis est intérieur lorsque les longerons sont placés entre les roues et extérieur lorsque ce sont les roues qui sont entre les longerons.

Les longerons extérieurs laissent un peu plus de place pour la chaudière, mais ils ont l'inconvénient de se réunir moins facilement à cause de la présence des roues, surtout si celles-ci ont un grand diamètre. Les longerons se fixent aux deux extrémités sur les traverses d'avant et d'arrière. La traverse d'avant porte des organes de choc appelés tampons et un crochet de traction ; la traverse arrière porte une barre d'attelage et des chaînes de sécurité qui relient la machine au tender.

Essieux. Les essieux d'une locomotive sont droits ou coudés ; les essieux droits sont de fabrication simple, mais les essieux coudés sont beaucoup plus compliqués ; ces derniers sont utilisés dans les locomotives qui ont des cylindres intérieurs ; ils supportent l'effort des bielles, en outre du poids du véhicule et du contre-coup des chocs des roues contre les rails. Il faut surveiller de très près les essieux coudés dont la fatigue se manifeste par des fissures qui se produisent aux parties coudées, jusqu'au moment où l'essieu se rompt.

Suspension. Les essieux tournent dans des *boîtes à huile ;* c'est sur ces dernières que repose

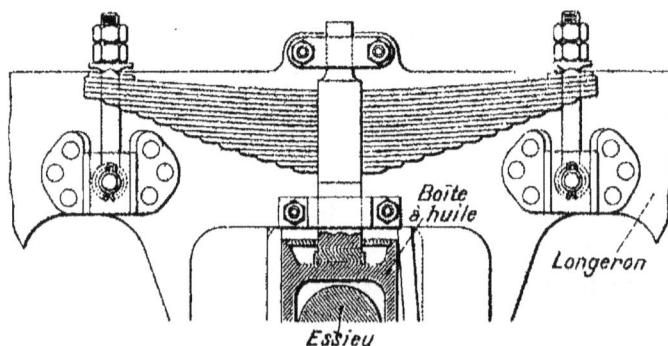

Fig. 26. — Suspension à ressorts au-dessus de la boîte à huile.

le châssis par l'intermédiaire de *ressorts.* Ces ressorts peuvent être soit en dessus de la boîte, soit en dessous et pendus à elle. La boîte porte

une pièce, le *coussinet*, qui appuie sur la partie
de l'essieu appelée *fusée*.

Une locomotive ne peut pas être très suspendue ;
dans un wagon, en effet, la suspension est rendue
largement possible parce que rien n'empêche de
déplacer la caisse du wagon par rapport au châssis ;

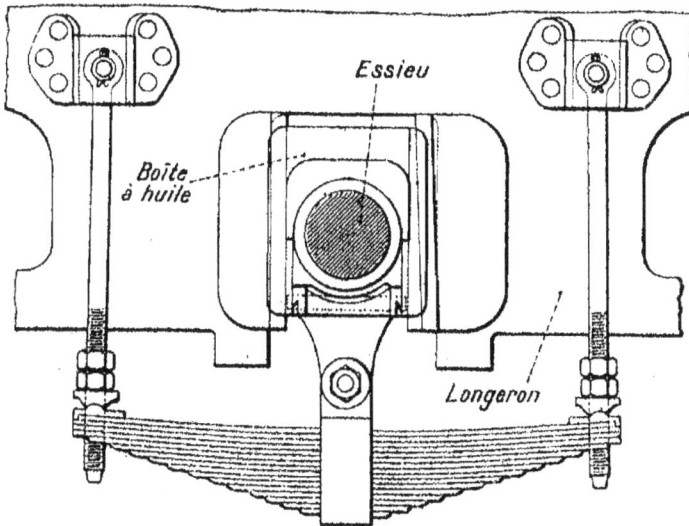

Fig. 27. — Suspension à ressorts en dessous
de la boîte à huile.

sur une machine, au contraire, tous les organes
se tiennent intimement les uns aux autres et notamment les essieux sont réunis aux pièces du
mécanisme par les bielles et les barres d'excentriques. Les ressorts sont constitués par des lames
métalliques placées les unes au-dessus des autres
ou encore quelquefois par des ressorts à boudins.

Dans leur mouvement de bas en haut et de haut
en bas les boîtes à huile sont guidées par des glissières portées par les longerons.

5.

Roues. Une roue de locomotive se compose de deux parties : 1° la *roue proprement dite ;* et 2° le *bandage* qui se place sur cette roue. La *roue proprement dite* est maintenant fabriquée d'une seule pièce et elle est emmanchée sur l'essieu, après avoir reçu le bandage au moyen de la presse hydraulique donnant une pression de 80 tonnes. Dans les roues motrices on réunit la roue et l'essieu par une clavette qui est tout à fait inutile sur les roues simplement porteuses.

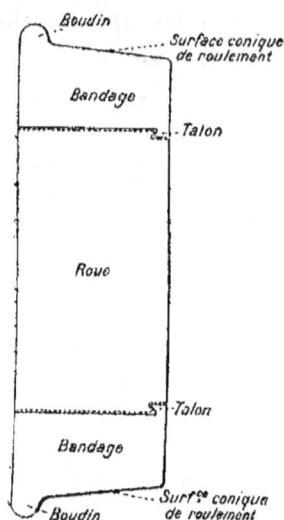

Bandage. Le *bandage* est formé d'un anneau d'acier laminé : il comprend deux parties : le *mentonnet* ou *boudin* qui retiendra la roue sur le rail et la *surface de roulement ;* comme on peut le voir sur le croquis, la surface de roulement a un profil incliné ; ceci est fait en vue de ramener toujours les roues vers l'intérieur de la voie et de plus, dans les courbes, pour corriger le développement plus grand du rail extérieur ; en effet, dans une courbe, le rail qui est extérieur à cette courbe a une longueur plus grande que le rail intérieur ; la roue qui se trouve sur ce rail a donc plus de chemin à faire que celle qui est sur l'autre rail ; il faut donc qu'elle aille plus vite que cette

Fig. 28. — Roue de locomotive et son bandage.

Pour la commodité du croquis, les dimensions du bandage ont été très augmentées par rapport à celles de la roue. Le talon est un des modes d'attache du bandage et de la roue.

dernière tout en ayant le même diamètre et étant solidaire du même essieu, ce qui serait impossible si
le profil incliné ne permettait en quelque sorte de
rendre plus grande la roue du rail extérieur et
de faciliter le passage en courbe; quand la courbe
arrive, par suite de l'action de la force centrifuge
la locomotive est poussée vers l'extérieur; les
roues de ce côté au lieu de rouler sur leur partie
médiane roulent sur une partie plus près du boudin,
partie précisément plus élevée où la roue a un diamètre plus grand.

Les boudins ont environ 30 millimètres d'épaisseur; on sait qu'en Europe la plupart des pays
ont une largeur de voie variant de 1 m. 435 à
1 m. 450; sur ces lignes l'écartement interne des
faces de bandage est de 1 m. 360; si l'on ajoute à
ce chiffre les 30 millimètres de chacun des boudins on arrive à un total de 1 m. 42 entre les deux
faces internes des boudins, c'est-à-dire qu'il existe
un jeu de 7 millimètres en moyenne de chaque
côté de la locomotive. Ce jeu permet le mouvement de lacet des véhicules et c'est pourquoi il
faut qu'il soit maintenu dans des dimensions assez
petites.

Le bandage des roues est placé sur ces dernières
à chaud; la chaleur à laquelle on le soumet le dilate et augmente par suite son diamètre. Une fois
qu'il est placé dans ces conditions sur la roue on le
laisse se refroidir; il se contracte alors et dans ce
mouvement il enserre fortement la roue à laquelle
on le fixe définitivement de différentes manières.

L'usure se manifeste sur les roues de locomotive par l'amincissement du boudin et le creuse-
ment de la surface de roulement.

Sur certaines roues on supprime purement et
simplement les boudins ; en effet sur certaines locomotives où le nombre de roues est grand le
passage en courbe ne serait pas possible à cause
des boudins qui ne permettent pas aux roues du
milieu de se déplacer assez à droite ou à gauche ;
ce sont ces roues auxquelles on enlève le boudin
et dont on élargit le bandage afin qu'elles restent
sur le rail ; quelquefois, sans enlever le boudin, on
l'amincit sensiblement afin de donner plus de jeu
à la roue.

Contrepoids. Les roues motrices et accouplées
sont munies de *contrepoids* qui rendent le roulement de la roue tout à fait régulier en équilibrant
l'inertie de certaines pièces telles que bielles, manivelles, etc.

**Passage
en courbe des
locomotives.** Pour faciliter le passage en courbe
des locomotives on adopte diffé-
rents dispositifs : d'abord l'amincissement ou la suppression des boudins de roues
du milieu, que nous avons déjà vu, ensuite le
bogie, en troisième lieu le jeu transversal d'un
essieu, enfin l'emploi d'un train articulé d'un seul
essieu appelé bissel.

Le bogie est un ensemble de quatre petites
roues montées sur un châssis qui pivote autour
d'une cheville ouvrière ; le bogie a deux essieux,
un pour chaque paire de roues ; ces deux essieux
sont très rapprochés l'un de l'autre ; disposé de
cette façon un bogie n'est pas assez souple pour
pouvoir passer tout à fait facilement dans les
courbes ; aussi lui donne-t-on aussi un déplace-

ment dans le sens transversal par rapport au
châssis de la locomotive.

Le jeu transversal s'applique à l'essieu d'avant,
quelquefois à l'essieu d'arrière; pour l'obtenir on
laisse un peu de jeu entre les montants des boîtes
de l'essieu et leurs glissières.

Le bissel est un petit truc à un seul essieu qui

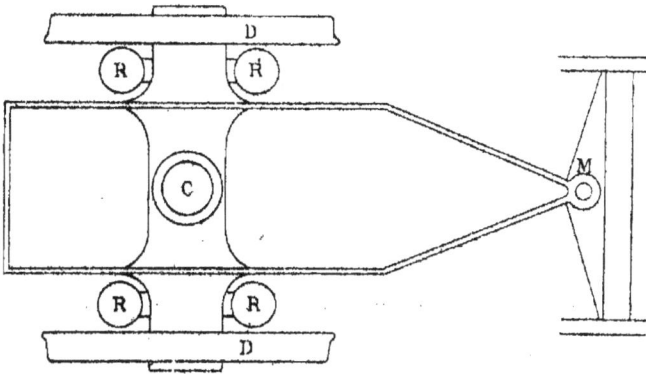

FIG. 29. — Type de bissel ou essieu articulé,
vu en se plaçant au-dessus.

M, point autour duquel est articulé l'essieu ; — C, cheville d'appui
de la locomotive ; — R, ressorts de suspension ; — D, roues de bissel. — La locomotive s'appuie en C sur le bissel ; le bissel repose
sur les ressorts de suspension R qui reposent eux-mêmes sur les
essieux des roues D.

est monté à l'avant des locomotives et qui est articulé autour d'un axe vertical placé en arrière de
l'essieu.

Nous aurons à revenir sur la disposition des
roues de locomotives au moment où nous parlerons de la classification des locomotives qui est
basée sur cette disposition.

CHAPITRE VI

GRAISSAGE DES DIFFÉRENTES PIÈCES
DE LA LOCOMOTIVE

Matières employées pour le graissage. Une des questions très importantes dans la conduite d'une locomotive est le graissage des différentes pièces frottantes. De ce dernier dépend l'usure des organes et la diminution des frottements qui entraînent une réduction de la puissance. Le grand travail demandé aux locomotives et les parcours qu'on exige d'elles nécessitent une grande attention sur cette question de la part du personnel et l'emploi de lubrifiants de très bonne qualité. L'huile employée pour le graissage est soit d'origine minérale, soit d'origine végétale. L'huile minérale extraite du pétrole est fréquemment employée en raison de son prix peu élevé ; l'huile de colza est la plus employée des huiles végétales en France. On emploie aussi le suif pour certains graissages. L'huile consommée en un an pour le graissage d'une locomotive de rapide atteint la quantité d'environ 4.500 litres ; c'est à peu près la contenance d'un cube de 1 m. 65 de côté.

Les matières de graissage sont contenues dans des réservoirs qui doivent avoir une grande capacité pour les pièces à grand frottement.

On doit pouvoir régler le débit du lubrifiant suivant les conditions de marche et de température de l'air extérieur.

Graissage des fusées. Le *graissage des fusées* d'essieux est des plus importants; il doit être l'objet de soins constants de la part des mécaniciens qui profitent des arrêts pour aller vérifier, en les touchant, la température des pièces; un défaut de graissage est capable de rougir en peu de temps une fusée d'un grand diamètre et d'en provoquer

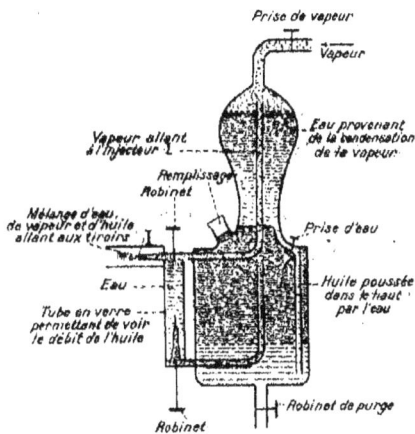

Fig. 30. — Graisseur à condensation, type Friedmann.

la rupture. Le graissage des fusées s'obtient par les boîtes qui sont de différents modèles.

Graissage automatique des glissières de piston. Un appareil spécial permet le *graissage automatique* en marche des glissières de pistons; cet appareil est muni d'une petite roue qu'on peut actionner pendant les arrêts.

Graissage des tiroirs et des pistons graisseurs à condensation. Le graissage des tiroirs et des pistons est assuré par des graisseurs qui appartiennent à des systèmes différents ; un de ceux qui sont le plus employés est le *graisseur à condensation*, dont voici un exemplaire : la vapeur provenant de la chaudière est amenée dans une boule où elle se condense : d'où son nom de boule à condensation. L'eau ainsi condensée s'écoule par un tuyau sous le réservoir à huile ; sur le tuyau de communication est placé un robinet qui permet d'établir ou non la communication ; c'est le robinet d'eau. L'huile est poussée par l'eau qui arrive ainsi en-dessous d'elle dans le réservoir et elle part par une conduite qui la mène à un tube de verre dans lequel elle parvient en passant dans un orifice dont l'ouverture est réglée par un pointeau ; ce pointeau règle d'une façon visible le débit de l'huile puisqu'on peut voir cette dernière à son entrée dans le tube de verre placé tout contre. Le tube de verre est toujours plein parce qu'il communique par une conduite spéciale avec le haut de la boule de condensation. L'huile sort du tuyau de verre par un tuyau qui l'emmène aux organes à graisser : piston ou tiroir. Elle est mélangée avec de la vapeur et de l'eau qui lui ont été amenées par la conduite faisant communiquer le tube de verre avec le haut de la boule de condensation. En cas de rupture du tube de verre, on ferme le pointeau et une soupape spéciale placée au-dessus du tube de verre. On peut alors continuer l'envoi de l'huile, grâce à un robinet spécial.

Nous en avons terminé avec les organes principaux d'une locomotive ; nous aurons encore à examiner bien des accessoires des machines et à revenir sur le fonctionnement des locomotives, mais avant d'aller plus loin nous devons décrire le tender qui porte l'eau et le charbon nécessaires à l'entretien de la chaudière.

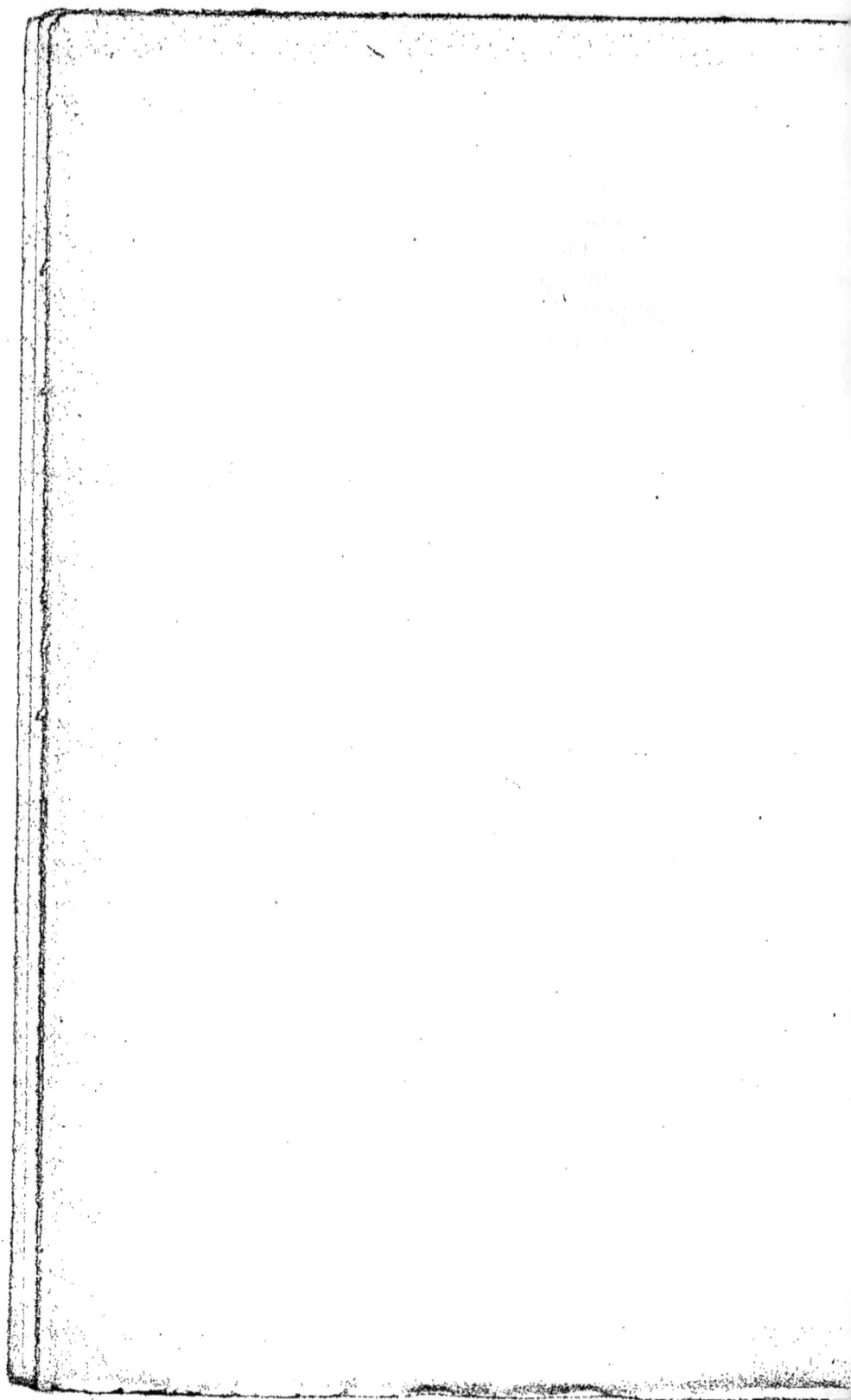

TROISIÈME PARTIE

LE TENDER

CHAPITRE PREMIER

CONSTITUTION DU TENDER

Roues et essieux. Le *tender* est un véhicule qui supporte de grandes fatigues dues aux lourdes charges qu'il porte et à l'action fréquente des freins, tout au moins avec les machines de trains de marchandises. Le montage des roues d'un tender doit être fait avec beaucoup de soin et la charge répartie entre les divers essieux pour ménager la voie et le tender lui-même; cette répartition est variable en cours de route avec l'état d'approvisionnement du charbon.

Il y a quelques années, les tenders n'avaient toujours que deux essieux et contenaient environ 3 tonnes de charbon et 6 à 8 mètres cubes d'eau. La réduction du stationnement dans les gares, l'accroissement de la charge et de la vitesse des trains,

l'espacement des arrêts ont conduit à augmenter
l'approvisionnement des tenders en eau et charbon.

Avec deux essieux, on arrive ainsi à 10 et
12 mètres cubes d'eau et 4 ou 5 tonnes de charbon ;
avec trois ou quatre essieux on parvient à 18, 20
et 22 mètres cubes d'eau avec 5 tonnes de charbon.
En Amérique, en raison des grands trajets parcourus sans approvisionnement possible, on emploie des tenders à deux bogies contenant les
énormes quantités de ·34 mètres cubes d'eau et
de 15 tonnes de charbon.

Caisse. La *caisse* contenant l'eau dans un
tender a généralement la forme d'un fer à cheval
occupant les côtés et le fond. Le charbon est
réparti entre les branches du fer à cheval. Le
tender porte encore les agrès, signaux, pétards,
pièces de rechange et de secours.

Attelage du tender et passerelle métallique. L'*attelage du tender* avec les
machines doit répondre à deux
conditions : réunir étroitement les
deux véhicules pour diminuer les
mouvements perturbateurs de la machine ; permettre cependant aux deux véhicules un déplacement relatif de l'un et de l'autre au passage des
courbes ; il existe un grand nombre d'attelages de
machines avec les tenders, mais tous répondent
aux conditions que nous venons d'énoncer. A
l'arrière, le tender porte : tampons, crochet d'attelage et chaines de sécurité.

L'intervalle entre le tender et la machine est recouvert par une *passerelle métallique* sur laquelle
d'ailleurs le personnel doit éviter de se tenir.

CHAPITRE II

RÉCHAUFFAGE DE L'EAU DU TENDER

Lorsque la pression de la chaudière devient supérieure au timbre, nous avons vu que la vapeur s'échappe par les soupapes. En réalité, si les soupapes sont toujours là pour servir comme appareils de sécurité, elles ne sont pas utilisées chaque fois que la vapeur atteint une pression supérieure au timbre; en effet, au lieu de laisser échapper la vapeur par les soupapes et de la perdre ainsi, on l'envoie dans le tender où elle sert à réchauffer l'eau de la caisse. Si, par exemple, cette eau se trouvant à 12° est portée à 34°, c'est 22° de moins que le foyer aura à lui fournir et qu'il a d'ailleurs auparavant fournis à la vapeur qui les apporte à l'eau du tender; de plus, l'alimentation en eau tiède donne naturellement une production de vapeur plus grande dans le même temps, puisque le temps de porter l'eau de 12° à 34° est supprimé. Le réchauffage procure donc une économie de combustible. Ceci explique qu'on ait essayé de l'obtenir à l'aide d'une partie de la vapeur d'échappement; si le succès n'a pas tou-

jours couronné les recherches des inventeurs, c'est
en raison de la difficulté d'alimenter dans ces conditions la chaudière lorsqu'on a recours en même
temps à l'emploi des injecteurs, dont nous parlerons plus loin. Ces injecteurs cessent en effet
assez facilement de fonctionner, c'est-à-dire se
désamorcent avec de l'eau trop chaude.

CHAPITRE III

REMPLISSAGE DU TENDER EN EAU

Les tenders sont remplis en eau par des appareils appelés *grues d'alimentation*. C'est une grande sujétion apportée dans la marche des trains que cette obligation de s'arrêter pour remplir d'eau les tenders. Ce remplissage en eau prend plusieurs minutes, en outre la machine doit toujours stationner aux mêmes endroits, enfin, quand on veut parcourir de grandes distances sans arrêts, il faut traîner des tenders énormes.

Remplissage en marche. Pour remédier à cet inconvénient, un ingénieur anglais a imaginé un système qui permet de remplir d'eau un tender pendant la marche. A cet effet, on pose entre les rails un long canal que l'on remplit d'eau et dans lequel au moment du passage de la locomotive, on fait descendre du tender un tuyau à bec recourbé dans le sens de la marche du train. Cette disposition, utilisée sur la ligne du chemin de fer de l'État de Paris à Bordeaux, présente en réalité de grandes difficultés : en hiver l'eau est exposée à

geler; d'autre part, le remplissage impose un ralentissement du train; il est d'ailleurs bon de
faire remarquer que les distances que l'on par-
court maintenant sans arrêts, sont suffisamment
longues pour correspondre aux plus grands besoins de rapidité. Il n'est pas mauvais, d'autre
part, que les trains s'arrêtent de temps à autre;
une locomotive de rapide qui a roulé pendant

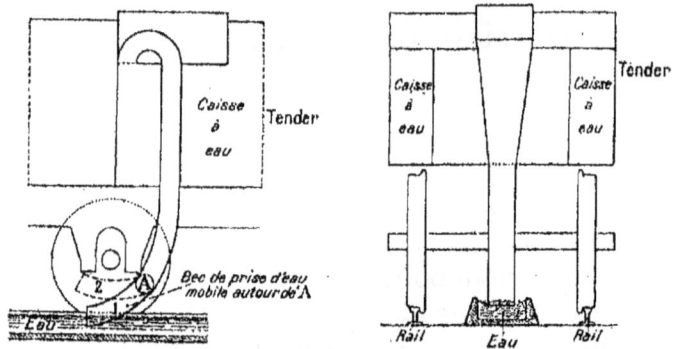

Fig. 31. — Prise d'eau en marche.

1, position abaissée, l'appareil est en fonctionnement; — 2, position
relevée, l'appareil n'est pas en fonctionnement.

deux heures à une vitesse moyenne de 80 à
l'heure, doit être visitée quelque peu par le mécanicien qui peut se rendre compte si tout est en
bon ordre sur la machine. Nous ajouterons que
l'installation d'une prise d'eau en marche est fort
coûteuse. Ces considérations font que ce système
ne se développe pas.

Les machines prennent de l'eau aux *grues* installées dans les gares : ce sont des appareils très
simples qui se composent d'un gros tuyau vertical
sur lequel est branché un autre tuyau constitué

par deux parties à angle droit. A l'extrémité de
ce dernier tuyau est fixé une sorte de manche en
toile. Le tuyau à angle droit peut tourner autour
du tuyau vertical pour être amené au-dessus du
tender. Un robinet ou un volant permet de faire
couler l'eau. Quelquefois même, la rotation du
tuyau suffit à amener l'eau ou à la supprimer
suivant le sens dans lequel on tourne.

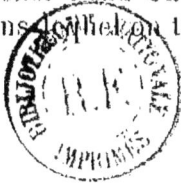

CHAPITRE IV

REMPLISSAGE DES TENDERS EN CHARBON

Le remplissage des tenders en charbon ne se fait que dans les dépôts de locomotives ; il faut en effet toute une installation pour effectuer cette opération. La quantité de charbon que porte un tender lui permet d'aller beaucoup plus loin que la quantité d'eau qu'il contient.

Pour charger une locomotive en charbon, on l'amène sur une voie qui est longée par une estacade qui permet à des hommes portant des paniers remplis de charbon de les déverser dans le tender. Il existe des installations tout à fait modernes pour le chargement des tenders en charbon ; dans l'une d'elles notamment le charbon est amené par des élévateurs au haut d'une tour assez élevée, d'où plusieurs glissières de grande dimension le font tomber dans les tenders des locomotives.

Ces installations étant assez coûteuses ne peuvent convenir qu'aux très grandes gares où le nombre des locomotives est important.

CHAPITRE V

PASSAGE DE L'EAU DU TENDER
DANS LA CHAUDIÈRE

Le passage de l'eau du tender dans la chaudière est une opération importante que l'on nomme *l'alimentation*.

Cette alimentation se faisait autrefois par des pompes remplacées aujourd'hui par des injecteurs généralement au nombre de deux, dont un en usage continuel et l'autre servant en cas de secours; l'alimentation est continue ou discontinue suivant qu'elle maintient toujours le niveau de l'eau à la même hauteur dans la chaudière ou au contraire qu'elle est intermittente. Dans ce dernier cas on peut, l'alimentation étant arrêtée, réserver toute la chaleur du foyer à la vaporisation de l'eau qui est contenue dans la chaudière, tandis que lorsque l'on continue l'alimentation, la nouvelle eau qui est amenée prend une partie de cette chaleur pour se réchauffer jusqu'à sa température de vaporisation. Cette manière de faire est très efficace pour franchir de courtes pentes, mais aussitôt arrivé au haut de la rampe il faut recommencer l'alimentation pour faire remonter le niveau de l'eau dans la chaudière. C'est avec beaucoup de prudence qu'il faut faire de l'alimentation discontinue, car il est souvent très difficile de faire remonter le niveau de l'eau dans la chaudière sans faire baisser la pression.

Les pompes étaient exclusivement employées avant 1862 pour l'alimentation des locomotives ; actionnées par le mouvement de la locomotive elle-même elles ne permettaient pas l'alimentation pendant les stationnements. L'invention de l'*injecteur* est dû à Giffard, en 1862 ; un injecteur est plus simple qu'une pompe et il permet l'alimentation pendant les arrêts.

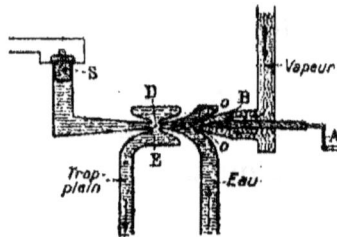

FIG. 32. — Principe de l'injecteur Giffard.

A, manivelle manœuvrant l'aiguille B ; — O, orifice laissant passer la vapeur et dont la dimension est réglée par le plus ou moins d'enfoncement de B ; — S, soupape laissant passer l'eau entraînée par la vapeur. — L'eau mélangée de vapeur franchit le passage D et l'eau en excès tombe dans E.

Il se compose d'une tuyère laissant échapper avec une grande vitesse un jet de vapeur qui vient de la chaudière et qui débouche dans une chambre qui reçoit l'eau par une conduite spéciale ; la vapeur au contact de l'eau se condense et il se forme un jet d'eau chaude animé d'une grande vitesse ; ce jet pénètre dans un tuyau dit divergent parce qu'il a une forme évasée ; dans ce tuyau, le jet d'eau perd de sa vitesse, mais augmente, par contre, de pression, en vertu d'un principe de mécanique bien connu. Cette pression lui permet de franchir la soupape de la *chapelle de refoulement* qui commande l'entrée de la chaudière, à l'extrémité de la tuyauterie.

On trouve encore en service l'injecteur Giffard, à peu près tel que l'a créé le célèbre inventeur; il

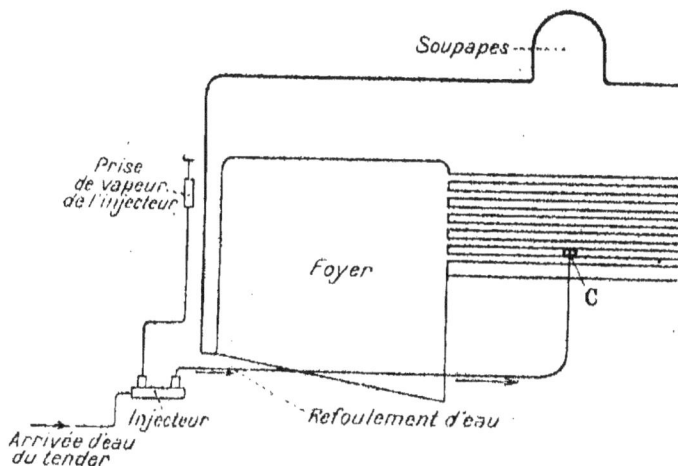

Fig. 33. — Schéma de l'alimentation en eau de la chaudière.

existe encore d'autres modèles d'injecteurs; tous se ramènent à deux classes : les injecteurs aspirants et les injecteurs non aspirants : les premiers sont montés au-dessus du niveau de l'eau dans la caisse où ils puisent par aspiration, et les autres reçoivent l'eau en charge et sont placés plus bas que le niveau de l'eau; ceci nécessite leur installation sous le tablier de la machine.

La tuyauterie d'alimentation est revêtue de matières isolantes lui permettant d'éviter la gelée;

6.

entre la machine et le tender existe une articulation qui est un point délicat.

Ici se termine la description des organes fondamentaux d'une locomotive accompagnée de son tender ; nous avons à dessein laissé de côté, dans cette description, un assez grand nombre d'accessoires que nous allons maintenant passer en revue en y ajoutant certaines considérations techniques qui concernent la marche de la locomotive.

QUATRIÈME PARTIE

ACCESSOIRES
DES LOCOMOTIVES

CHAPITRE PREMIER

LE SIFFLET

La locomotive porte un signal qui est actionné par la chaudière : c'est le *sifflet*.

Le sifflet est constitué par une cloche de bronze sur les bords de laquelle on fait arriver un jet de vapeur ; sous l'influence de ce jet, la cloche se met à vibrer et les vibrations ainsi produites se transmettent à l'air extérieur. Le sifflet donne un son d'autant moins grave que le nombre des vibrations est plus grand. D'ailleurs, il est à remarquer que les sifflets aigus, qui sont si désagréables de près, ne s'entendent pas mieux que les sifflets graves, à une certaine distance. Les mécaniciens ne doivent se servir du sifflet qu'avec modération. Il faut que le personnel des chemins de fer ait toujours l'idée que l'appel d'un sifflet est justifié pour une raison sérieuse, sinon ce personnel s'habituerait rapidement à ne plus porter l'attention voulue aux coups de sifflet.

Le sifflet joue un rôle important dans la marche d'un train, car c'est grâce à lui que le mécanicien peut rester en relation soit avec le personnel du train, soit avec le personnel extérieur, comme les aiguilleurs. Il y a tout un code de langage au moyen du sifflet dont nous dirons quelques mots plus loin : ce code est basé sur le nombre de coups de sifflet et sur la brièveté ou la longueur de ces coups. Pour les trains de marchandises notamment le mécanicien doit pouvoir à tout instant communiquer avec le personnel chargé de serrer les freins ; on sait en effet que sur ces trains il n'y a pas de conduite générale de freins parcourant le convoi d'un bout à l'autre, comme sur les trains de voyageurs et commandée par le mécanicien ; le freinage s'opère par des gardes-freins placés sur des véhicules répartis sur toute la longueur du train ; lorsque le mécanicien doit faire ralentir ou arrêter son train, il siffle « au frein » grâce au code spécial de langage et les gardes-freins actionnent leur manivelle.

Un autre exemple de l'emploi du sifflet est donné lorsqu'un train de marchandises veut demander sa direction à une cabine d'aiguilleurs ; il arrive en effet que sur certaines lignes, très surchargées en trains de marchandises, ceux-ci se suivent extrêmement près et souvent dans un ordre différent de l'ordre fixé par l'horaire, par suite des retards de certains d'entre eux. Aussi les aiguilleurs peuvent-ils, dans certains cas, préparer les choses pour que tel train suive telle direction alors qu'au contraire c'est un autre train qui se présentera, ce dernier allant sur une autre ligne que le premier. Le mécanicien est prévenu par un signal de la direction qui est faite et si ce n'est pas la bonne il donne des coups de sifflet spéciaux qui préviennent les aiguilleurs de donner telle ou telle direction.

Dans certains pays, comme en Amérique, les sifflets sont remplacés par une cloche que le mécanicien agite chaque fois que cela est nécessaire. Enfin, dans d'autres pays, les locomotives portent des sirènes à son grave qui remplacent le sifflet.

CHAPITRE II

LA SABLIÈRE
ADHÉRENCE DE LA LOCOMOTIVE

La locomotive porte un organe qui est extrêmement important : la *sablière* ; pour bien comprendre le rôle de la sablière il est nécessaire d'examiner ce qu'est dans une locomotive *l'adhérence*.

Le lecteur se souvient peut-être que, dans l'historique que nous avons fait de la locomotive, nous avons signalé que les premières machines portaient une roue dentée qui s'engrenait avec une crémaillère placée sur la voie. On craignait en effet, à cette époque, que le mouvement imprimé à la roue par le piston ne provoquât pas la marche en avant de la locomotive et qu'il en résultât simplement un patinage des roues ; l'expérience est venue prouver que l'on pouvait employer des locomotives sans crémaillère. En somme, si l'on examine un rail à la loupe on peut constater que la surface de ce rail qui paraît si unie à l'œil nu est en réalité pleine de petites aspérités ; il en est de même de la surface du bandage des roues ; on conçoit dans ces conditions que les aspérités du bandage de la

roue poussée en avant par le piston puisse s'agripper aux petites aspérités du rail; mais il y a une
limite : si l'on pousse trop fort la roue, la force
employée arrivera à vaincre la résistance qu'offre
le contact des aspérités des roues et du rail ; il
n'y aura plus adhérence entre ces derniers et le
patinage se produira. Cette adhérence dépend de
plusieurs conditions : supposons une locomotive
n'ayant qu'un essieu moteur, c'est-à-dire deux
roues motrices ; ces roues supporteront un certain
poids de la locomotive ; d'autres roues, dites porteuses, supporteront le reste du poids de la locomotive. Si au contraire nous réunissons les roues
motrices à une autre paire de roues au moyen de
bielles d'accouplements, l'ensemble des quatre
roues ainsi accouplées supportera un poids de la
locomotive supérieur à celui que supportaient deux
roues motrices seulement.

D'autre part, il est clair que plus une roue quelconque (ou un ensemble de roues) que l'on veut
faire tourner sur une surface est lourde, plus les
aspérités de cette roue rentrent dans cette surface
et moins elle patinera.

Si donc nous reprenons notre locomotive ayant
deux essieux moteurs, il est évident qu'elle patinera
moins vite que la première qui n'avait qu'un essieu
moteur puisqu'un poids plus grand de la locomotive appuie sur l'organe moteur qui est l'ensemble
des roues motrices. Ce poids de la locomotive qui
agit ainsi sur les roues motrices est appelé le *poids
adhérent ;* ce poids adhérent est une fraction du
poids de la locomotive. On dit qu'une locomotive
est à adhérence totale lorsque toutes les roues
sont motrices. Le poids adhérent des locomo-

lives à deux essieux couplés atteint 30.000 kilos environ ; celui des machines à trois essieux couplés du P.-L.-M : 50.000 ; des locomotives à quatre essieux couplés à adhérence totale du chemin de fer de l'État : 54.000.

Plus un rail est lisse moins l'adhérence de la locomotive sur lui sera grande ; or, sur un rail déterminé, certaines actions peuvent agir pour le rendre plus lisse, par exemple des feuilles mortes, de la graisse, de l'humidité un peu pâteuse. Nous disons un peu pâteuse, car un rail bien lavé est presque aussi adhérent qu'un rail sec. L'adhérence dépendant des aspérités du rail, il était naturel de chercher le moyen d'augmenter artificiellement ces aspérités : on y est arrivé très simplement par l'emploi du sable répandu sur le rail.

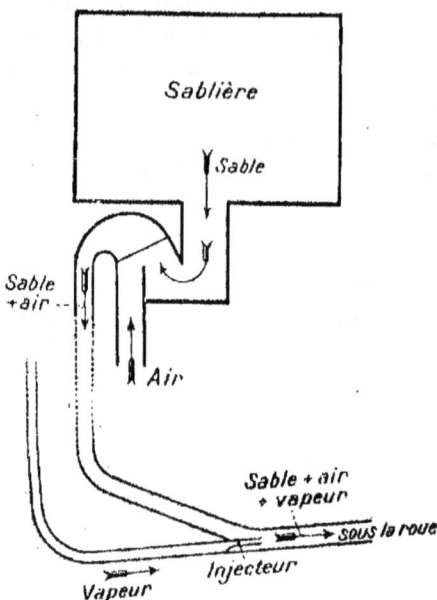

FIG. 34. — Schéma de la sablière Gresham.

Types de sablières. Il existe différents systèmes de sablières : certaines sont assez peu satisfaisantes parce qu'elles sont trop simples ; elles laissent tomber tout simplement le sable sur le rail quand on démasque un orifice ou quand on manœuvre un distributeur en hélice. Le sable, dans des sablières de ce genre, coule inégalement, il forme sur le rail de petits paquets qui gênent ensuite la marche des wagons et augmentent ainsi la résistance du train.

La *sablière Gresham*, qui est très répandue, consiste en un éjecteur de vapeur qui entraîne de l'air ; cet air traverse une boîte remplie de sable fin ; ce sable fin est entraîné par l'air. L'air ainsi chargé de sable arrive entre la roue et le rail sur lequel se dépose le sable.

Nous avons dit plus haut que sur un rail bien lavé l'adhérence était aussi bonne que sur un rail sec ; c'est pourquoi sur certaines lignes on a employé des *laveurs de rails* qui consistent en tuyaux placés à l'avant de la locomotive et projetant sur les rails de l'eau prise au tender et projetée par un jet de vapeur.

7

CHAPITRE III

INDICATEUR ENREGISTREUR DE VITESSE

Un autre appareil que portent les locomotives et qui a une grande importance est *l'indicateur enregistreur de vitesse*, qui prend chaque jour une importance de plus en plus grande en France, le ministre des Travaux publics en imposant de plus en plus l'emploi, tout au moins sur les locomotives de trains voyageurs.

La marche d'un train dépend d'une foule de circonstances et d'un grand nombre de services : un train peut en effet être mis en retard soit parce que ses arrêts dans les gares ont été plus longs que leur durée réglementaire, soit parce qu'il a rencontré de nombreux signaux fermés, un autre train en retard le précédant de trop près. Ce sont là des causes indépendantes de la volonté du mécanicien et qui sont du domaine de l'organisation du service des trains. Au contraire, le mécanicien peut perdre du temps dans la marche proprement dite en ne fournissant pas la vitesse voulue et c'est alors de ce côté qu'il faut rechercher la cause du retard du train qui peut être due soit à un poids trop grand du train par rapport au type de la locomotive employée, soit à une avarie de cette dernière, soit enfin à la négligence du mécanicien. Il est donc à chaque instant des cas où les Compagnies ont besoin de fixer la responsabilité de chacun dans la marche de tel ou tel train.

D'autre part, l'État qui surveille l'administration des Compagnies de chemins de fer, se trouve dans la nécessité de contrôler la marche des trains ; on sait notamment qu'il y a des règlements sévères qui obligent les Compagnies à ne pas dépasser la vitesse de 120 kilomètres (125 sur certaines lignes). Il y a une foule de circonstances où ce maximum ne doit pas être atteint et est remplacé par un autre maximum bien inférieur. L'État avait, il y a quelques années, les plus grandes difficultés à vérifier si un mécanicien s'était maintenu dans les vitesses réglementaires. Les indicateurs enregistreurs de vitesse sont venus lui donner le moyen d'effectuer ce contrôle.

Système Flaman. Parmi les enregistreurs, un des plus intéressants (c'est celui qui se répand le plus en France) est l'*indicateur enregistreur de vitesse de Flaman*, dont le nombre d'appareils en service est très important.

Cet appareil indique :

1º Sur un cadran divisé en chiffres donnant les kilomètres à l'heure, la vitesse du train à chaque instant, au moyen d'une flèche dirigée vers le chiffre correspondant ;

2º Sur une bande de papier qui se déroule proportionnellement aux espaces parcourus, l'enregistrement des espaces, des vitesses, du temps, de la durée de la marche et de celle des arrêts ;

3º Sur un cadran divisé en minutes, l'indication, au moyen d'une flèche, des périodes successives de 10 minutes.

L'appareil est fixé en général sur une des parois de l'abri de la locomotive, le plus possible en dehors de la zone de rayonnement du foyer et bien en vue du mécanicien.

Le mouvement d'une des roues de la locomotive est transmis à l'appareil de la façon suivante : sur une des pièces du mouvement de la locomotive, une bielle d'accouplement, par exemple, est monté un bras qui actionne une manivelle transmettant par l'intermédiaire d'engrenages et d'arbres le mouvement de rotation de cette bielle (qui est le même que celui de la roue) à l'arbre que nous désignerons par la lettre A et qui est placé dans l'appareil.

FIG. 35. — Indicateur de vitesse Flaman.

Or, à une même vitesse, une grande roue tourne moins vite qu'une petite ; si donc un même appareil était placé successivement sur deux locomotives marchant à une même vitesse, mais ayant des roues motrices de taille différente, l'arbre A

ne tournerait pas à la même vitesse dans les deux
cas et les indications de l'appareil ne seraient pas
les mêmes ; on conçoit donc que, suivant les types
de machines, on doive modifier la transmission
pour que l'arbre A fasse toujours le même nombre
de tours pour
une même vi-
tesse ; ceci est
obtenu par cer-
tains engrena-
ges qui sont éta-
blis dans un
rapport conve-
nable avec le
diamètre de la
roue de la loco-
motive.

D'ailleurs
une fois l'appa-
reil fixé sur
cette dernière,
depuis quelque
temps, il sera
nécessaire de
faire aux indica-

Fig. 36. — Prise de mouvement de
l'enregistreur sur une bielle d'accouplement.

tions une petite correction due à l'usure du bandage des roues, usure qui a pour résultat de diminuer le diamètre de celles-ci.

L'arbre A est donc la pièce qui transmet le
mouvement de la roue à l'appareil; un mouvement d'horlogerie, que contient celui-ci, est la seconde source du mouvement nécessaire au fonctionnement de l'appareil.

Ce mouvement d'horlogerie est constitué par

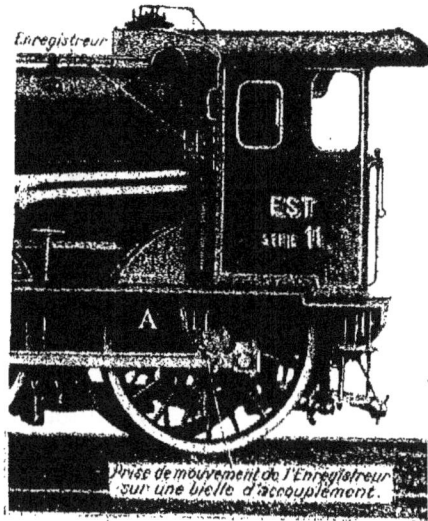

deux piles de cinq ressorts reliées entre elles par une roue auxiliaire et constituant ainsi un ensemble de dix ressorts moteurs actionnant un échappement à ancre : le remontage des ressorts de l'horloge s'effectue à la main avant la mise en route ; en marche il est assuré automatiquement par une roue à rochet actionnée par l'arbre A.

La roue à rochet est une roue à dents inclinées, où s'engage un cliquet qui ne permet le mouvement que dans un sens.

Les indications de l'arbre sont de deux sortes : optiques et enregistrées sur papier ; ce dernier se débite de la façon suivante : il est d'abord enroulé presque entièrement autour d'un « cylindre magasin », son extrémité étant enroulée autour d'un autre cylindre dit « cylindre récepteur » ; entre ces deux cylindres la feuille de papier s'applique sur un cylindre intermédiaire dit « entraîneur de papier ». Le cylindre récepteur et l'entraîneur de papier ont un mouvement de rotation qui leur est donné par l'arbre A ; c'est sur la surface du papier en contact avec le cylindre entraîneur de papier que se meuvent deux pointes appelées styles qui tracent les indications ; nous y reviendrons. Le cylindre entraîneur est garni à sa partie supérieure et à sa partie inférieure d'une série de pointes, qui pénètrent dans le papier et l'entraînent ; ces pointes sont espacées de 5 millimètres et l'intervalle entre deux pointes successives correspond à un parcours de 1 kilomètre. La circonférence du cylindre ayant 100 millimètres, le cylindre fait un tour complet pour 20 kilomètres de parcours.

Voici comment sont obtenues les diverses indications :

1° **La vitesse.** La vitesse est par définition l'espace parcouru pendant l'unité de temps.

L'appareil réalise sa mesure par la combinaison de deux mouvements simultanés : celui de l'arbre A qui actionne une roue dentée par l'intermédiaire d'un cliquet et celui du mouvement d'horlogerie qui limite à la période de temps prise comme unité l'action de l'arbre A sur la roue dentée.

L'aiguille du cadran inscrit le résultat; le nombre de dents dont la roue dentée a tourné dans l'unité de temps grâce à l'arbre A étant bien proportionnel à l'espace parcouru par la roue de la locomotive qui actionne A, il suffit de tenir compte de la proportion pour graduer le cadran.

D'autre part, l'enregistrement de la vitesse sur le papier est obtenu par la transformation du mouvement angulaire de l'aiguille du cadran au moyen d'un secteur denté agissant sur une crémaillère, en un mouvement rectiligne d'un style qui trace une courbe sur la bande de papier, comme nous l'avons vu plus haut.

2° **Espaces.** Ils sont enregistrés par les pointes du cylindre entraîneur, qui laissent leur empreinte dans le papier; ces empreintes sont écartées de 5 millimètres et cet intervalle correspond à un parcours de 1 kilomètre, comme nous l'avons dit plus haut.

3° **Temps.** Ils sont indiqués par périodes successives de 10 minutes par l'aiguille d'un cadran commandé par le mouvement d'horlogerie; c'est le petit cadran de la photographie.

L'enregistrement du temps est obtenu par la

transformation du mouvement circulaire uniforme de l'aiguille du temps, au moyen d'une spirale, dite d'Archimède, en un mouvement alternatif qui fait tracer à un style une ligne sur le papier au-dessus du style de la vitesse.

Lorsque le train est à l'arrêt, la bande de papier ne se déroule plus et le style trace une ligne droite verticale puisqu'il continue à marcher alternativement de haut en bas, grâce à la spirale d'Archimède; la longueur de cette ligne représente exactement la longueur de l'arrêt.

4º **Disques franchis.** L'enregistreur peut aussi servir à inscrire sur le papier dans quelle position, fermés ou ouverts, se trouvaient les signaux rencontrés par le train, ce qui permet de voir immédiatement si un mécanicien a commis la plus grave des fautes, celle de franchir un signal fermé.

Dans certaines Compagnies, il existe en effet une relation électrique entre les signaux les plus importants et un appareil placé entre les rails. Lorsqu'une locomotive passe au-dessus de cet appareil, elle le frôle au moyen d'un balai mécanique qui établit un courant électrique entre le signal et la machine, si ce signal est fermé, jouant ainsi le rôle d'un grand commutateur! Immédiatement un sifflet aigu retentit et attire l'attention du mécanicien. Il est possible de se servir de ce courant pour faire fonctionner dans l'enregistreur un électro-aimant inscrivant sur le papier les indications nécessaires.

Nous donnons la reproduction d'un graphique obtenu par cet appareil: examinons, par exemple, la ligne AB.

La courbe de la vitesse est à ce moment entre
les raies horizontales 80 et 90 exactement sur
88,5 ; le train marchait à 88 km. 5 à l'heure.

Les petits points noirs inscrits horizontalement
en haut et en bas de la feuille sont les empreintes
des pointes du cylindre entraîneur ; ils sont au

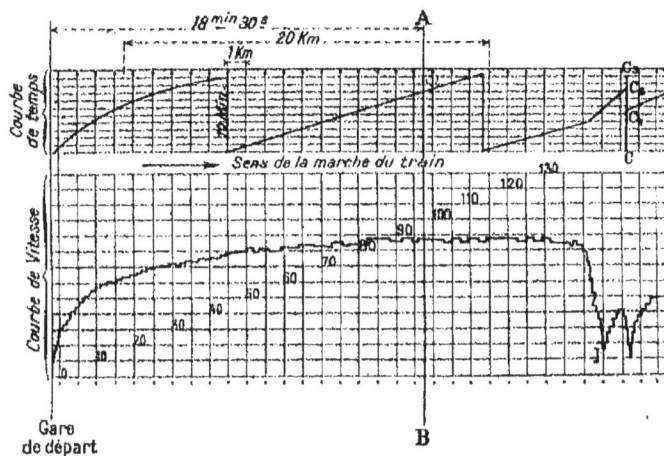

Fig. 37. — Graphique de l'indicateur Flaman.

nombre de 20 ; il y a donc 20 kilomètres de parcours depuis le départ du train.

La courbe des temps indique que le train est
parti depuis 18 minutes 30 secondes. On peut voir
sur le graphique que, toutes les 10 minutes, le style
redescend brusquement à la ligne zéro pour recommencer à monter ; lorsqu'il monte en ligne droite,
c'est qu'il y a arrêt ; ainsi lorsque le style est
arrivé en C_2 le train s'est arrêté ; le style est monté à
C_3 pour achever les 10 minutes, il est redescendu
brusquement en C d'où il est parti en ligne droite
jusqu'en C_1 ; le total de l'arrêt est C_2C_3 plus CC_1,
soit 7 minutes 15 secondes ; la vitesse indique bien

7.

d'ailleurs à ce moment un arrêt puisqu'elle était nulle.

En 1 la vitesse est tombée à 5 kilomètres à l'heure. Il y a eu ralentissement très prononcé et la ligne des temps s'est rapprochée de la verticale.

CHAPITRE IV

LES FREINS. FREINS CONTINUS

Le freinage du train est assuré dans les trains de voyageurs directement par le mécanicien, au moyen d'une conduite à frein qui règne sur toute la longueur du train; c'est un des organes importants de la locomotive que celui qui permet au mécanicien la manœuvre du frein.

Naturellement ce *frein continu* agit non seulement sur les wagons mais aussi sur la locomotive elle-même et sur le tender.

Nous allons entrer dans le détail des freins continus qui dépendent tous de la locomotive. Nous dirons tout d'abord que tous les systèmes de freins ont pour but l'application sur les roues de sabots, généralement en fonte, contre les bandages des roues, application qui donne une résistance d'autant plus grande que les sabots sont plus fortement appuyés contre les bandages, mais à condition que les roues ne patinent pas, car alors cette résistance diminue. Cette application doit être progressive et cesser dès que le ralentissement, ou l'arrêt, est obtenu.

Le frein continu est dit automatique quand une rupture d'attelage fait appliquer les sabots sur les roues.

Le frein continu fonctionne avec l'air comprimé ou par le vide.

Freins continus à air comprimé. Les freins continus à air comprimé les plus usités sont du système Westinghouse et les seuls employés en France sont les freins automatiques qui sont ou ordinaires, ou à action rapide, ou modérables.

Frein automatique ordinaire. Le frein Westinghouse *automatique ordinaire* comporte, sur la locomotive, une pompe qui refoule l'air à une certaine pression dans un réservoir de grande capacité porté par la machine et en communication avec un robinet placé à la portée du mécanicien ; de ce réservoir, appelé réservoir principal, part une conduite disposée sous le tender et les wagons et en communication sous chacun de ces véhicules avec un appareil appelé triple valve ; cette triple valve est munie d'un piston mettant en communication, d'une part, la conduite d'air comprimé avec un réservoir dit secondaire ou auxiliaire et, d'autre part, ce réservoir avec le cylindre à frein qui contient le piston dont la tige actionne les sabots.

Quand le mécanicien, grâce au robinet dont il dispose, fait communiquer l'atmosphère avec la conduite générale, l'air comprimé s'échappe, le piston de la triple valve s'abaisse en isolant le réservoir de la conduite générale et en le mettant en rapport avec le cylindre à frein qui se remplit d'air comprimé agissant sur le piston. D'ailleurs, l'action du frein se trouve graduée suivant la dépression produite dans la conduite : on comprend qu'une rupture d'attelage ouvrant la conduite dans l'atmosphère produise le même effet que le robinet du mécanicien qui établit cette communication et que les freins fonctionnent dans ce cas, d'où l'automatisme du système.

Pour desserrer les freins, le mécanicien tourne le robinet en sens inverse ; l'air comprimé emplit de nouveau la conduite générale en rétablissant les positions primitives, c'est-à-dire que : 1° il remet la communication entre cette conduite et le réservoir ; 2° il supprime le passage de ce réservoir avec le cylindre à frein ; 3° il met en rapport le cylindre à frein avec l'atmosphère.

La pompe de compression est munie généralement d'un cylindre moteur qui reçoit la vapeur de la chaudière ; le piston de ce cylindre donne directement son mouvement au piston d'un second cylindre qui constitue la pompe de compression proprement dite.

La pompe de compression proprement dite et son moteur constituent un ensemble tenant peu de place. La distribution de la vapeur dans le cylindre moteur se fait au moyen d'un petit tiroir actionné par le piston de ce cylindre, lorsqu'il arrive à la fin de sa course. Le cylindre à air porte des soupapes d'aspiration et de refoulement. Le cylindre à vapeur porte souvent le nom de « petit cheval ». Dans ce petit cheval, la vapeur travaille sans détente ; la consommation y est donc assez élevée. La marche de la pompe se règle en ouvrant plus ou moins le robinet de prise de vapeur qui fait fonctionner le petit cheval ; c'est le mécanicien qui surveille que la pression de l'air dans la pompe ne s'élève pas au-dessus d'un certain chiffre. Quelquefois cependant on emploie un régulateur qui règle automatiquement l'admission de la vapeur dans le petit cheval, suivant l'importance de la pression de l'air comprimé. La pression dans le réservoir principal est d'environ 5 à 7 kilos par centimètre carré, mais la pression dans la conduite du train est de 1 kgr. 50 inférieure à celle du réservoir principal : cette diminution est obtenue au moyen d'une soupape à ressort placée sur la communication de la conduite du train et du réser-

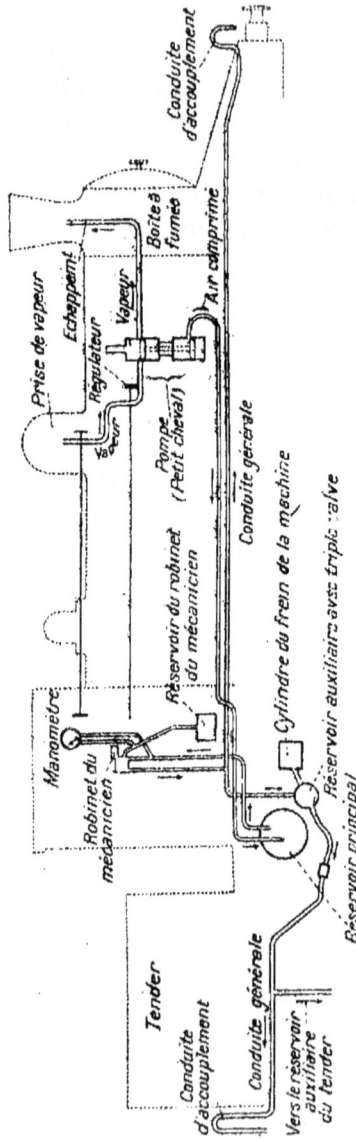

Fig. 38. — Disposition du frein à air comprimé Westinghouse (action rapide).

voir principal. Cette communication reste ouverte
tant que l'on n'a pas à faire fonctionner les freins.

Avec ce frein, le serrage se fait successivement
de la tête à la queue, à mesure que se propage
dans la conduite générale la dépression produite
par l'échappement de l'air du robinet du mécanicien.

Frein automa- Le deuxième système de frein
tique à action Westinghouse, le *frein automa-*
rapide. *tique à action rapide*, remédie à
cet inconvénient; il est basé sur l'emploi d'une
triple valve qui diffère de la précédente en ce

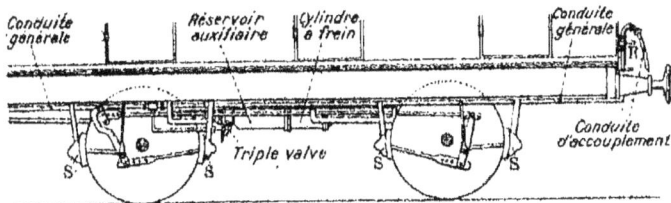

Fig. 39. — Schéma de l'installation de frein à air comprimé
Westinghouse (action rapide) sur un wagon.

qu'elle permet la communication directe de la conduite générale avec le cylindre à frein, tout en
conservant la communication de ce cylindre avec
le réservoir secondaire.

Dans le système précédent, l'air comprimé de la
conduite générale parcourait toute la longueur du
train pour aller sortir à la machine par le robinet
du mécanicien, ce qui prenait un certain temps ;
ici, il ne fait plus ce trajet, puisqu'il est utilisé sur
place, dans le cylindre à frein.

D'ailleurs, la triple valve, dite à action rapide,

peut servir à l'action ordinaire par la manœuvre
d'un simple robinet dont la manette extérieure au
véhicule fixe le personnel sur le fonctionnement de
l'appareil.

Frein non auto-matique mais très modérable. Les freins Westinghouse, que
nous venons d'examiner, n'ont pas
une modérabilité suffisante, parce
qu'après un coup de frein le serrage ne se maintient pas constant, en raison des fuites dans les
appareils; pour corriger ce défaut on emploie à la
Compagnie du Paris-Lyon-Méditerranée, en plus
du Westinghouse automatique, une *disposition
Westinghouse non automatique mais très modérable* fort utile dans les longues pentes, pour avoir
un serrage variable avec ces pentes, mais maintenu constant quand on le désire.

Ce frein comporte une seconde conduite générale dans laquelle le mécanicien envoie l'air provenant du réservoir principal de la locomotive
quand il veut serrer les freins; une double valve
est placée entre cette seconde conduite, la triple
valve et le cylindre à frein de chaque véhicule; le
système n'est pas automatique puisque pour serrer
il faut envoyer de l'air comprimé dans la conduite;
si une rupture d'attelage se produit elle établit
seulement la communication entre la conduite et
l'atmosphère et ne provoque pas le fonctionnement du frein.

Les deux freins Westinghouse automatique et
modérable ne fonctionnent naturellement pas ensemble; l'un annule l'autre.

Frein continu non automatique. L'appareillage du *frein à vide non à vide : frein non automatique* comporte une conduite générale partant de la machine et contenant de l'air à la pression atmosphérique ; dans cette conduite on peut faire le vide au moyen d'un éjecteur ; sous chaque véhicule se trouve un récipient métallique muni d'un diaphragme dont une des faces est en communication avec l'atmosphère et l'autre avec la conduite générale ; quand on ne fait pas fonctionner le frein, la pression atmosphérique s'exerce donc de chaque côté du diaphragme ; quand au contraire on fait le vide dans la conduite générale, un des côtés supporte une pression beaucoup plus petite que la pression atmosphérique et le diaphragme est soulevé de ce côté ; dans ce mouvement il fait appliquer les sabots contre les bandages, plus ou moins, suivant la dépression produite dans la conduite générale. Naturellement, en faisant rentrer l'air dans cette dernière, les sabots reprennent leur place primitive ; ce frein est très modérable.

Frein automatique. Le frein à vide a été aussi disposé pour être *automatique ;* à cet effet, on entretient par un éjecteur le vide dans la conduite générale et quand le mécanicien veut serrer les freins, il introduit l'air atmosphérique dans la conduite. Il est évident que s'il y a une rupture d'attelage les freins serrent.

Frein Soulerin. Les *freins Soulerin*, grâce à des combinaisons spéciales, fonctionnent par l'air comprimé ou par l'air raréfié.

Frein des trains de marchandises. Comme nous l'avons déjà dit, les trains de marchandises ne sont pas encore, à l'heure actuelle, munis de freins continus allant d'un bout à l'autre du train ; nous disons à l'heure actuelle, car la question est souvent agitée de savoir s'il ne serait pas opportun de décider l'installation du frein continu sur ces trains. Dès maintenant circulent sur certaines Compagnies des trains de marchandises à grande vitesse dits « trains de messageries » qui sont composés de fourgons et qui marchent à des vitesses de 80 kilomètres à l'heure : les trains de marée du Nord sont parmi ceux-là, ainsi que les trains de cette même Compagnie spécialisés au transport des colis postaux et autres colis rapides. Sur ces trains, il faut une conduite de frein régnant d'un bout à l'autre du convoi et bien en mains du mécanicien. Mais en dehors de ces trains, il est certain qu'il existe sur certaines Compagnies des trains de marchandises marchant à allure assez rapide, 50 kilomètres à l'heure et qui ne sont pas munis d'un frein continu : tels sont les trains de houille de la Compagnie du Nord circulant entre Lens et Paris. Il est probable qu'un jour viendra où les Compagnies se décideront ou que l'État imposera pour des trains de ce genre des freins continus.

La manœuvre des freins sur un train de marchandises ne présente pas une sécurité suffisante ; le mécanicien qui veut arrêter son train commence par agir sur les freins de sa machine et du tender ; mais cela est loin de suffir pour arrêter le train ; il demande, comme nous l'avons vu, à l'aide du sifflet, l'aide des gardes-freins répartis sur toute la

longueur du train ; ceux-ci agissent immédiatement sur le frein du véhicule qui les porte, quelquefois sur le frein du véhicule voisin lorsque les
guérites de ces deux wagons sont tournées l'une
vis-à-vis de l'autre et que l'homme peut facilement
passer de l'une à l'autre. Il est évident que sur
des trains très longs où le nombre de gardes-freins
atteint par exemple trois ou quatre, il peut arriver
que certains de ceux-ci n'entendent pas les sifflets
de la machine ou les entendent mal. De plus, les
wagons marchandises ne sont habituellement porteurs que d'une sorte de frein : le frein à levier ;
ce dernier est une grande barre placée le long du
wagon et qui n'est faite que pour être manœuvrée
par un homme placée à terre le long du véhicule,
c'est dire que ce frein n'est utile que pendant les
manœuvres où on retient par exemple un wagon
lancé en courant près de lui et en agissant sur ce
levier. Les wagons marchandises qui sont en
outre munis d'un frein à main manœuvrable de
l'intérieur d'une guérite portée par le wagon sont
relativement rares ; lorsqu'on compose un train
de marchandises dans une gare de formation de
trains de ce genre, on est souvent bien gêné pour
avoir le nombre de véhicules à freins qui doivent
entrer dans la composition du train.

Le freinage actuel des trains de marchandises
constitue donc une gêne compensée par les avantages qu'il offre de pouvoir, à chaque gare, couper
le train en un nombre de parties aussi grand qu'on
le désire, pour pouvoir manœuvrer les wagons
sans avoir à faire de coupures de conduite de frein
continu.

Quoi qu'il en soit, un mécanicien de trains de

marchandises est tenu d'être toujours sur ses
gardes, aux descentes d'une part et aux abords
des gares où il devra s'arrêter, car il n'est pas
toujours sûr d'être efficacement aidé dans le freinage par les gardes-freins qui peuvent ne pas entendre ses appels et dont l'action sur les freins
n'est naturellement pas immédiate. Aux descentes,
même avec la meilleure volonté du mécanicien, il
peut toujours se présenter des incidents; on comprend, en effet, que si les gardes-freins n'ont pas
manœuvré soigneusement leur frein, toute la
masse très pesante du train presse sur la locomotive qui essaie de ralentir et il arrive ainsi des dé-
raillements. Aux montées, si le mécanicien n'évite
pas dans la marche de sa machine des à-coups en
avant, il peut se produire ce que l'on appelle une
« rupture d'attelage »; la locomotive avançant
brusquement en avant, la liaison entre deux wagons
se brise et la partie arrière du train ainsi coupée
en deux reste en panne et redescend même la côte
si les gardes-freins perdent la tête et ne se préci-
pitent pas sur leur frein. Ce serait encore un
avantage du frein continu sur les trains de marchandises que de serrer automatiquement les freins, la
conduite du frein étant rompue, lorsqu'une partie
du train serait ainsi détachée de la tête.

Ajoutons d'ailleurs qu'aucun dispositif ne permettant à un garde-frein de se mettre en rapport
avec la locomotive, le mécanicien peut fort bien
continuer sa route sans s'apercevoir qu'il a perdu
quelques wagons si le nombre de ceux-ci est assez
peu élevé pour avoir relativement peu d'action sur
le poids du train; les derniers wagons doivent, il
est vrai, porter toujours trois signaux rouges : un

grand et deux petits, ceux-ci étant fixés sur le wagon de queue, en principe, à une certaine hauteur et débordant en dehors du wagon; ils font un feu rouge du côté de l'arrière, mais un feu blanc du côté de l'avant : le mécanicien de temps en temps peut regarder vers la queue de son train; s'il aperçoit les deux feux blancs en question, c'est que tout le train y est encore : malheureusement tout ceci n'est vrai qu'en théorie, car il est fréquent de constater que les signaux en question ne sont pas placés sur le dernier wagon (sauf le grand feu rouge). De plus, pendant le jour, les signaux ne sont pas allumés et on fait encore moins d'attention à leur position sur le train; ce qui fait que le mécanicien n'a plus le moyen pratique de s'assurer qu'il n'a pas perdu quelques wagons.

Pour en revenir aux freins continus, nous ferons la remarque que les systèmes de freins n'étant pas les mêmes sur tous les réseaux, il faut munir de plusieurs systèmes de freins un wagon qui doit circuler sur plusieurs réseaux.

Signal d'alarme. L'emploi des freins continus à air comprimé et du frein à vide automatique permet de faire fonctionner le *signal d'alarme* des compartiments; nous avons vu en effet que lorsqu'on faisait communiquer la canalisation du frein avec l'atmosphère, dans le premier cas la diminution de pression, dans le second cas l'augmentation de pression produite dans la canalisation provoquait le serrage des freins. Si donc on met à la disposition des voyageurs un anneau qui actionne, lorsqu'on le tire, un robinet mettant en communication la canalisation avec l'extérieur, les freins fonctionneront et le train s'arrêtera : dans la pratique, la fuite ainsi provoquée par un voyageur est calculée pour n'avoir pas une importance trop grande afin que le mécanicien, s'il le juge à propos, puisse continuer encore à rouler en remplissant d'air comprimé la conduite au fur et à mesure qu'elle se vide ; il est en effet des points où le mécanicien ne peut s'arrêter sans danger réel pour le train entier. En même temps que l'anneau placé dans le compartiment actionne le robinet vidant la conduite, il met en branle un sifflet qui indique au personnel le wagon où l'on a tiré la sonnette d'alarme.

Il existe d'autres systèmes d'alarme comme, par exemple, les sonnettes électriques ; une ligne électrique court d'un bout à l'autre du train et elle aboutit au fourgon du chef de train, et aussi du garde-frein, à une caissette contenant des sonnettes. Le chef de train est en communication facile avec le mécanicien au moyen d'une corde qui réunit le fourgon à la machine ; quand on tire cette corde, elle frappe sur le tender un gros timbre qui prévient le mécanicien qu'il y a quelque chose d'anormal. D'ailleurs, le wagon d'où est parti l'appel est désigné par un levier ou quelque autre signe qui s'est levé sur ses côtés.

La corde dont nous venons de parler est le seul moyen de communication possible entre le mécanicien et le chef de train ; et encore cette communication n'agit-elle que dans un sens ; le chef de train peut appeler l'attention du personnel de la locomotive, mais celui-ci ne peut pas appeler le chef de train.

Contre-vapeur. Pour en revenir à la question des freins, nous signalerons que dans les longues descentes on fait souvent usage de la *contre-vapeur* sur certaines locomotives; ceci consiste à modifier pendant la marche, au moyen de la coulisse, la position des tiroirs en leur donnant leur position de marche arrière, mais comme les pistons marchent toujours dans le même sens puisqu'ils sont entraînés par la marche du train en avant, les tiroirs au lieu de faire venir de la vapeur de la chaudière dans les cylindres d'où ils l'enverront dans la cheminée, font l'opération inverse; ils prennent de l'air dans la cheminée, le font entrer dans les cylindres et l'envoient dans la chaudière. Il faut pour effectuer cette contre-vapeur des dispositions spéciales, car l'aspiration de l'air chaud de la cheminée dans les cylindres peut amener des cendres dans ceux-ci; de plus, cet air déjà chaud est comprimé dans le cylindre ou par suite sa température s'élève encore et peut provoquer des avaries graves; enfin l'air envoyé finalement dans la chaudière peut y gêner le fonctionnement des injecteurs.

Afin de remédier à tous ces inconvénients, on envoie dans les conduits d'échappement un jet de vapeur ou d'eau chaude (celle-ci se transformant en vapeur par suite de la pression moins élevée qu'elle trouve). Il en résulte que les cylindres n'aspirent plus dans la cheminée de l'air chaud, mais bien de la vapeur et les inconvénients signalés plus haut se trouvent supprimés.

Frein direct. Certaines machines de gare ont un frein tout à fait spécial qui est très utile pour

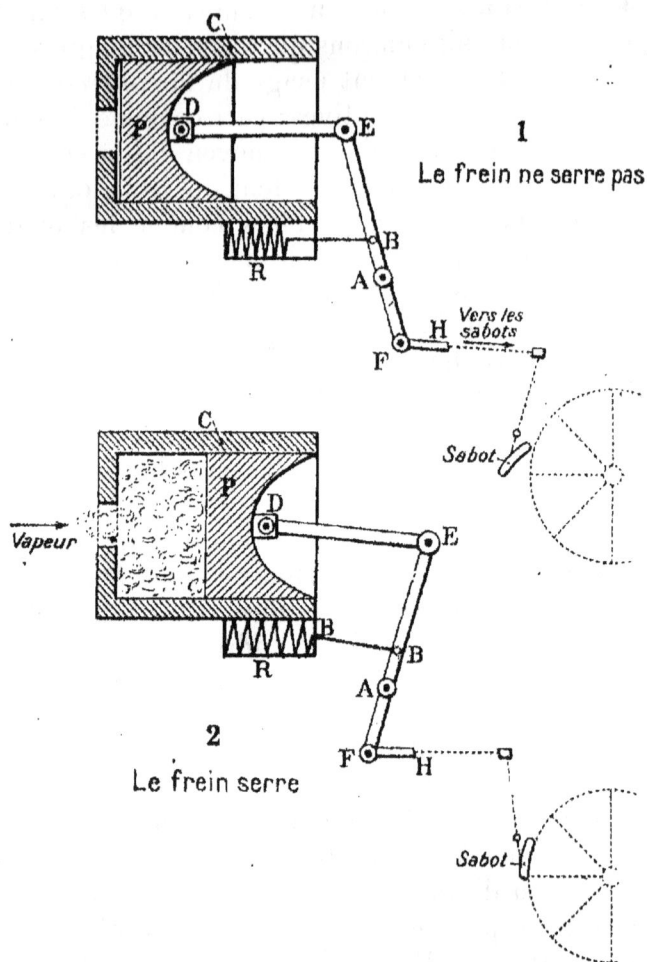

FIG. 40. — Frein direct de locomotive.

Le point A est fixe; les points D, E, F sont des articulations. Comme le montrent nettement les croquis, la tige H applique le sabot sur la roue quand la vapeur est admise dans le cylindre C. R est un ressort qui, tiré par B, B dans le croquis 2, revient à sa première position du croquis 1 dès que la vapeur ne pousse pas le piston.

des locomotives à arrêts aussi fréquents ; ce frein
se nomme le *frein direct* ; il est à vapeur et consiste en un petit cylindre renfermant un piston ;
dans ce cylindre, on envoie de la vapeur provenant de la chaudière ; le piston est actionné et
dans son mouvement il entraîne une tige qui force
les sabots à s'appliquer sur les roues de la locomotive ; en laissant échapper au dehors la vapeur
contenue dans le cylindre, on supprime la pression et un ressort ramène le piston à sa place primitive.

CHAPITRE V

CHAUFFAGE DES TRAINS PAR LA LOCOMOTIVE

On a de plus en plus tendance à chauffer les trains au moyen de la vapeur de la locomotive ; les anciennes bouillottes à eau chaude ont disparu presque partout ; certaines Compagnies ont en usage le thermosiphon ; ce dernier consiste dans l'installation sur chaque véhicule d'un foyer dans lequel circule de l'eau qui, chauffée au contact de ce foyer, s'élève et va parcourir les chaufferettes placées sous les pieds des voyageurs. Ce système a l'inconvénient d'obliger au ravitaillement en combustible d'une foule de foyers dans un train, alors que la locomotive constitue un foyer central excellent. Il permet, il est vrai, de séparer chaque wagon du train sans le priver de chauffage ; par contre, au garage, il faut entretenir le foyer ou vider complètement l'eau de la voiture afin d'éviter que la gelée fasse éclater les conduites.

Le système qui tend à se développer partout est le *chauffage par la vapeur* venant de la locomotive. A cet effet, une canalisation spéciale court d'un bout à l'autre du train avec conduite sur les

wagons et raccorde-
ments des conduites
entre les wagons.

Chauffage par envoi direct de la vapeur.

Le simple envoi de
la vapeur dans cette
canalisation peut
être employé ; la va-
peur se condense en
partie dans la cana-
lisation et l'eau con-
densée sort à l'ex-
trémité du train ;
mais si le train est
un peu long, ce dis-
positif a l'inconvé-
nient de trop chauf-
fer les premières
voitures et de ne pas
chauffer assez les
dernières.

Chauffage à vapeur à air comprimé.

Pour remédier à cet
inconvénient le *sys-
tème Lancrenon*
ajoute à la vapeur
une certaine quan-
tité d'air comprimé
qui entraîne la va-

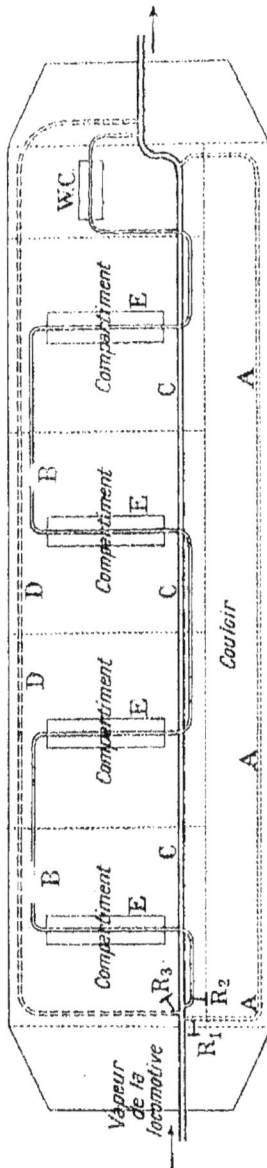

Fig. 41. — Schéma de l'installation de chauffage à la vapeur dans une voiture (Est).

C, conduite générale : — A. canalisation de chauffage du couloir commandée par R_1 ; — B. canalisation de chauffage des compartiments commandée par R_2 ; — D. canalisation de chauffage de renforcement des compartiments commandée par R_3 ; — E, chaufferettes.

peur dans toute la canalisation. La vapeur est prise dans la chaudière par un robinet; une soupape de sûreté empêche que la vapeur ne se rende dans la canalisation à une pression supérieure à 4 kilogrammes par centimètre carré; un manomètre indique à chaque instant au mécanicien la pression de la vapeur dans la canalisation. L'air comprimé est pris, dans le réservoir principal du frein Westinghouse, par un robinet qui le fait passer dans une chambre où il se mélange avec la vapeur. Ce robinet est réglé pour que l'air comprimé augmente la pression de la vapeur d'un demi-kilogramme environ par centimètre carré. Un dispositif est souvent ajouté pour empêcher que de l'air comprimé puisse sortir du réservoir quand la pression n'y atteint pas un certain chiffre nécessaire pour le fonctionnement du frein.

Sur la conduite de chaque wagon sont branchées des tuyauteries qui font circuler la vapeur dans les compartiments.

Le chauffage se règle par le mécanicien qui peut envoyer moins de vapeur par temps doux; mais lorsque le temps est froid et que la vapeur est envoyée en grand dans la canalisation, on peut, dans chaque compartiment, régler la chaleur par une manette qui isole de la conduite la tuyauterie correspondante.

Chauffage à vapeur dans des chaufferettes contenant du chlorure de calcium. Un autre mode de chauffage également adopté est celui de chaufferettes placées dans les compartiments et remplies d'un liquide; la canalisation générale amène de la vapeur depuis la locomo-

tive; dans chaque wagon, sur cette canalisation,
sont branchées des conduites secondaires qui traversent les chaufferettes des compartiments dont
elles échauffent le liquide. Ce dernier est une
solution de chlorure de calcium qui ne gèle qu'à

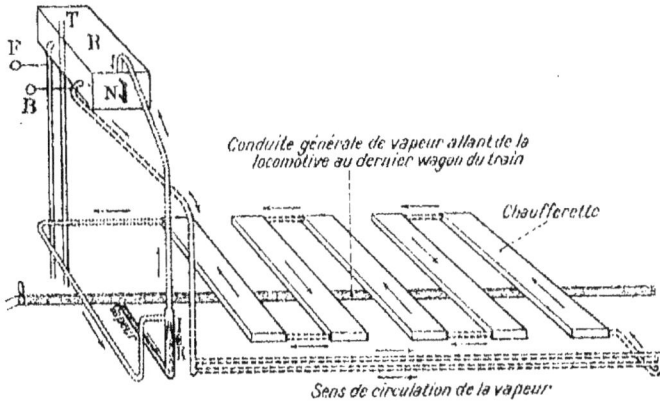

Fig. 42. — Croquis schématique du système de chauffage
à vapeur et eau chaude (trains rapides du Nord).

R, réservoir; — I, injecteur de vapeur; — N, niveau d'eau; —
F, robinet de trop-plein à main; — T, trop-plein automatique; —
B, volant de commande de la canalisation; — K, volant de l'injec-
teur.

32° en dessous de zéro. On peut donc sans crainte
laisser une voiture au garage sans en vider le
contenu; celui-ci ne se congèlera pas.

**Chauffage
à eau chauffée
par la vapeur
venant de
la locomotive.** Un autre système consiste à former un circuit fermé avec toutes
les chaufferettes des compartiments et une canalisation spéciale, circuit que l'on remplit
d'eau; la vapeur arrivant de la locomotive est
envoyée au moyen d'un injecteur dans cette eau
qu'elle réchauffe; l'eau ainsi réchauffée tend à

8.

s'élever par suite de sa moindre densité et elle se
rend aux chaufferettes tout en chassant celle qui
y est contenue et qui vient à son tour passer
devant l'injecteur de vapeur. Il s'établit donc une
circulation d'eau chaude dans toute la voiture; le
chauffage ne peut se régler par compartiment; il
faut agir sur la voiture entière; l'avantage de ce

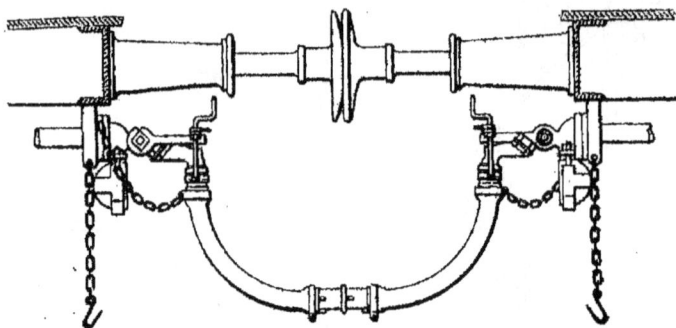

Fig. 43. — Conduite d'accouplement du chauffage
à la vapeur (système Nord).

système est de permettre de changer la locomotive du train sans abaisser la température des
wagons, car l'eau chaude ne se refroidit que lentement; il permet de manœuvrer une voiture d'un
train à un autre sans refroidissement.

**Chauffage
par envoi direct
de la vapeur
que l'on mélange
à de l'air dans
chaque wagon.** Enfin, un dernier système consiste
à chauffer directement la tôle des
chaufferettes des compartiments
par la vapeur venant de la locomotive, mais en la mélangeant sur
chaque voiture avec de l'air, au
moyen d'un éjecteur. Le débit de l'éjecteur se règle
automatiquement suivant la température de la vapeur chargée d'air qui s'échappe des chaufferettes.

CHAPITRE VI

LANTERNES ET BALAIS DE CONTACT
AVEC LE « CROCODILE »

La locomotive porte encore des lanternes et quelquefois un dispositif spécial qui la met en communication avec les signaux.

Le nombre des lanternes que porte une locomotive est variable avec les lignes, mais la position est toujours la même pour chaque ligne. Un train de telle direction aura, par exemple, à l'avant de la machine un grand disque placé sur la traverse et à gauche, et une petite lanterne fixée sur la même traverse et à droite. Au contraire, un train d'une autre direction empruntant sur un tronçon de ligne les mêmes voies que le premier aura le grand disque placé à droite et la petite lanterne placée à gauche. Les agents des gares se rendront compte immédiatement, en voyant arriver le train, de quel convoi il s'agit. Sur certains réseaux, par exemple, les trains rapides ont tous deux grands disques placés sur la traverse avant de la locomotive, tandis que tous les autres trains de la Compagnie n'ont qu'un seul grand disque combiné avec une lanterne plus petite, accrochée soit sur la traverse, soit sur le devant de la boite à fumée.

Le crocodile. Nous avons déjà parlé du dispositif qui met en relation la locomotive avec les signaux et qui existe sur certaines Compagnies : il consiste en un balai métallique placé sous la locomotive ; entre les voies on a placé une sorte de dôme métallique auquel on a donné le nom imagé de « crocodile » ; ce dernier communique par des fils électriques avec le signal. Le balai frotte en passant le crocodile.

Vue arrière de la locomotive « Consolidation » du P.-L.-M. pour trains de marchandises.

Ce croquis montre les organes que le personnel de la machine a devant lui.

LÉGENDE

A, Graisseur à condensation. — **B**, Manœuvre de la prise de vapeur du graisseur. — **C**, Manœuvre de la prise de vapeur de chauffage. — **D**, Manœuvre de la prise de vapeur des injecteurs. — **E**, Injecteurs. — **F**, Manœuvre de la prise de vapeur du démarreur. — **G**, Manœuvre de la prise de vapeur du petit cheval. — **H**, Manœuvre de la prise de vapeur du souffleur. — **I**, Robinet de prise de vapeur du souffleur. — **J**, Robinet de prise de vapeur de la sablière. — **K**, Robinet de prise de vapeur du manomètre de la chaudière. — **L**, Manœuvre des registres de ventilation. — **M**, Niveaux d'eau. — **N**, Protecteurs des niveaux d'eau. — **O**, Robinets purgeurs des niveaux d'eau. — **P**, Supports des lanternes de niveau d'eau. — **Q**, Manœuvre à distance des robinets des niveaux d'eau. — **R**, Robinet de jauge. — **S**, Collecteur des robinets de jauge. — **T**, Indicateur de vitesse. — **U**, Manœuvre du sifflet. — **V**, Manœuvre de l'échappement. — **W**, Manœuvre du régulateur. — **X**, Volant de manœuvre du changement de marche. — **Z**, Ramonage des tubes par l'arrière.

a, Manomètre « Triplex » (vapeur), réservoir intermédiaire, boîte à vapeur HP, chaudière. — **b**, Manomètre « Triplex » (frein), automatique, modérable, réservoir principal. — **c**, Pyromètre. — **d**, Manomètre du chauffage par la vapeur. — **e**, Manœuvre des purgeurs des cylindres d'admission. — **f**, Manœuvre des purgeurs des cylindres de détente. — **g**, Robinet réchauffeur des rotules de prise d'eau. — **h**, Regard d'arrière de boîte à feu. — **i**, Robinet d'injection d'eau et de vapeur dans les cylindres d'admission. — **j**, Robinet d'injection d'eau et de vapeur dans les cylindres de détente. — **k**, Robinet arroseur de porte de boîte à fumée. — **l**, Robinet de manœuvre de la sablière. — **m**, Robinet de manœuvre du frein automatique. — **n**, Robinet de manœuvre du frein modérable. — **o**, Poignée de registre de porte de foyer. — **p**, Volant de manœuvre de la grille mobile. — **q**, Manœuvre de la porte du cendrier. — **r**, Autoclave d'angle de boîte à feu. — **s**, Graisseurs des guides de boîte à huile du 5ᵉ essieu. — **t**, Support de burette à huile. — **u**, Siège pour mécanicien et chauffeur. — **v**, Barres d'appui des pieds du mécanicien et du chauffeur. — **w**, Réservoir secondaire. — **x**, Timbre de la chaudière. — **y**, Entonnoir de vidange du graisseur à condensation.

Le mécanicien est à gauche. — **1, 1**, Plate-forme où se tient le personnel de la locomotive. — **2, 2**, Tampons. — **3, 3**, Conduites d'amenée de l'eau du tender. — **4, 4, 4**, Chevilles d'attelage. — **5, 5**, Conduites du frein.

CHAPITRE VII

ABRI DU PERSONNEL

Enfin le mécanicien et le chauffeur de la locomotive se tiennent sur cette dernière devant la
porte du foyer, dans un abri constitué par une
sorte de grand écran métallique vertical percé de
deux trous munis de glaces par lesquelles ils
peuvent regarder en avant, par un toit et par des
panneaux latéraux. Le toit porte une lanterne qui
éclaire le personnel la nuit ; cette lanterne est fixée
dans une ouverture percée dans le toit.

Deux chaînes (une de chaque côté) empêchent
les hommes de tomber de la locomotive en marche,
par les ouvertures béantes qui donnent accès à
l'abri, au moyen de marchepieds.

Dans la catégorie des accessoires portés par une
locomotive rentrent deux systèmes des plus intéressants que nous allons décrire : *le nettoyage
par le vide au moyen de la locomotive et l'extinction des incendies également par la locomotive.*

CHAPITRE VIII

NETTOYAGE PAR LE VIDE AU MOYEN
DE LA LOCOMOTIVE

Nettoyage par le vide au moyen de la locomotive. *Le nettoyage par le vide* a fait, comme on le sait, son entrée dans les Chemins de fer qui l'utilisent pour nettoyer les banquettes des wagons ainsi que les tentures de ces derniers. Jusqu'ici, pour effectuer cette opération, on employait une source de force motrice qu'on transportait le long des wagons ou, cas le plus général, on faisait passer les wagons au point où se trouvait ce moteur. C'était là une gêne très grande qui empêchait de pouvoir appliquer le système avec autant de facilité qu'on le désirait.

On essaie en ce moment, avec succès, sur certains chemins de fer étrangers, un procédé qui permet de se servir d'une locomotive comme source de force motrice. L'appareil se compose : 1° d'un aspirateur s'adaptant sur la machine au robinet d'arrêt de la conduite de chauffage à vapeur; 2° d'un séparateur d'eau de condensation venant de la vapeur employée; 3° d'une embouchure de

succion en communication par un grand tube de
caoutchouc avec un collecteur ; 4° d'un collecteur
recevant les impuretés ; ce collecteur communique
avec l'aspirateur, par un petit tube de caoutchouc.

Pour opérer le nettoyage d'un véhicule on réunit
l'aspirateur à la conduite de chauffage et on sus-
pend le collecteur à la barre d'un des tampons ; on
réunit l'aspirateur et le collecteur par le petit tube
de caoutchouc ; on adapte enfin le grand tube à la
partie inférieure du collecteur.

Dès que la vapeur est admise, le vide se fait
dans le grand tube de caoutchouc et dans le collecteur ; il se produit donc une succion énergique.
L'air avec les poussières entre dans ce grand tube
par l'embouchure puis dans le collecteur, s'épure
et va dans l'aspirateur ; là il se mélange avec la
vapeur d'aspiration pour aller avec elle dans le
séparateur où elle se précipite en partie, le restant
étant évacué à l'air libre.

L'intérêt de cette application peut être très grand,
car indépendamment du nettoyage des wagons il
est incontestable que cet emploi de la locomotive
pour faire le vide peut trouver son application
dans une foule d'autres circonstances ; par exemple,
il peut être utilisé pour charger un wagon de
marchandises bien étanche en matières liquides ;
on a pu constater en effet, au cours d'expériences
très complètes, qu'avec une pression de vapeur de
4 kilogrammes on pouvait maintenir un vide atteignant 50 centimètres de mercure dans un réservoir
de 12 mètres cubes. Une telle application de la
locomotive trouverait donc à être employée dans
le chargement des wagons-citernes, notamment de
ceux qui transportent des matières de vidanges.

CHAPITRE IX

EXTINCTION DES INCENDIES AU MOYEN
DE LA LOCOMOTIVE

L'extinction des incendies au moyen d'une locomotive a été mise en pratique par la Compagnie de l'Est. C'est là une innovation des plus intéressantes ; on sait en effet que certains accidents sont devenus d'épouvantables catastrophes par suite de l'incendie qui se déclarait dans les wagons bousculés ; le système d'éclairage au gaz est particulièrement dangereux : on sait en effet qu'il comporte l'installation sur chaque wagon d'un réservoir de gaz comprimé qui, en cas de tamponnement, peut se briser ; si l'accident arrive la nuit les lanternes allumées des compartiments mettent le feu au jet de gaz puissant qui se forme par le défoncement du réservoir et les compartiments deviennent la proie des flammes. On diminue les chances d'incendie en plaçant les réservoirs sur les toits des voitures, le gaz pouvant ainsi s'échapper directement dans l'atmosphère sans envelopper les wagons ; encore faut-il que le wagon ne soit pas renversé ou retourné. En dehors du gaz, une locomotive, dans un tamponnement ou un déraillement, peut être placée de telle façon que son foyer

mette le feu à tout ce qui l'entoure ; enfin sans
aucune catastrophe le feu peut être mis à un train
par une cause quelconque : étincelle tombant sur
un wagon de marchandises chargé de matières
inflammables, etc.

Le système imaginé par la Compagnie de l'Est
permet de pouvoir lutter contre un incendie de
train ; il consiste en un éjecteur complété par des
accessoires qui peut être utilisé par la première
machine venue et notamment qui peut faire partie
des accessoires d'une machine de secours.

L'éjecteur se compose de deux canalisations :
l'une destinée à amener la vapeur provenant de la
locomotive et l'autre amenant l'eau aspirée par cette
vapeur quand elle passe dans l'appareil ; l'éjecteur se place dans l'eau du tender. On le réunit
à la chaudière par une conduite flexible. La vapeur
qui a aspiré l'eau du tender sort de l'éjecteur par
une tuyauterie en toile qui est munie, à son autre
extrémité, d'une lance d'incendie. Cette tuyauterie
se compose d'un ou deux boyaux qui ont chacun
20 mètres de long. Le jet produit a une portée
d'environ 25 mètres.

Le montage de l'installation demande deux
hommes ; le chauffeur et le mécanicien de la machine de secours peuvent parfaitement servir pour
ce travail. Ajoutons que l'appareil complet : éjecteur, conduite flexible, tuyauterie de toile, lance et
accessoires de montage coûte moins de 500 francs.

La Compagnie de l'Est a placé un appareil de ce
genre dans 51 de ses gares et elle a prescrit une
visite trimestrielle des appareils que l'on met dans
ce cas en fonctionnement, comme s'il s'agissait
d'un véritable incendie.

CHAPITRE X

CHASSE-NEIGE

Parmi les accessoires qui peuvent devenir indispensables à la marche d'une locomotive figurent les *chasse-neige*. La neige est, dans certains pays, un obstacle considérable à la marche en avant des locomotives : en Russie et en Norvège et dans certaines régions de l'Amérique il arrive que, malgré tous les efforts, on ne puisse pas échapper à des interruptions de service. Pour assurer la marche des trains par temps de neige, on fait usage d'appareils spéciaux, appelés *chasse-neige*, qui déblaient la voie devant la locomotive.

Les chasse-neige sont souvent portés par la locomotive elle-même et, dans ce cas, ils font partie des accessoires de la machine indispensables à son fonctionnement : ces chasse-neige sont soit des « charrues », soit des chasse-neige proprement dits.

Les « charrues » se composent de deux plaques en tôle de petites dimensions, disposées chacune au-dessus d'un rail ; ces charrues laissent intacte la neige accumulée entre les rails et quand celle-

ci atteint une certaine hauteur elle s'engouffre dans
le cendrier de la locomotive, bouchant l'accès de
l'air et entravant la marche du feu. Lorsque la
quantité de neige est assez importante il faut donc
abandonner les charrues pour faire usage de véritables chasse-neige qui sont des appareils fixés
sur l'avant de la locomotive ; ils ont une forme
plus ou moins triangulaire afin de pénétrer dans la
neige par leur pointe ; ils se composent de deux
ailes se réunissant en avant suivant une arête ;
ces ailes ont une surface hélicoïdale ; elles rejettent
sur le côté les masses de neige divisées par l'arête.
Ces chasse-neige servent pour la simple voie. Pour
la double voie la forme est modifiée de telle façon
que la neige n'est pas rejetée des deux côtés mais
seulement du côté opposé à la seconde voie afin de
ne pas encombrer cette dernière ; l'appareil est
dissymétrique : une des ailes a été développée,
l'autre est devenue un tablier vertical placé dans
le sens de la marche.

Quand les dimensions des chasse-neige prennent une certaine importance, comme en Amérique
et en Norvège, on dispose une grande traverse en
fer qui supporte l'appareil en avant de la locomotive et glisse sur les rails. Le rendement de ces
appareils est très variable, suivant leurs poids,
leurs dimensions, leur vitesse de marche, la puissance de la locomotive, le degré de densité et de
congélation de la neige, la longueur de l'obstacle.
Avec les petits modèles on peut aborder une
épaisseur de neige de 50 à 80 centimètres ; avec
les gros appareils on peut aller jusqu'à 3 mètres.

Lorsque la neige arrive à des hauteurs plus
considérables, on n'emploie plus des appareils fixés

sur les locomotives mais on fait usage de chasse-neige puissants qui sont poussés par une, deux, trois locomotives et qui sont vis-à-vis de celles-ci de véritables véhicules ne rentrant pas dans la catégorie des accessoires d'une machine, ce qui était le cas des premiers. Cependant, pour être complet, nous dirons simplement que le plus puissant de ces chasse-neige indépendants de la locomotive est le chasse-neige rotatif qui procède à la façon d'une vrille qui pénètre dans la neige et rejette celle-ci au loin. Ce système est employé en grand en Amérique ; nous en avons un exemplaire en France sur les lignes du Centre de la Compagnie d'Orléans. Un autre système de chasse-neige poussé par la locomotive est celui de la ligne de Chamonix. C'est une sorte de grand soc de charrue avec appareils spéciaux pour couper la glace sur les rails qui sont conducteurs de l'électricité, la ligne étant exploitée au moyen de cette dernière.

Ici se termine l'examen des différents organes que porte une locomotive ou qui dépendent directement de son fonctionnement, comme les freins et le chauffage à la vapeur. Nous allons passer maintenant en revue plusieurs questions qui concernent le fonctionnement des locomotives : nature des combustibles et des eaux employés, quantités employées ; puissance ; résistance de la locomotive à la marche ; mouvements de la locomotive en marche ; conduite de la locomotive ; situation du personnel des machines.

CINQUIÈME PARTIE

LA LOCOMOTIVE
EN FONCTIONNEMENT

CHAPITRE PREMIER

LES COMBUSTIBLES EMPLOYÉS
DANS LES LOCOMOTIVES

Les combustibles employés par les locomotives sont de nature très différente suivant les pays où circulent les machines : ce sont les diverses variétés de houille y compris l'anthracite et le lignite ; les briquettes, le coke, les goudrons ; les pétroles et résidus de pétrole ; la tourbe et le bois. On a souvent beaucoup de mal à trouver un combustible convenant exactement au service des machines, à moins de le payer fort cher ; dans ce cas, on peut souvent prendre des houilles de qualités diverses, les mélanger et obtenir un combustible convenable et de prix modérés.

Étant donnée la grosse importance **du combustible** employé dans la bonne marche d'une locomotive, nous allons donner ici quelques détails sur les différents combustibles employés.

Houilles. Les principaux éléments de la *houille* sont, comme nous l'avons vu : le carbone, les matières volatiles et les cendres. On classe les houilles surtout d'après la quantité de matières gazeuses qu'elles renferment. En partant de la plus petite quantité de matières gazeuses jusqu'à la plus grande, nous trouvons l'anthracite (très peu de matières volatiles), les houilles maigres (7 à 10 grammes de matières gazeuses), les houilles demi-grasses (10 à 15 grammes), les houilles grasses (15 à 20 grammes), les houilles sèches à longue flamme ou flambantes (20 à 25 grammes). Chacune des espèces de houille brûle d'une façon qui lui est propre. Quant au pouvoir calorifique de ces houilles il varie de l'une à l'autre, mais on peut dire que la quantité de chaleur que peut donner 1 kilogramme de houille complètement débarrassée de cendres et d'humidité est en moyenne de 9.000 calories, cette quantité variant de 8.000 à 9.600 calories, suivant les espèces.

Les mines vendent leurs houilles en les classant suivant leur grosseur ; elles les font, à cet effet, passer sur des cribles à mailles différentes. Les grosses houilles ont l'avantage de brûler facilement sur les grilles parce qu'elles laissent entre leurs morceaux un passage facile à l'air nécessaire à la combustion. Les houilles en gros morceaux furent pendant longtemps les seules employées ; les « menus », ou particules de houille plus petites, étaient inutilisés. On emploie maintenant les houilles « tout venant » qui sont un mélange des morceaux de toute grosseur dont on a retiré les morceaux les plus gros et les plus petits. Ces tout venant peuvent être brûlées sur les grilles de locomotives ; ces grilles doivent simplement être assez étendues pour permettre d'étaler le combustible en couches assez peu épaisses pour qu'elles puissent être traversées par l'air nécessaire à la combustion.

Lignite. *Le lignite* est un combustible minéral provenant de couches plus récentes que les véritables terrains houillers ; il renferme beaucoup d'eau ; il donne en brûlant une fumée abondante d'odeur très désagréable.

Briquettes. *Les briquettes* sont constituées par de menus morceaux de houille qu'on agglomère à l'aide d'une sorte de pâte appelée brai qui provient de la distillation du goudron de houille. La briquette contient peu de cendres ; le brai est un combustible riche en carbone ; les briquettes sont des combustibles aussi bons que la grosse houille de bonne qualité. Elles ont l'avantage d'être faciles à emmagasiner et à manutentionner.

Coke. *Le coke* est le produit de la distillation de la houille ; cette distillation enlève à la houille des carbures d'hydrogène qui auraient pu produire une grande quantité de chaleur ; par contre le coke conserve toute la cendre de la houille. Par suite du départ des carbures, 1 kilogramme de coke contient plus de cendres que 1 kilogramme de la houille employée à sa fabrication.

Mélange de houilles. Quant aux *mélanges de houilles* qui sont rendus souvent nécessaires, on les effectue au moment du chargement sur le tender ou encore au moment où l'on met le combustible en tas dans les dépôts.

Tourbe. *La tourbe* est un produit de l'altération des végétaux qui se forme à l'heure actuelle ; elle n'est pas employée en France dans les locomotives. Elle contient une grande quantité d'eau, qui nécessite son séchage avant l'emploi, du carbone et des cendres.

Bois. *Le bois* utilisé dans certains pays riches en forêts est brûlé sur des grilles appropriées mais le principe de la locomotive reste le même. Les bois contiennent une grande quantité d'eau, environ le quart de leur poids total. Le pouvoir calorifique des bois contenant environ un quart d'eau est de 3.000 calories environ par kilogramme.

Pétrole. *Le pétrole* est, comme chacun sait, un liquide naturel dont les gisements les plus connus sont ceux de Pensylvanie et du Caucase. Quand on soumet le pétrole à la distillation, on obtient des essences très inflammables, des huiles d'éclairage, des huiles de graissage et un résidu qui est une huile lourde. Cette dernière huile est un très bon combustible, dont 20 kilogrammes donnent autant de calories que 30 kilogrammes de bonne houille. En France, où le pétrole est cher, nous n'avons pas de locomotives chauffées par cette huile, mais aux États-Unis le nombre en est important. Le pétrole est brûlé dans le foyer de

la locomotive où il arrive sous forme d'un jet pulvérisé; ce jet est produit par un injecteur dans
lequel arrive de la vapeur et aussi l'air nécessaire
à la combustion. Habituellement, on maintient

l'emploi de la
grille ordinaire
qui est dans ce
cas recouverte
d'une certaine
quantité de com-
bustible néces-
saire pour en-
flammer le pé-
trole. Dans d'au-
tres cas, le foyer
est constitué par
des briques ré-
fractaires qui
sont portées au
rouge et rallu-
ment le pétrole
après les extinc-
tions; à la mise
en marche, un
feu de combus-

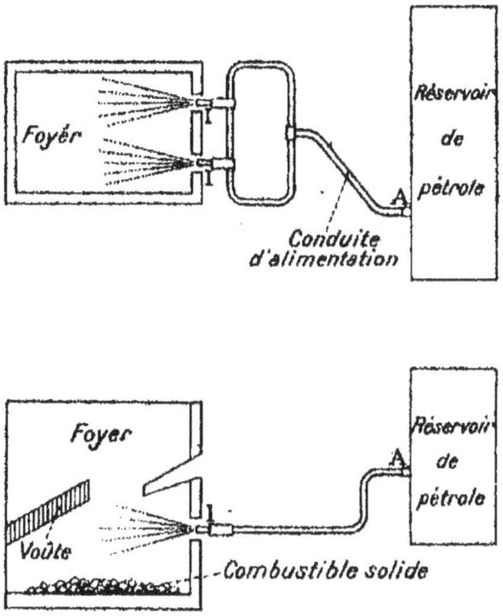

Fig. 41. — Schéma d'une locomotive
brûlant du pétrole.

I, injecteur; — A, robinet de départ du réservoir (le réservoir est sur le tender).

tible solide échauffe les briques. On voit qu'en
somme, dans ces locomotives, un feu de combustibles solides est toujours nécessaire.

CHAPITRE II

LES EAUX EMPLOYÉES DANS LES LOCOMOTIVES

Les eaux employées dans les locomotives sont plus ou moins pures; la plupart des eaux, même très claires, renferment en dissolution des substances (le plus souvent le carbonate de chaux et le sulfate de chaux) qui, abandonnées par l'eau dans la chaudière, se déposent et constituent des dépôts très adhérents recouvrant le foyer et les tubes; ces dépôts rendent très difficile la transmission de la chaleur et isolent le métal de l'eau, ce qui provoque des altérations; ces dépôts sont susceptibles aussi, lorsqu'ils se détachent subitement, de provoquer des vaporisations instantanées capables de produire une explosion.

Désincrustants. Pour remédier à ces graves inconvénients, on fait usage de substances dites « désincrustants » qui sont mises dans l'eau des chaudières; elles agissent de deux façons : ou bien elles forment avec les matières, qui auraient donné des dépôts, de nouveaux corps qui restent en dissolution dans l'eau; c'est une action chimique; ou

bien elles forment avec ces matières des poudres
ou des boues qui ne s'attachent plus aux chaudières
et qui, se déposant dans le fond de ces dernières,
peuvent facilement être enlevées au moment des
nettoyages ; c'est une action mécanique.

Épuration des eaux. Dans certaines Compagnies, on n'a
pas reculé devant le système qui
consiste à épurer les eaux utilisées dans les locomotives avant de les mettre dans la chaudière.
L'épuration des eaux consiste à précipiter les matières solides dissoutes dans l'eau au moyen de
réactions chimiques, puis de faire passer l'eau dans
des filtres ou de la laisser séjourner dans des bas-
sins de décantation. Au Chemin de fer du Nord, où
les eaux sont très chargées en bicarbonate de
chaux, on les traite par un lait de chaux ; l'opération est suivie d'une décantation et d'un filtrage.
Mais cette épuration préalable des eaux ne supprime pas complètement les matières pouvant
donner des dépôts dans les chaudières : elle réduit
cependant dans de fortes proportions la quantité
de ces matières.

CHAPITRE III

CONSOMMATION DE CHARBON ET D'EAU

La consommation de charbon et d'eau varie beaucoup avec le degré d'admission de la vapeur dans les cylindres, la vitesse du train et la température ambiante. En hiver, la consommation est sensiblement plus forte et les mécaniciens en sont dédommagés par des allocations spéciales.

La consommation de vapeur atteint de 8 kgr. 5 à 11 kilogrammes suivant le type des machines par heure et cheval indiqué (nous verrons plus loin ce que signifie cette expression). Ainsi une machine Compound à quatre cylindres marchant à 12 kilogrammes de pression consommera par cheval et par heure 9 kilogrammes, soit pour une puissance de 1.200 chevaux, 10.800 kilogrammes en une heure; on peut compter qu'une machine de rapide consomme sur un parcours peu accidenté environ 1 mètre cube d'eau par 10 kilomètres.

La consommation de charbon est à peu près de 1 kilogramme pour 8 kilogrammes de vapeur; soit, dans l'exemple que nous avons pris, 1.350 kilogrammes en une heure.

Si l'on considère d'après ces chiffres la marche d'un train rapide de Paris à Calais, on trouve que la quantité de charbon nécessaire aura été de 4.500 kilogrammes de charbon environ ; c'est le chauffeur qui aura dû, au moyen d'une pelle, faire passer cette énorme quantité de charbon, du tender dans le foyer de la locomotive, pendant 3 h. 20 seulement !

CHAPITRE IV

LA PUISSANCE DES LOCOMOTIVES

La puissance de la locomotive atteint de 500 à 600 chevaux par mètre carré de grille. La puissance des locomotives françaises du type « Atlantic » varie entre 1.600 et 1.800 chevaux, puissance indiquée, et leur poids s'élève jusqu'à 73 tonnes en ordre de marche.

Rappelons que le cheval-vapeur représente un travail de 75 kilogrammètres effectué en une seconde; c'est donc le travail nécessaire pour élever 75 kilogrammes à 1 mètre en une seconde; la puissance s'exprime donc en chevaux par seconde.

Il faut considérer sur une locomotive trois sortes de puissance: 1° *la puissance indiquée*, c'est la puissance aux pistons des cylindres; 2° *la puissance effective;* une partie de la puissance indiquée se perd dans la résistance des mécanismes et la puissance réellement obtenue à la jante des roues motrices est donc moindre que la puissance indiquée: on la nomme puissance effective; 3° *la puissance utile* est la puissance pratique de la locomotive; c'est la puissance vraiment utilisée, vraiment retirée de la locomotive pour être employée à la traction du train.

La puissance effective est à peu près les 88 p. 100 de la puissance indiquée : cette proportion est ce que l'on nomme le rendement organique de la locomotive. Quant au rendement réel de la locomotive, en partant du charbon brûlé sur la grille pour arriver à la puissance utile exercée au crochet d'attelage, il est relativement bas, comme dans toutes les machines fixes du même genre; il atteint à peine 30 p. 100.

CHAPITRE V

LA RÉSISTANCE DE LA LOCOMOTIVE
A LA MARCHE

La résistance à la marche d'une locomotive et du train qu'elle remorque est due : 1° aux véhicules eux-mêmes ; 2° à la voie ; 3° à l'atmosphère.

1° Résistance due aux véhicules. Les résistances dues au véhicule proviennent pour les wagons du frottement des fusées des essieux sur les coussinets de boîtes à graisse, et pour les locomotives de ce même frottement augmenté des résistances propres du mécanisme que nous avons vu plus haut être assez fortes pour absorber 12 p. 100 de la puissance indiquée (qui se trouve réduite à 88 p. 100).

Le frottement des fusées des essieux sur les coussinets de boîte à graisse dépend du poids du véhicule, du diamètre des fusées, du diamètre des roues et de leur poids, de la dimension et de la nature des coussinets, enfin de la matière de graissage employée, ainsi que du mode d'application de cette dernière.

Ce frottement est plus grand en hiver où pen-

dant les longs stationnements l'huile de graissage
devient moins fluide.

Pour calculer la valeur de ce frottement, il faut
que l'on puisse éliminer de la résistance totale la
résistance de la voie et celle de l'atmosphère; or,
comme nous le verrons plus loin, la première de ces
résistances est à peu près négligeable sur une voie
en très bon état et rigoureusement rectiligne et la
résistance de l'air s'annule également si l'on opère
à une vitesse très faible et dans une atmosphère
calme; en utilisant dans ces conditions un wagon
spécial dit « wagon dynamomètre » la résistance
totale trouvée sera donc la résistance due au
frottement dont nous parlons. On peut admettre
comme résultat moyen des expériences faites sur
les frottements, dans les conditions effectives du
service des chemins de fer, le chiffre de 1/770 du
poids suspendu, soit environ 1 kgr. 30 pour une
charge de 1.000 kilogrammes. C'est là un résultat
satisfaisant, étant donné que dans les chemins de
fer on est toujours limité dans les améliorations
concernant les parties roulantes, par la nécessité
d'assurer avant tout une sécurité parfaite et une
grande simplicité de service et d'entretien.

2° **Résistance** Pour ce qui concerne la résistance
due à la voie. due à la voie, nous ferons remarquer que la réaction du sol qui, dans la progres-
sion des véhicules sur route, même bien entretenue,
constitue une partie si importante de la résistance à la traction, se réduit au contraire à une
valeur beaucoup plus faible dans les chemins de
fer, par suite de l'emploi d'une voie très lisse. La
résistance au roulement due à la voie provient de

la flexion des rails sous le poids des roues, des inégalités de la voie, de la déformation même des roues. Cette résistance atteint environ 1 kilogramme par tonne de charge remorquée.

En courbe, la résistance est beaucoup plus grande ; elle dépend naturellement de l'importance de la courbe ; on peut dire qu'approximativement une courbe de 300 mètres de rayon équivant, avec le matériel ordinaire, à deux essieux parallèles à une pente de 3 millimètres, et une courbe de 200 mètres équivaut à une pente de 5 millimètres. Les résistances sont moins fortes avec le matériel à bogie qui s'inscrit plus facilement dans les courbes.

En rampe, la résistance d'un train varie avec l'importance de la pente : une tonne remorquée sur une pente de 1 millimètre par mètre rencontre une résistance de 1 kilogramme.

3° **Résistance** La résistance due à l'atmosphère
     due est la cause de résistance la plus
à l'atmosphère. complexe ; il est bien établi que cette résistance ne peut être considérée comme négligeable que dans le cas de vitesse très faible ; pour les trains à marche très rapide, elle atteint une importance de tout premier ordre. Elle se compose de la résistance des surfaces de front qui attaquent directement l'air ambiant ; de la résistance des surfaces latérales, de la résistance produite sur la face arrière par une sorte d'aspiration, enfin de la résistance des surfaces transversales des véhicules successifs partiellement masquées. Toutes ces résistances s'exercent d'une façon tellement complexe qu'il n'est pas

possible de les représenter avec précision au moyen d'une formule. Certaines expériences faites en air calme sur un véhicule abandonné à lui-même ont montré que, pour la vitesse de 72 kilomètres à l'heure, la résistance de front s'élevait à 35 kilogrammes par mètre carré de section transversale.

Tout ce que nous venons de dire s'applique à la translation d'un train en air calme ; en cas de vent les conditions sont modifiées et la résistance peut se trouver augmentée parfois dans des proportions considérables. Si le vent se présente dans une direction exactement opposée à celle de la marche, la résistance totale due à l'air dépend de la vitesse du vent et de celle du train ; si, au contraire, le vent souffle dans le sens même du train, cette résistance dépendra de la différence entre la vitesse du train et celle du vent ; enfin dans le cas beaucoup plus fréquent d'un vent oblique par rapport à la marche du train, une grande étendue de surface du train se trouve exposée au vent et la résistance du train peut en être fortement influencée.

Quant aux résultats, disons, à titre d'indications, que dans le cas d'un vent exactement opposé à la marche du train, avec les vitesses du vent de nos climats, l'augmentation de résistance pour un train de voyageurs marchant à la vitesse moyenne de 72 kilomètres à l'heure, atteint fréquemment 10, 15 et 30 p. 100, quelquefois même 50 p. 100. Un vent violent, oblique, incliné à 45° sur la direction de la marche peut doubler la résistance des trains ; il peut même arriver que l'intensité du vent soit suffisante pour pousser le

train contre les rails et presser les boudins des
roues sur les rails ; le surcroît de résistance dû à
cette cause peut être assez prononcé.

Wagon dynamomètre. *Le wagon dynamomètre* est un
wagon qui est attelé à la locomo-
tive et qui mesure au moyen de ressorts les efforts
de traction que fournit la locomotive pour traîner
le train. Le wagon porte des appareils de deux
sortes : des appareils enregistreurs, et des appareils indicateurs. La mesure de la vitesse et le
déroulement du papier enregistreur s'obtient au
moyen d'une prise de mouvement sur un des essieux du wagon. La mesure du « travail » se fait
automatiquement d'une manière tout à fait ingé-
nieuse par une disposition mécanique qui effectue
le produit de l'effort par le chemin parcouru, produit qui est égal au travail.

CHAPITRE VI

MOUVEMENTS DES LOCOMOTIVES EN MARCHE

Enfin les locomotives en marche sont soumises à des mouvements oscillatoires qui se combinent avec les mouvements de marche en avant de la locomotive.

Une machine en marche subit trois sortes de mouvements : 1º le mouvement de galop ; c'est l'oscillation de la locomotive autour d'un axe horizontal perpendiculaire à l'axe de la voie ; ce mouvement fait aller de haut en bas et de bas en haut l'avant et l'arrière de la locomotive ; 2º le mouvement de lacet qui est le déplacement de la locomotive autour d'un axe vertical passant par le centre de gravité de la machine : on peut très bien se rendre compte de ce mouvement lorsqu'on voit arriver de face un train ; la machine va de droite à gauche et de gauche à droite ; 3º le mouvement de roulis qui fait osciller toute la locomotive autour d'un axe parallèle à la direction de la voie ; la machine penche alternativement de droite à gauche et de gauche à droite.

Tous ces mouvements dépendent de l'entretien

de la voie, de celui de la locomotive, de l'inertie des pièces du mécanisme, du mouvement alternatif des pistons, des pressions intérieures de la vapeur.

Les contrepoids en fonte que l'on place sur les roues des locomotives remédient en partie à ces inconvénients en supprimant l'effet des bielles et des tiges de piston.

CHAPITRE VII

LA CONDUITE DES LOCOMOTIVES

Généralités. Quoique le nombre de types de locomotives soit, comme nous le verrons, très élevé et que la conduite et l'entretien de ces types ne soient pas les mêmes pour chacun d'eux, il y a des remarques générales qui leur conviennent à tous et que nous allons exposer brièvement.

La machine, à la sortie des ateliers, effectue d'abord un certain nombre de voyages d'essais et si les résultats sont satisfaisants, elle est mise en service entre les mains d'un personnel qui comprend le mécanicien et le chauffeur. La meilleure organisation consisterait évidemment à confier chaque machine à une seule équipe qui en serait alors responsable, malheureusement la chose n'est pas toujours possible, car on cherche à tirer le plus grand parti de chaque locomotive en la faisant rouler le plus possible, alors qu'au contraire le personnel a naturellement un temps de travail limité. On est alors amené au système des « équipes banales » qui desservent indifféremment toutes les machines d'une même série; ce système a l'incon-

vénient de rendre chaque équipe moins responsable de sa machine et certainement l'entretien de
cette dernière s'en ressent.

Précautions Le mécanicien vient prendre son
avant le départ. service une heure environ avant
le départ du dépôt de la locomotive. Deux ou trois
heures auparavant, les agents du dépôt ont d'abord
rempli d'eau la chaudière, puis allumé dans le
foyer, au moyen de fagots, une couche de briquettes
ou de houille en gros morceaux sur laquelle ils
chargent ensuite le combustible couramment employé.

Le mécanicien en prenant possession de sa machine vérifie avec le plus grand soin tous ses
organes et il s'assure que tout est en bon ordre ;
de cette visite détaillée avant le départ peut dé-
pendre l'existence des voyageurs de tout un train !
Avec le système des équipes banales, le mécanicien doit exagérer encore la prudence en prenant
possession de sa machine, car s'il se produisait
une catastrophe par suite d'une avarie quelconque
qu'aurait omis de signaler celui qui conduisait la
machine avant lui, c'est lui qui en serait responsable.

Le mécanicien vérifie le graissage ; il s'assure
que la chaudière est bien remplie d'eau, le feu
bien allumé, le cendrier et la boîte à fumée bien
nettoyés. Il vérifie l'état des pièces, notamment le
serrage de certains écrous, la présence de certaines goupilles ; il examine les tuyaux de sa
sablière et voit s'ils ne sont pas bouchés ; enfin
il s'assure que son tender est muni de son outillage, de ses agrès, signaux, pétards, pièces de

rechange. Quand la machine se met en tête du train, la grille doit être complètement nettoyée et garnie, sur toute sa surface, de combustible bien allumé ; le cendrier et la boîte à fumée doivent être bien vidés ; le niveau de l'eau dans la chaudière sera élevé et la pression de la vapeur près de sa limite supérieure.

La conduite en marche. Le démarrage doit être rapide pour les trains de voyageurs ; pour les trains de marchandises, au contraire, on doit prendre de grandes précautions, car un démarrage trop rapide, étant donnés le poids du train et le manque de serrage des attelages, provoquerait une rupture de ces derniers.

Pendant la marche, le feu doit être très propre pour avoir le maximum de vaporisation. Les chargements de combustible doivent se faire par petites quantités et fréquemment, mais pas avant que le feu soit redevenu clair. Le niveau de l'eau dans la chaudière doit être aussi élevé que possible ; l'alimentation doit être, autant qu'on le pourra, continue et uniforme ; momentanément cependant on pourra l'arrêter pour utiliser toute la puissance de la machine à monter une rampe, comme nous l'avons vu.

Pour avoir une bonne vitesse moyenne, il faudra conserver en palier une vitesse uniforme et surtout éviter de trop ralentir en montée. Un bon personnel règle le foyer d'après l'allure et les déclivités de la ligne ; c'est là son bénéfice le plus clair, grâce aux économies de combustible qu'il réalise ainsi et dont il touche une part.

Dans une bonne marche, on se réserve quelques

10

secondes d'avance pour éviter de passer à une
trop grande vitesse aux points dangereux de la
ligne, comme par exemple certaines bifurcations,
certaines traversées de grandes gares ; toute l'attention du mécanicien doit se porter sur l'observation des signaux ; le rôle du chauffeur est de
veiller pendant ce temps au bon entretien du foyer,
mais il arrive parfois que les règlements pré-
voient que le chauffeur aidera le mécanicien en
certains points de la ligne à examiner les signaux,
car il est des cas particuliers où ceux-ci sont mal
visibles : à deux on diminue les chances d'erreur.

L'*obéissance aux signaux* est une chose sacrée
dans les chemins de fer ; tout agent d'une Compagnie doit aux signaux une obéissance passive
quel que soit son grade. Lorsqu'un signal est fermé,
la voie peut être libre devant le mécanicien, celui-
ci peut être convaincu qu'il peut avancer, en aucun
cas il ne doit le faire. Il ne doit pas dépasser de
1 centimètre le signal fermé. Cette observation
des signaux est si importante que l'on a cherché
à prévenir automatiquement la négligence du mécanicien qui franchirait un signal fermé. Nous
avons vu plus haut le fonctionnement du « crocodile », cet appareil qui fait retentir un sifflet
d'alarme sur la locomotive lorsque celle-ci franchit un signal fermé. Mais on a fait mieux : on a
essayé de combiner le crocodile avec un dispositif
placé sur la locomotive et permettant d'arrêter
cette dernière en actionnant automatiquement les
leviers voulus. C'était une solution radicale qui
permettait en outre de prévoir un accident mortel
survenu aux deux hommes de la machine à la fois.
Pour des raisons techniques, les Compagnies de

chemins de fer n'ont pas donné suite à l'application de ce système.

Code des signaux. *La connaissance du Code des signaux* a une telle importance dans la conduite des locomotives qu'il est nécessaire d'en faire ici un court résumé. On entend par Code des signaux la description et l'indication de l'usage des signaux, dont un arrêté ministériel a fixé l'unification dans toutes les Compagnies.

Les signaux indiquent soit la voie libre, soit l'arrêt, soit le ralentissement. Dans tous les cas, l'absence de signal indique que la voie est libre.

Le signal de ralentissement fait à un train en pleine marche indique que ce train doit ralentir son allure à 30 kilomètres à l'heure au maximum, si c'est un train de voyageurs, et à 15 kilomètres à l'heure pour un train de marchandises.

Les signaux se divisent en : 1° *signaux optiques ;* 2° *signaux acoustiques.*

1° *Signaux optiques :* ils sont de deux catégories, ou *fixes* ou *mobiles.*

Les signaux fixes sont ceux qui sont définitivement fixés en un point déterminé de la ligne ; ils sont placés à gauche ou au-dessus de la voie à laquelle ils s'adressent. Ce sont : les disques à distance, les signaux carrés d'arrêt absolu, les électro-sémaphores, les disques de ralentissement, les indicateurs de direction d'aiguilles, les indicateurs de position d'aiguilles, les indicateurs carrés à damier vert et blanc, les indicateurs de bifurcation ou de pont tournant, les poteaux à inscriptions.

Le disque à distance est constitué par un voyant de forme ronde dont une face est peinte en rouge

avec une bordure blanche. Ce voyant est percé
d'une ouverture munie d'un verre rouge; à la
hauteur de ce verre se place une lanterne éclairée
la nuit.

Lorsque le disque est dans sa position perpendiculaire à la voie il est « fermé »; il présente
donc sa face rouge le jour ou une lumière rouge
la nuit. Il est ouvert lorsqu'il est dans sa position
parallèle à la voie; dans ce
cas le mécanicien ne voit le
disque que par la tranche le
jour et la nuit il aperçoit une
lumière blanche donnée par
la lanterne vue de côté.

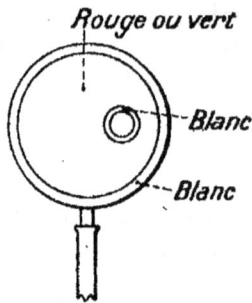

Fig. 45. — Disque à dis-
tance et disque de ra-
lentissement.

Lorsqu'un mécanicien voit
un disque à distance fermé
il peut le franchir, mais il
doit se rendre maître de la
vitesse de son train suffisamment pour pouvoir s'arrêter à temps, s'il se présente
un obstacle inattendu ou un signal commandant
l'arrêt absolu.

Toutefois le mécanicien ne devra jamais franchir
la première aiguille ou la première traversée de
voie qui se présentera; il devra s'arrêter avant
et il ne pourra repartir que sur ordre du chef de
train ou du garde du poste ou encore de l'agent
de la gare.

Le poteau qui porte l'inscription « Limite de
protection » ou encore « Poteau limite de protection du disque » est placé après le disque à distance et indique le point à partir duquel le signal
fermé assure une protection efficace.

L'arrêt absolu est indiqué par le signal carré d'arrêt absolu. Ce signal est constitué par un damier rouge et blanc percé de deux trous, munis d'un verre rouge.

Dans sa position perpendiculaire à la voie, le signal est « fermé » ; la nuit il présente donc deux lumières rouges. L'une de ces lumières est produite par la lanterne et la seconde lumière par une glace qui reflète la flamme de la lanterne. La nuit, le signal donne une lumière blanche fournie par la lanterne vue de côté.

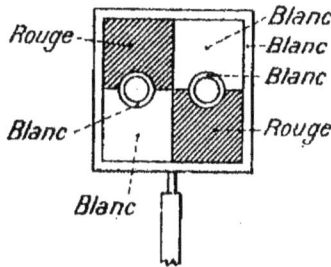

Fig. 46. — Signal carré d'arrêt absolu

Le signal carré d'arrêt absolu ne doit pas être dépassé, même imperceptiblement, par un train ou une machine.

L'électro-sémaphore est un signal destiné à maintenir toujours un intervalle nécessaire entre les trains qui se suivent sur la même voie. Ce signal est encore appelé le block-system. Il est constitué par un mât portant une grande aile et une petite aile.

Ces ailes peuvent se lever au-dessus de la voie ou au contraire se placer le long du mât, mais les deux ailes se lèvent en sens contraire. D'ailleurs la petite aile n'a aucune signification pour le mécanicien : elle est faite pour prévenir l'agent qui se trouve en permanence au pied du poste sémaphorique qu'on envoie un train vers son poste. Le signal indique l'arrêt quand la grande aile est levée ; cette grande aile est peinte en rouge ; la

10.

nuit elle donne à l'arrêt deux feux, un rouge et un vert.

Le maintien de la distance entre deux trains s'effectue de la façon suivante : supposons trois sémaphores A, B, C. Au moment où le train passe devant A le gardien de ce poste fait lever la grande aile, ce qui fait en même temps lever la petite aile de B (B se trouve donc prévenu qu'un train va lui arriver).

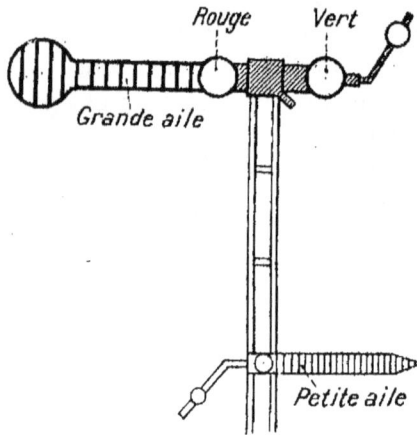

Fig. 47. — Schéma d'un électro-sémaphore.

Quand le train passe devant B, le gardien de ce poste fait lever la grande aile et en même temps la petite aile de C ; puis au moyen d'une seconde manivelle il fait tomber la grande aile de A et sa petite aile à lui B. On voit donc que pendant tout le temps que le train se trouvait entre A et B aucun autre train ne pouvait pénétrer dans la section AB fermée par la grande aile de A. D'ailleurs les appareils sont disposés pour que le garde de B ne puisse pas manœuvrer la seconde manivelle s'il n'a pas déjà levé sa grande aile.

Fig. 48. — Théorie de l'électro-sémaphore.

Le disque de ralentissement est formé par un

voyant rond peint en vert et percé d'un trou ; il
peut occuper la position « fermée » perpendiculaire à la voie et la position « effacée », c'est-à-dire
parallèle à la voie.

Les indicateurs de direction d'aiguilles portent
deux bras peints en violet, terminés en flamme par
une double pointe. Chacun de ces bras est percé d'un
trou muni d'un verre violet. Un des
bras peut se lever d'un côté du mât
et l'autre de l'autre côté. Suivant
la direction que donne l'aiguille,
c'est l'un ou l'autre de ces bras qui
est levé ; le bras apparent d'un
côté, ou donnant un feu violet la
nuit, indique que la direction de ce
côté est fermée ; ce signal indique
au mécanicien dans quelle direction on va diriger son train.

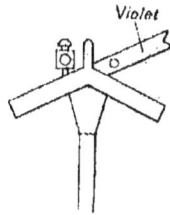

Fig. 49. — Indica-
teur de direc-
tion d'aiguille.

Les indicateurs de position sont ceux qui renseignent les agents sur la position d'une aiguille :
ils se composent d'une flamme en tôle surmontée
d'une lanterne à quatre feux, le tout placé à une
faible hauteur au-dessus du sol près de l'aiguille
intéressée. Quand cette aiguille est dans une position normale, la flamme est parallèle à la voie et la
nuit, vue dans le sens de la voie, elle donne un feu
blanc. Au contraire, quand l'aiguille, par suite
d'une circonstance quelconque, est dans une position anormale, la flamme est placée perpendiculairement à la voie et, vue dans le sens de la voie, elle
donne un feu vert.

Les indicateurs carrés à damier vert et blanc
portent ce carré placé soit sur la pointe, soit sur
un des côtés du carré. Ce signal précède le signal

carré d'arrêt absolu. Quand il est fermé il indique au mécanicien qu'il pourra trouver fermé le signal d'arrêt absolu (ce signal pourra être ouvert pendant le temps que mettra le train à aller du signal à damier vert au signal d'arrêt absolu). Quand il est ouvert, il prouve que le signal d'arrêt ne sera pas trouvé à l'arrêt. On place ce signal sur la pointe quand il précède le signal d'arrêt absolu de moins de 800 mètres et il est sur un des côtés du carré quand il est placé à au moins 800 mètres du signal d'arrêt.

L'indicateur de bifurcation ou de pont tournant est une plaque montée sur un poteau et qui porte les mots « Bifur » ou « Pont tournant » en lettres noires sur un fond dépoli. Elle est éclairée pendant la nuit par réflexion ou par transparence. Elle précède divers signaux installés en avant des points indiqués.

Les poteaux à inscriptions sont éclairés par transparence pendant la nuit et donnent certaines indications aux mécaniciens : sifflez, arrêt des machines, etc.

Les signaux optiques mobiles ne sont point fixés d'une façon invariable en un point déterminé ; ils peuvent être transportés en un point quelconque de la ligne ou bien être portés par un train ou une machine.

Les signaux optiques de la voie ou des stations sont les drapeaux, lanternes, falots, planchettes, etc., que l'on peut ficher en terre ou tenir à la main. La voie libre peut être indiquée le jour, soit en présentant au train le drapeau roulé (découvert ou dans son fourreau) présenté au port d'armes, soit par le bras étendu horizontalement dans la direction suivie par le train ; la nuit, par le feu blanc immobile.

L'arrêt immédiat est commandé par le drapeau rouge, déployé, tenu à la main. Si l'on n'a pas de drapeau rouge on commande l'arrêt au train en agitant vivement un objet quelconque ou encore en élevant les deux bras de toute leur hauteur. La nuit, le feu rouge commande l'arrêt immédiat, mais en cas de manque de feu rouge on peut agiter vivement un feu quelconque.

Le signal de ralentissement est fait : le jour, avec le drapeau vert déployé et immobile ou avec une planchette verte fichée en terre ou tenue à la main ; la nuit avec un feu vert.

En cas de ralentissement accidentel comme celui que nécessite une réparation de voie, un drapeau roulé, un guidon blanc, ou un feu blanc indique le point à partir duquel le ralentissement doit cesser.

Les signaux portés par les trains consistent en signal de queue et lanternes. Le signal de queue est une plaque ronde peinte en rouge qui est accrochée à l'arrière du dernier véhicule pendant le jour. La nuit, le dernier véhicule porte une lanterne avec feu rouge ; on peut remplacer pendant le jour la plaque ronde par cette lanterne non allumée. Le dernier véhicule porte en outre deux autres lanternes dont nous avons parlé ; quant à la locomotive elle porte aussi des lanternes, dont il a été déjà question.

2° *Les signaux acoustiques* sont faits soit de la voie ou des stations, soit du train. Les premiers consistent en trompe, corne, sifflet de poche, pétards doublant les signaux optiques en temps de brouillard, cloches électriques.

Les signaux donnés par les trains sont faits par le sifflet à vapeur que nous avons examiné.

Les mécaniciens sifflent un coup allongé pour commander l'attention, notamment avant de se mettre en marche, à l'approche des stations même quand ils ne doivent pas s'y arrêter, toutes les fois qu'ils s'aperçoivent que la voie n'est pas libre, par exemple, lorsqu'il s'y trouve une ou plusieurs personnes, etc. Deux coups de sifflet brefs et saccadés commandent au personnel du train de serrer les freins, un coup bref de les desserrer. Des coups longs et répétés servent à demander une machine de secours ou de renfort.

Aux bifurcations, à l'approche des aiguilles qui doivent être abordées par la pointe et quelle que soit la position des signaux de la voie, le mécanicien demande la voie en donnant le nombre de coups de sifflet prolongés correspondant au rang qu'occupe la voie qu'il doit prendre; en comptant à partir de la gauche, savoir: un coup pour prendre la première voie, deux coups pour prendre la deuxième voie, etc. L'indicateur de direction d'aiguille lui indique si on lui a donné la bonne voie.

L'ordre de départ d'un train est donné au conducteur du train par le chef de gare, ou son représentant, au moyen d'un coup de sifflet de poche. Le conducteur de tête commande à son tour au mécanicien la mise en marche du train, au moyen d'un coup de cornet. Si le train mis en marche doit être aussitôt arrêté pour une cause quelconque le chef de gare en donne le signal par des coups saccadés et le conducteur de tête sonne la cloche ou le timbre du tender. Le mécanicien doit s'arrêter aussitôt qu'il entend le sifflet du chef de gare, avant même que le conducteur lui répète le signal.

Il peut arriver en cours de route une foule d'incidents que le mécanicien peut éviter en partie en portant une attention constante au fonctionnement de sa machine, à tout bruit insolite, à toute odeur de brûlé, cette dernière dénotant une pièce qui chauffe, c'est-à-dire qui, manquant de graissage, s'échauffe d'une façon inquiétante.

Pendant les stationnements prolongés, les précautions sont prises pour que la machine ne se mette pas d'elle-même en marche; le régulateur est fermé à fond, on place le changement de marche au point mort, on ouvre les purgeurs et on serre les freins à vis.

Les mécaniciens doivent éviter la production de la fumée dans les gares; quand le train à conduire n'est pas « dur », il est facile de charger le feu un temps suffisant avant d'arriver en gare pour qu'en y entrant le feu soit redevenu clair; si l'on est absolument obligé de charger le feu en gare, on réduit au minimum la production de fumée en n'employant pas de poussier mais seulement des morceaux un peu gros et non mouillés par l'eau d'arrosage (nous parlons ici de charbon brûlé, parce que le chauffeur arrose son combustible pour améliorer les conditions d'emploi, en agglomérant les menus avec l'eau); on a soin d'ouvrir le souffleur et la porte du foyer.

Le mécanicien ne doit pas perdre de vue certains chiffres très édifiants sur le fonctionnement du frein : la longueur d'un arrêt d'urgence avec le frein Westinghouse varie beaucoup; mais, dans les conditions moyennes, on peut compter qu'il peut s'effectuer respectivement en 300 mètres et

550 mètres quand la vitesse du train est de 85 et
115 kilomètres à l'heure ; si subitement un mécanicien voit surgir un obstacle devant lui à 300 mètres, il évitera la collision s'il marchait à 85 kilomètres à l'heure ; mais il touchera cet obstacle
avec une vitesse de 72 kilomètres s'il marchait à
115. On comprend donc que le mécanicien prudent
sache se réserver quelques secondes pour franchir
les points dangereux où peuvent surgir des
obstacles.

La marche à deux locomotives. *La marche à deux locomotives,*
c'est-à-dire en double traction, est
utilisée dans le cas de surcharge
d'un train sur une rampe ou pour éviter des cir-
culations de machines isolées ; c'est le mécanicien
de la première machine qui règle la marche ; la
vitesse doit être bien régulière et le graissage de
la seconde machine particulièrement soigné parce
que la poussière soulevée par la première l'expose
à des « chauffages ».

Les tableaux horaires. Le mécanicien est guidé dans la
marche du train par des *tableaux
horaires.* Ces tableaux, qui portent le nom de
« graphiques », sont très intéressants à examiner.
Étante donné la grande taille de ces tableaux, il ne
nous est pas possible d'en reproduire un dans cet
ouvrage ; il serait d'ailleurs si compliqué que le
lecteur qui ne saurait pas d'avance s'en servir en
trouverait difficilement la clef. Nous en expose-
rons seulement le principe.

Un graphique est un grand tableau sur lequel
sont reportés à la fois tous les trains d'une ligne,

quels que soient leur nature et leur sens. On comprend, dans ces conditions, que certains tableaux soient effrayants à regarder pour celui qui n'est pas entraîné à la lecture de pareils indicateurs.

Nous allons établir ensemble un tout petit graphique, réduit à sa plus simple expression.

Sur une ligne AB horizontale, nous allons mettre les heures : 6 heures, 6 h. 15, 6 h. 30,

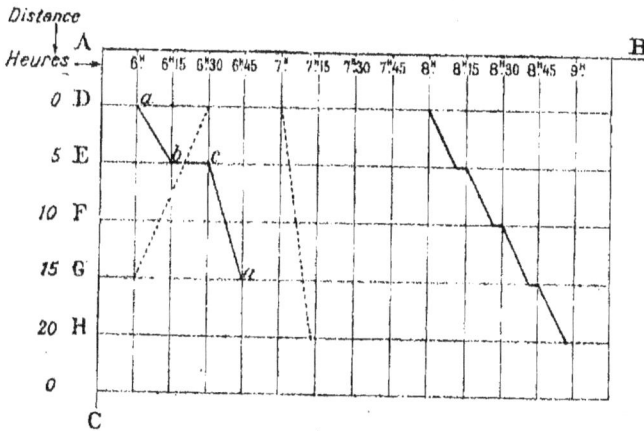

FIG. 60. — Principe d'un tableau horaire.

6 h. 45, 7 heures, 7 h. 15, etc., en ayant bien soin de mettre entre chaque quart d'heure la même distance sur le papier : sur la ligne verticale AC, nous mettrons les distances en kilomètres : 5, 10, 15, 20, etc.; avec, comme pour les heures, une même longueur sur le papier pour une même distance. Pour simplifier, nous supposerons qu'il y a juste une gare aux kilomètres marqués : nous appellerons ces gares D, E, F, G, H.

Supposons maintenant qu'un train parte de D à 6 heures et arrive à E à 6 h. 15. Pour indiquer

11

sa marche, nous tracerons le trait plein a, b du croquis; si ce train s'arrête 15 minutes à E, nous traçons le trait b, c; ce trait étant horizontal, cela prouve bien que le train n'a parcouru aucune distance, qu'il est bien resté au kilomètre 5 pendant les 15 minutes; il part de E à 6 h. 30 et arrive à G à 6 h. 45 sans s'arrêter à F.; le trait c, d est donc rectiligne de E à G. Si maintenant un train est parti également à 6 heures de la station G, qu'il soit allé d'un seul coup de G à D sans arrêts et qu'il arrive à D à 6 h. 30, on aura le trait pointillé. La rencontre du trait plein et du trait pointillé indique que c'est en gare de E que les deux trains se sont croisés.

Remarquons que les deux trains que nous venons de prendre sont particulièrement omnibus; si nous prenons maintenant un train rapide faisant du 100 à l'heure, c'est-à-dire parcourant 20 kilomètres en 12 minutes, nous obtenons le trait —.—. qui partant de D à 7 heures arrive à H à 7 h. 12. Ce train est passé sans arrêt à E à 7 h. 3, à F à 7 h. 6 et à G à 7 h. 9.

Comme on peut le constater, le trait représentant ce train est beaucoup plus vertical. Par conséquent, au premier examen d'un graphique, on peut se rendre compte si un train est très lent ou très rapide rien qu'à la verticalité du trait qui le représente.

Un train omnibus, s'arrêtant dans toutes les stations pendant 5 minutes et marchant à une vitesse moyenne de 80 kilomètres à l'heure entre les gares, partira, par exemple, à 8 heures de D et arrivera à H à 8 h. 55; son passage dans les gares intermédiaires aura lieu à 8 h. 10-8 h. 15 à E; à 8 h.25-

8 h. 30 à F; à 8 h. 40-8 h. 45 à G ; son trait sera un trait en escalier.

Un mécanicien qui possède un graphique complet, établi sur les bases de celui que nous venons d'étudier schématiquement, peut donc se rendre compte des trains qui le précèdent, de ceux qui le suivent, de ceux qu'il doit croiser et de l'heure à laquelle il passe devant telle ou telle gare. Ce sont là des renseignements précieux.

Mais le graphique comporte encore d'autres renseignements. Il indique le profil de la voie par une ligne placée sur le côté. Nous avons indiqué, sur notre schéma, cette ligne qui montre qu'il y a une côte en partant de D jusqu'à E, que de E à F la ligne est plate et qu'il y a une succession de montées et de descentes de F à G.

Enfin, on peut encore indiquer sur le graphique diverses circonstances de la ligne, comme par exemple les bifurcations rencontrées ; le signe que nous mettons en face de F indique qu'il y a une bifurcation prise en pointe quand on va de D vers G et qu'au contraire cette bifurcation est prise par le talon quand on va de G vers D.

Sur les grands graphiques, les différents types de trains sont indiqués par un trait différent, soit comme impression, trait plein, trait pointillé, soit comme couleur (noir, vert, bleu, etc.). Le numéro du train est inscrit à côté du trait.

Le retour au dépôt. La machine, qui a fini de remorquer un train, doit rentrer au dépôt. Les dépôts affectent des formes particulières suivant le nombre de locomotives qui doivent y séjourner. Les uns sont simplement constitués

par quelques voies branchées par des aiguillages
sur une voie principale qui dessert le dépôt;
d'autres sont au
contraire de vas-
tes édifices, appe-
lés rotondes en
raison de leur
forme; dans ces
rotondes, les
voies sont pla-
cées en éventail
et elles partent
toutes d'une pla-

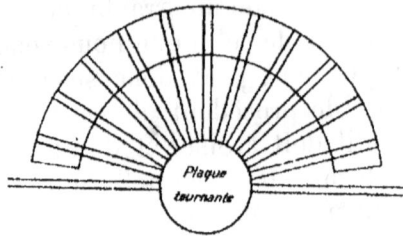

FIG. 51. — Type de rotonde demi-
circulaire desservie par une plaque
tournante.

que tournante centrale qui les dessert; à cette
plaque tournante aboutit la voie qui dessert le dé-

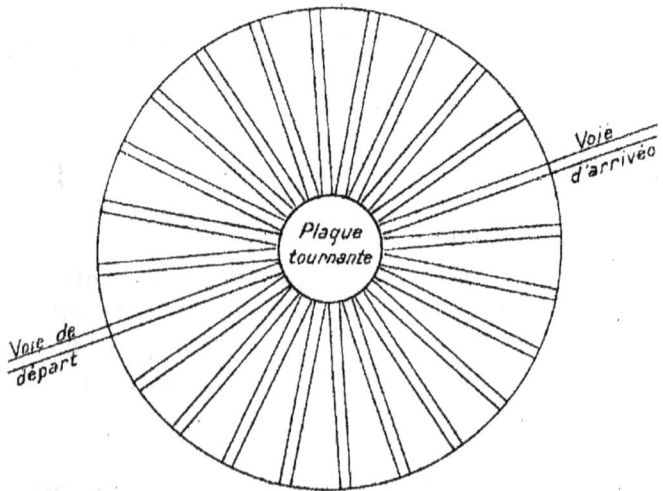

FIG. 52. — Type de rotonde circulaire.

pôt. Chaque voie reçoit une locomotive. La toiture
est percée d'autant de trous qu'il y a de voies, afin

que la locomotive de chaque voie ait au-dessus de sa cheminée un orifice permettant à la fumée de s'échapper.

Enfin des dépôts plus grands sont constitués par un bâtiment rectangulaire dans lequel les voies destinées à recevoir des loco- motives sont tou- tes placées per- pendiculairement à une voie cen- trale sur laquelle circule un grand transbordeur ; ce dernier prend les locomotives à un bout de la remise et les porte une à une devant la voie qui leur est affectée et sur la-

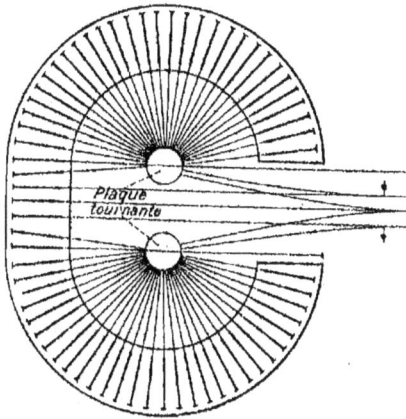

Fig. 53. — Remise à locomotives pour 67 machines (installée à Bordeaux).

quelle elles se placent par leur propre moyen.

Le premier soin du mécanicien à son arrivée au dépôt est de bien vérifier l'état de sa machine ; il examine soigneusement les essieux, le châssis, le mécanisme et il note sur un livre les réparations à faire. Pendant ce temps, le chauffeur jette le feu et ferme toutes les ouvertures de la chaudière afin d'éviter tout refroidissement brusque des tôles et des tubes dont le résultat serait des ruptures, des fissures et des relâchements dans les joints ; on décrasse les grilles, on vidange, on nettoie le cendrier et la boîte à fumée, on ramone les tubes.

Le nettoyage extérieur est une opération importante qui est à faire avec soin et régularité ; on commence par le mécanisme qui rouille s'il est mouillé, puis on passe à l'enveloppe de la chaudière et on termine par les roues et le bâti.

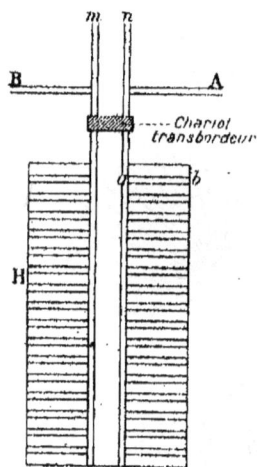

De temps en temps, on procède au grand lavage de la chaudière pour éviter l'accumulation des dépôts calcaires. Pour laver à froid, on ouvre les différents orifices ménagés à cet effet et on dirige dans la chaudière un jet d'eau aussi puissant que possible ; on aide l'action de l'eau en raclant avec des tringles les surfaces qu'on peut atteindre. Ce lavage a l'inconvénient d'exiger qu'on attende le refroidissement complet de la chaudière pour commencer le travail, car sans cela le jet d'eau provoquerait des fissures.

FIG. 54. — Rotonde à chariot transbordeur.

La locomotive arrive par la voie A ou la voie B, monte sur le chariot transbordeur; celui-ci roulant sur les voies m, n rentre dans le hangar H, s'arrête devant une voie a, b de ce hangar sur laquelle se place la locomotive.

Une autre méthode, qui ne présente pas ce défaut, consiste à envoyer de l'eau tiède dans la chaudière au moyen d'une pompe ou d'un éjecteur recevant d'une part de la vapeur, d'autre part de l'eau froide.

CHAPITRE VIII

LA SITUATION DU PERSONNEL
DES LOCOMOTIVES

Le personnel des locomotives est, on le conçoit, un personnel d'élite. Nombreux sont parmi les mécaniciens ceux qui sont passés par une école d'arts et métiers. En outre, les trains sont souvent conduits par des anciens élèves de l'École Centrale ou de Polytechnique qui sont obligés de faire, dans certaines Compagnies, un stage assez long comme chauffeur, puis comme mécanicien, avant d'arriver aux grades supérieurs auxquels ils sont destinés.

Le personnel des machines est choisi d'une façon toute spéciale, car la responsabilité de ces hommes est telle qu'il faut s'assurer qu'en dehors des capacités professionnelles ils ont certaines capacités morales indispensables à l'accomplissement de leur devoir : comme le sang-froid, la sobriété.

Tout homme qui veut devenir mécanicien doit d'abord être chauffeur au moins pendant six mois ; c'est là un minimum imposé par le ministre des Travaux publics. En réalité, la carrière du mécanicien débute en général dans les ateliers; c'est la meilleure éducation qu'il puisse recevoir, puisque en réparant ou en construisant les pièces, il apprend à en connaître les moindres détails.

Pour être chauffeur, il faut d'abord être français et passer un examen médical qui prouve que les organes de la vue et de l'ouïe sont absolument intacts. Ensuite, on doit subir un examen technique et des épreuves pratiques. L'examen technique comporte des notions sur les signaux, sur les principaux organes de la machine et du tender et notamment sur les appareils de sûreté; les essais pratiques comportent au moins l'arrêt de la machine, la manœuvre des freins et l'alimentation.

Pour être mécanicien, il faut être Français, avoir subi un examen sur la vue et l'ouïe, et avoir été chauffeur au moins six mois; il faut passer un examen technique et subir des épreuves pratiques; l'examen technique comporte le règlement des signaux, le règlement des mécaniciens, le règlement sur la circulation des trains ainsi que les instructions et ordres de service qui s'y rapportent, le montage et le démontage des principales pièces de la machine et du tender, le fonctionnement de tous les organes, la connaissance des organes et de la manœuvre des divers freins en usage sur le réseau de la Compagnie à laquelle appartient l'agent, les avaries de route et le moyen d'y remédier.

L'examen pratique comprend la conduite de plusieurs trains.

Enfin l'autorisation de monter sur la machine

pour être ou chauffeur ou mécanicien est donnée
par l'ingénieur en chef du contrôle de l'exploitation des chemins de fer qui reçoit, de la Compagnie
intéressée, le procès-verbal d'examen.

Le traitement du personnel des locomotives
comprend deux parties bien distinctes : une partie
fixe qui dépend de l'âge et du mérite et une
partie variable qui consiste en primes très différentes suivant les Compagnies. C'est ainsi qu'il
existe des primes pour la longueur de parcours
effectué, le retard gagné, l'économie de combustible et de matière de graissage, la régularité
de marche. A titre d'exemple, nous indiquerons
que certains mécaniciens arrivent à gagner ainsi
de 500 à 600 francs par mois ; mais ce sont généralement les mécaniciens affectés à la remorque
des grands rapides et ces chiffres sont des
maximums.

La plus grande durée de service du personnel
des locomotives est fixée par la loi à 10 heures.
Au point de vue de l'application du repos hebdo-
madaire, on a dû admettre des dérogations en
raison du service spécial des chemins de fer : une
équipe travaille 9 jours de suite et se repose le
dixième ; ce jour-là elle a un repos de 30 heures.

Le personnel des machines a droit à une retraite à 50 ans d'âge et 25 ans de service ; cette
retraite est de 2.585 francs pour les mécaniciens
et 1.640 francs pour les chauffeurs.

11.

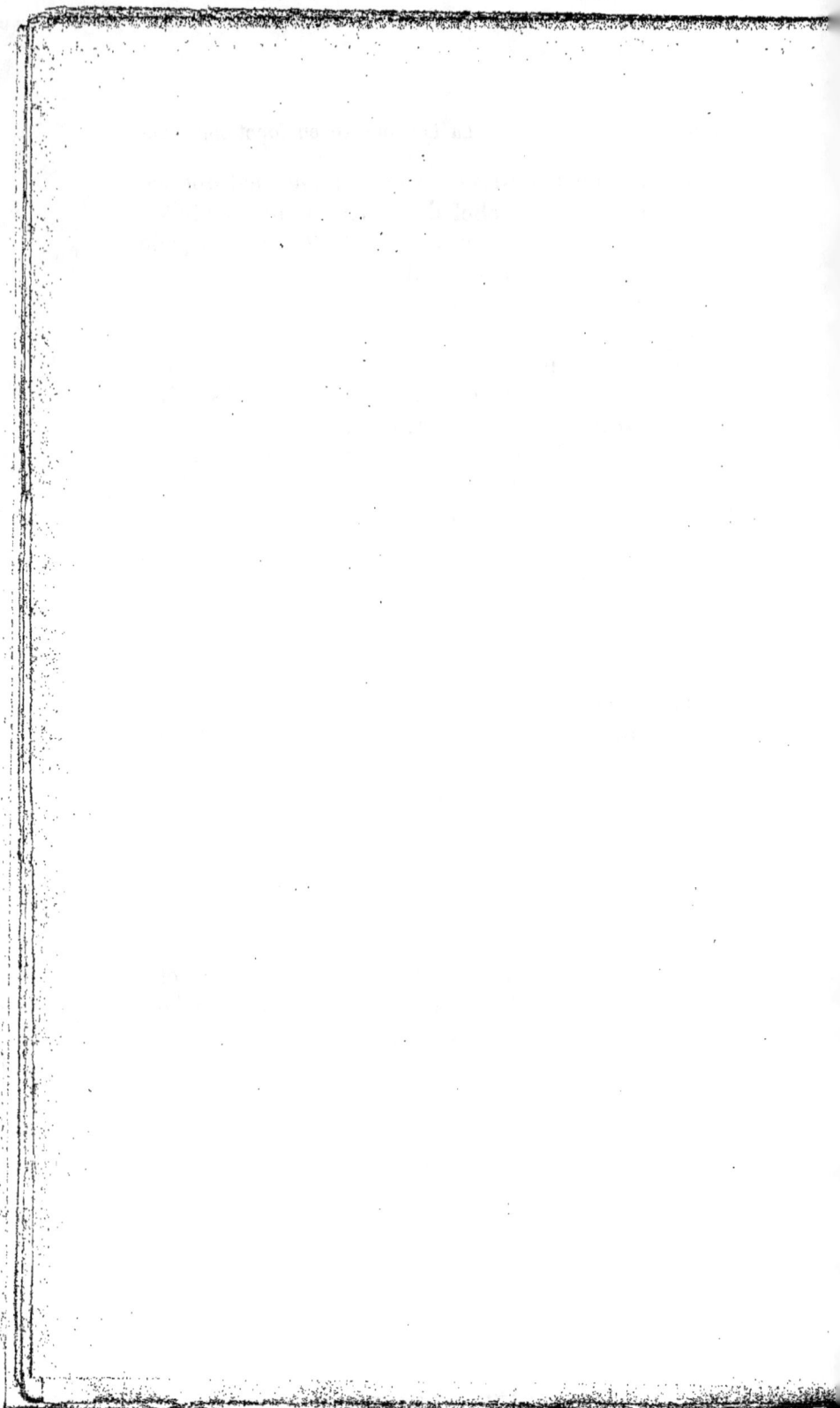

SIXIÈME PARTIE

LA CONSTRUCTION, LA CLASSIFICATION ET LES TYPES DE LOCOMOTIVES

CHAPITRE PREMIER

LA CONSTRUCTION DES LOCOMOTIVES

Étude préliminaire. On commence la construction d'une locomotive lorsque son étude a été faite par des ingénieurs spécialistes ; dans cette étude, on se fixe en somme la puissance que l'on veut obtenir et qui déterminera la quantité de vapeur qu'il faudra faire produire en un certain temps ; les dimensions de la chaudière et des tubes en découleront et celles du foyer seront déterminées en tenant compte de la surface de chauffe ; le foyer est surtout déterminé par la surface de sa grille.

Les sections du passage de l'air à travers le faisceau tubulaire, la disposition de l'échappement

sont étroitement liées avec les conditions de
marche des cylindres moteurs.

Les cylindres et les roues sont en rapport étroit ;
ils seront calculés de façon que l'effort moteur atteigne la valeur voulue. Le diamètre des roues

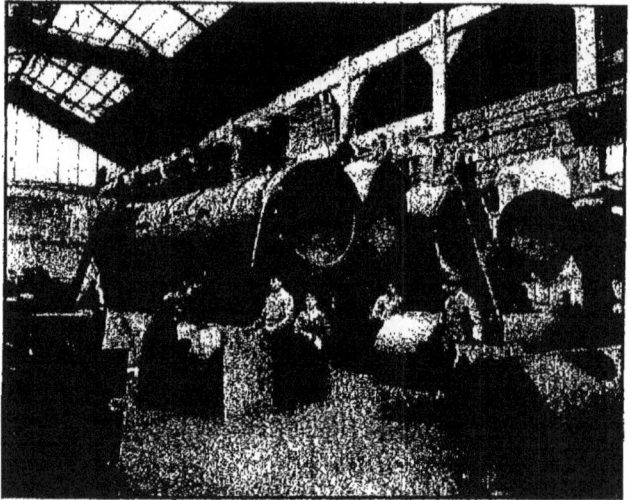

Fig. 55. — Atelier de montage de chaudières de locomotives.
Vue prise (ainsi que les deux suivantes) dans l'usine
de la Société Française de Constructions mécaniques, à Denain.

varie suivant leur position et leur relation avec
les appareils moteurs ; il est différent suivant qu'il
s'agit de roues porteuses ou de roues motrices.

Métaux employés. Comme métaux, on emploie dans
les locomotives : l'acier forgé ou
fondu, le fer, le cuivre ; ce dernier est employé
soit seul, soit en alliages avec d'autres métaux
comme l'étain, le zinc, le plomb, l'antimoine. Le

choix de tous ces métaux est approprié à l'organe ; le souci du choix est également guidé par des considérations de poids. Les conditions d'entretien interviennent également. La tendance générale dans les machines modernes est de substituer l'acier au fer et l'acier moulé à l'acier ou au fer forgé ; par économie, on substitue beaucoup l'acier au bronze ou au cuivre. Le foyer est généralement établi en cuivre ; c'est une partie extrêmement importante, notamment au point de vue de l'entretien. Les Américains y ont substitué depuis longtemps le foyer en acier, mais ses avantages restent somme toute assez discutés.

Tout dans les locomotives doit tendre vers la simplicité, en vue de diminuer l'entretien.

Atelier moderne de construction. Les ateliers modernes de construction de locomotives sont remarquables par leur agencement ; le travail y est organisé d'une façon rigoureusement méthodique ; les matières y suivent autant que possible un chemin régulier sans jamais revenir en arrière ; leur outillage est très varié ; il doit permettre le façonnage des tôles (coupe et cintrage), le finissage des pièces forgées ou fondues, la préparation des organes de fixation.

Dans un atelier de construction de machines bien compris, on distingue les grandes lignes suivantes : d'abord des laboratoires qui sont le plus souvent au nombre de trois : laboratoire de chimie avec outillage pour l'électrolyse nécessaire pour l'analyse des laitons, cuivres, bronzes ; laboratoire de mécanique où se fait la détermination pratique, rapide et précise de trois caractéristiques : limite

élastique, dureté et fragilité ; laboratoire physico-
chimique où l'on pratique couramment les recherches métallographiques.

Les matières premières, dont un essai a été fait
dans les laboratoires, passent dans différents ateliers. L'atelier de forge renferme des pilons qui

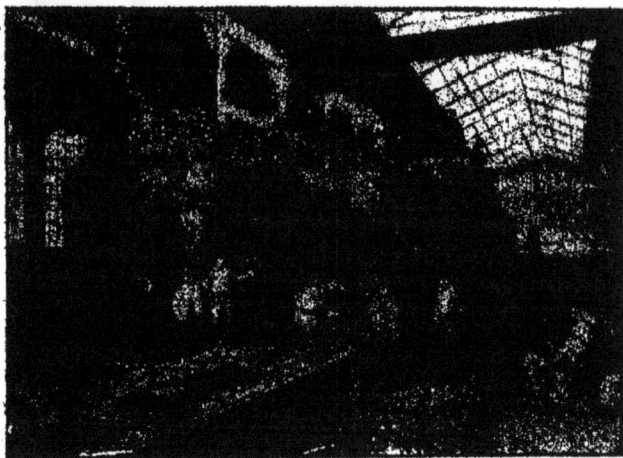

Fig. 56. — Locomotives sur mannequins.

sont commandés soit par la vapeur, soit par
moteurs électriques, et des presses hydrauliques
atteignant des puissances élevées de 1.000 à 1.200
tonnes servent à la préparation des tôles de foyers.
Dans la chaudronnerie, on opère le montage de la
chaudière et la confection des diverses tôles dont
on aura besoin. La chaudière avant d'être définitivement fixée sur la locomotive devra être essayée
pour s'assurer qu'elle est capable de résister aux
pressions qu'elle aura à supporter en service :
pour cet essai la chaudière est remplie d'eau et, au

moyen de la presse hydraulique, on donne à cette eau une pression supérieure de 6 kilogrammes au timbre de la locomotive. On laisse cette pression pendant 10 minutes et si aucune fuite ne s'est déclarée d'une façon permanente, c'est-à-dire si les organes légèrement déformés reviennent bien à leur place une fois l'essai terminé, la chaudière

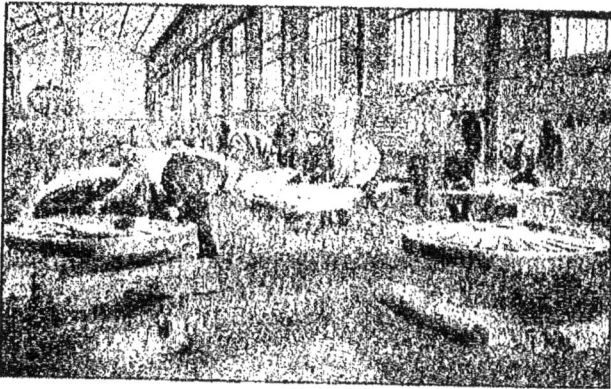

Fig. 57. — Atelier d'ébarbage des roues.

est déclarée bonne pour le service et on lui applique la plaquette de cuivre portant le chiffre du timbre, la date de l'essai et le poinçon du contrôleur des Mines.

Dans l'atelier des roues et des essieux s'effectue le montage de ces pièces et la fabrication des bandages qui sont appliqués à chaud sur les roues.

Les ateliers de mécanique renferment les machines-outils, et sont décomposés en plusieurs sections, dont chacune est affectée à tel genre de travail : dans celle-ci on travaillera les cylindres et les glissières, dans celle-là on s'occupera de la partie articulée de la machine : mouvements de distribution, bielles, etc. ; une autre sera chargée des organes accessoires.

Les pièces complètement achevées dans chacun de ces ateliers sont transportées mécaniquement (par grues automobiles à vapeur, par locomotives spéciales, etc.) dans l'atelier de montage.

Le montage d'une locomotive consiste à faire le montage du châssis et à fixer à ce dernier toutes les pièces constitutives de la machine.

Ce montage s'effectue sur une pièce que l'on nomme « le mannequin » et qui se compose de deux longs bancs en fonte formant une sorte de table. Sur une voie installée le long de ces mannequins se déplacent des chariots portant des moteurs électriques au moyen desquels on perce tous les trous nécessaires.

Ajoutons que la soudure des pièces s'effectue ainsi que le découpage des tôles par l'acétylène dissous produit par une station spéciale qui l'épure et le comprime dans des bouteilles qu'on transporte aux endroits voulus.

Prix des locomotives. Le prix des locomotives est essentiellement variable, car il dépend de la tenue du marché des métaux. Une locomotive se vend au poids comme une simple denrée. A titre d'indication, nous pouvons dire que le kilogramme de machine sans son tender se tient entre 1 fr. 50 et 2 francs ; dans ces conditions une machine pesant 60 tonnes, par exemple, coûterait entre 90.000 et 120.000 francs. On voit que c'est un chiffre fort respectable. Le tender se vend également au poids, de 0 fr. 60 à 0 fr. 70 le kilogramme.

Durée des locomotives. Quant à la durée des locomotives, elle est variable naturellement avec les conditions du service de chaque locomotive. Mais il existe un exemple intéressant de longueur de durée de locomotive : de 1849 à 1859, la maison Cail avait construit pour le Chemin de fer du Nord 60 locomotives dites Crampton ; ces machines avec les machines Buddicom étaient à un essieu moteur seulement. Au 1er mai 1889, 34 de ces machines étaient démolies après avoir parcouru chacune environ 900.000 kilomètres. La dernière de celles qui restaient fut démolie en 1895 ; elle avait été construite en 1849 et avait fourni un parcours de 1.300.000 kilomètres.

Les machines Buddicom datent de 1843. La Compagnie de l'Ouest a retiré du service, il y a quelques années, ses dernières Buddicom construites en 1845 ; le parcours de l'une d'elles atteignait, en 1900, 1.300.000 kilomètres.

CHAPITRE II

LA CLASSIFICATION DES LOCOMOTIVES

Les locomotives peuvent se classer de différentes façons : 1º suivant la nature de leur service ; 2º suivant la position des cylindres ; 3º d'après le nombre de roues ; 4º d'après la position de ces roues.

L'une des méthodes les plus employées est la méthode américaine qui consiste à définir le type de la machine soit par un nom, soit par un symbole chiffré, soit par un schéma. Le symbole chiffré indique le nombre de roues de chaque espèce de la locomotive sans son tender dans l'ordre suivant : porteuses avant, motrices, porteuses arrière. Cette méthode se répand en Europe où certains noms américains sont fort répandus : Atlantic, Pacific, Consolidation, etc. Étant donnée l'importance de ces types, on peut les prendre comme exemples de classification.

Le type Atlantic se représente par le schéma < ȯȯOOo ou par le symbole 4.4.2. Voici comment se lit le schéma : < indique l'avant de la locomotive, ȯȯ signifie deux paires de roues porteuses groupées en bogie, OO indique deux paires de

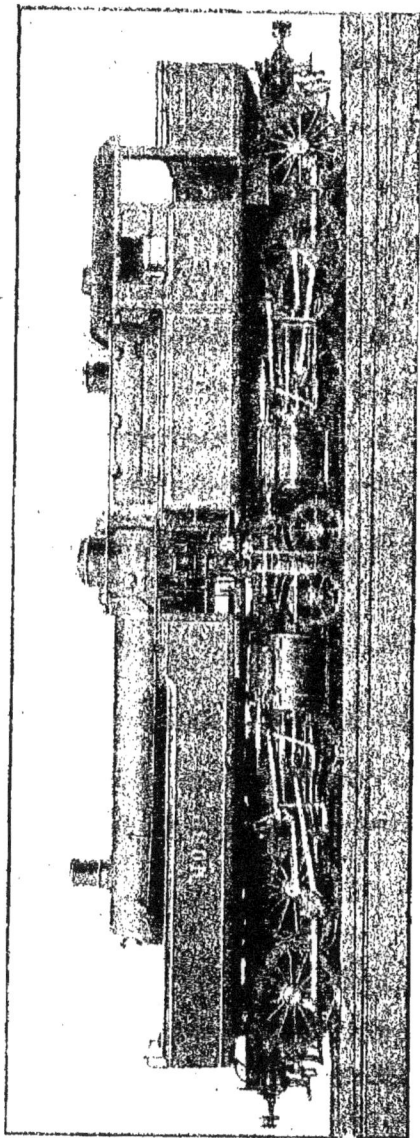

Fig. 58. — Locomotive-tender Compound, type du Bousquet, du Chemin de fer du Nord.
Deux jeux de trois essieux couplés avec un essieu porteur ; poids, 102 tonnes ; puissance, 2.000 chevaux.

roues motrices couplées et o une paire de roues porteuses arrière ; le symbole chiffré donne immédiatement quatre roues porteuses avant, quatre roues couplées motrices, deux roues porteuses arrière. Le type Pacific a pour schéma et symbole < ōoOOOo et 4.6.2. Le type Consolidation s'exprime par < oOOOO ou 2.8.0.

Il est à remarquer que la notation américaine en ce qui concerne le symbole chiffré ne s'applique pas au type de machines spécial dit « type articulé ». Le Chemin de fer du Nord français, notamment, possède un type de locomotive qui est composé à l'avant d'un groupe d'essieux complètement séparé d'un second groupe d'essieux placé à l'arrière. Chacun de ces groupes s'inscrit dans les courbes pour son propre compte et est actionné par des cylindres qui lui sont propres. Le premier groupe d'essieux a 6 roues motrices couplées et 2 roues porteuses ; le second 2 roues porteuses et 6 roues motrices couplées à l'arrière. Le schéma est le suivant : OOO o o OOO et pour le symbole il faut considérer la locomotive comme composée de deux machines et écrire (0.6.2. — 2.6.0.).

La notation des chemins de fer allemands reste la même pour le schéma, mais le symbole diffère complètement : les essieux porteurs sont désignés par des chiffres arabes, les essieux moteurs par des lettres majuscules en commençant toujours par l'avant de la locomotive supposé dirigé à gauche. La lettre A indique un seul essieu moteur, la lettre B deux essieux moteurs, la lettre C trois essieux moteurs, etc. Ainsi le type Atlantic s'écrit 2. B. 1, c'est-à-dire deux essieux porteurs avant, deux essieux moteurs, un essieu porteur arrière.

CHAPITRE III

LES TYPES DE LOCOMOTIVES

Remarques générales. Pour passer en revue les types divers de locomotive, le mieux est de suivre la classification par nombre des essieux couplés.

Nous ferons d'abord les remarques générales suivantes : nous avons vu que l'effort moteur de la locomotive devait rester au-dessous d'une valeur déterminée à partir de laquelle les aspérités que présentent les roues et les rails ne sont plus suffisantes pour les retenir en contact; les roues patinent alors sur les rails. On peut augmenter l'effort de traction d'une locomotive en augmentant le contact entre les roues motrices et les rails, c'est-à-dire en augmentant le nombre des essieux moteurs ou couplés. En un mot, plus grand est le nombre des essieux couplés, plus grand est l'effort qu'on peut demander à la locomotive. Actuellement les fortes machines marchandises sont à quatre essieux couplés ou cinq; avec plus de cinq essieux on arrive aux locomotives articulées.

Les locomotives à un seul essieu moteur. *Les locomotives à un seul essieu moteur* et, par conséquent, sans accouplement, comprennent les machines dites Crampton et celles dites Buddicom. La machine Crampton datait de 1848; l'essieu moteur était placé en arrière du foyer; ses organes étaient parfaitement conditionnés, sa stabilité très grande et les dépenses de combustible et d'entretien qu'elle nécessitait étaient faibles; elle a été abandonnée lorsque la charge des trains express a atteint plus de 100 tonnes. Les express conduits par ces machines en 1855 sur le réseau du Nord atteignaient des vitesses de 120 kilomètres à l'heure sur des descentes de 5 millimètres. On voit, en passant, que ce réseau a toujours tenu le record du monde de la vitesse.

Les machines Buddicom dataient de 1843 et leur essieu moteur était celui du milieu.

En Angleterre, on construit encore, mais rarement, des locomotives de ce type qui sont très simples et qui sont utilisées pour les trains à rares arrêts; leur défaut d'adhérence est sensible au démarrage et c'est pour cela qu'elles ne pourraient convenir aux trains s'arrêtant fréquemment.

Les locomotives à deux essieux couplés. *Les locomotives à deux essieux couplés non Compound* sont très souvent utilisées pour les trains de voyageurs; le diamètre de leurs roues varie habituellement entre 1 m. 70 et 2 m. 10, ce qui nécessite une élévation assez grande de l'axe de la chaudière pour que celle-ci ait un diamètre suffisant; cette élévation atteint et dépasse 2 m. 50. Cette catégorie de locomotives comprend sept dispositions différentes ; la première, exceptionnelle, consiste à n'avoir que les deux essieux couplés seulement ; la seconde a été très utilisée et comporte deux essieux couplés et l'essieu porteur en avant ; la troisième qui est maintenant préférée est celle des deux essieux couplés avec un bogie à l'avant, désignée à la Compagnie du Nord sous le nom d'Outrance. La quatrième donne les deux essieux couplés avec un essieu porteur arrière et n'est pas recommandée ; les cinquième et sixième sont l'une à deux essieux couplés disposés entre deux essieux porteurs, qui n'est plus en faveur aujourd'hui, et l'autre à deux essieux couplés entre un bogie avant et un essieu porteur arrière qui a été quelquefois adoptée sur les machines étrangères pour les machines lourdes. Enfin, la septième disposition consiste en deux essieux couplés entre un bogie arrière et un avant.

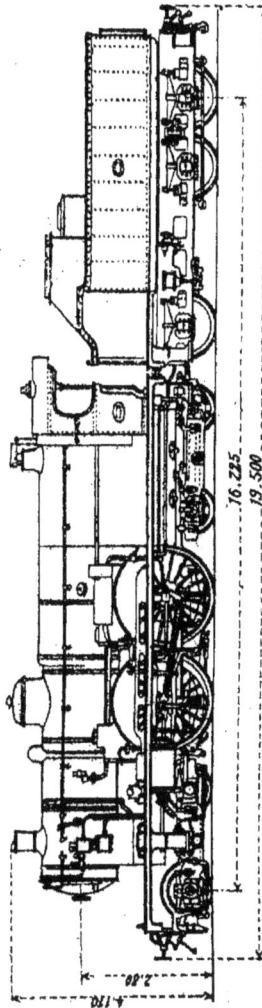

Fig. 59. — Locomotive du Nord français, construite par la Maison Schneider et Cⁱᵉ, au Creusot.

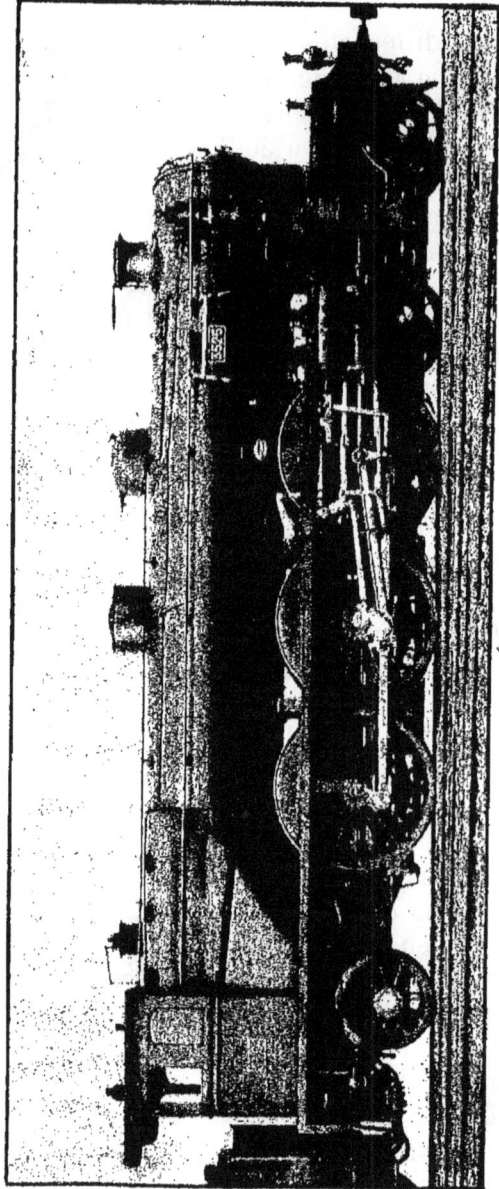

Fig. 60. — Locomotive Compound Pacific à surchauffeur de la Compagnie Paris-Orléans.

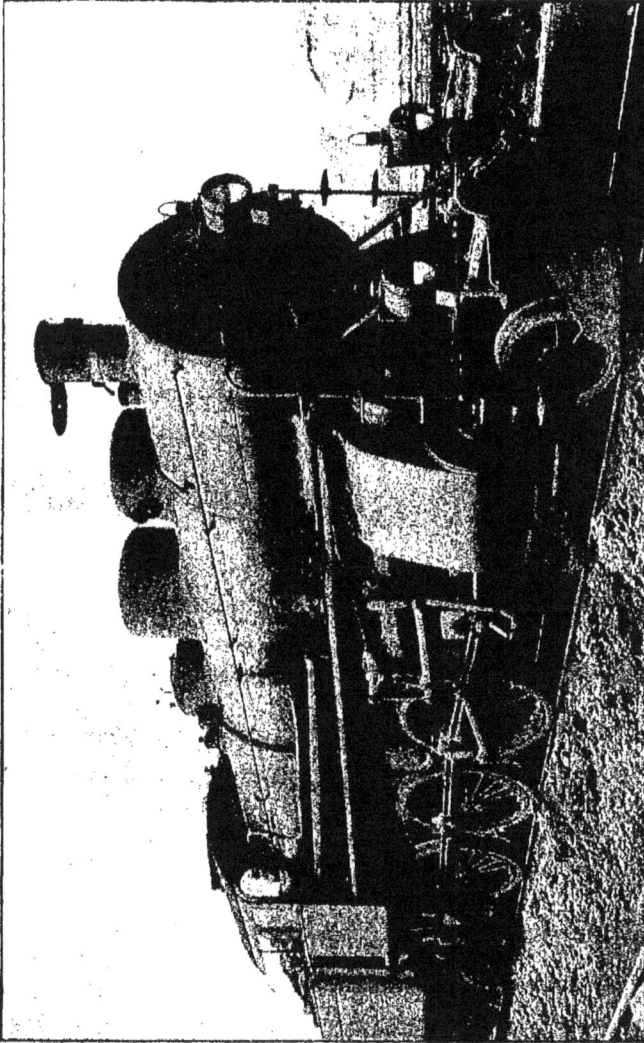

Fig. 61. — Locomotive du Chemin de fer du Gothard (photographie Ryffel).

12

Dans les *locomotives à deux essieux couplés Compound*, on emploie de préférence quatre cylindres formant deux groupes attaquant chacun un des deux essieux moteurs, et on emploie avantageusement l'accouplement des deux essieux.

La locomotive à deux essieux couplés et à bogie a été établie en 1892 par le Chemin de fer du Nord (dit type du Bousquet) et reproduite ensuite par les autres Compagnies françaises, avec seulement quelques changements de détail.

La Compagnie du Nord a créé en 1900 le type Atlantic, avec la disposition Compound à quatre cylindres ; ce type comporte l'emploi d'un bogie à l'avant et d'un essieu porteur à l'arrière permettant l'utilisation de fortes chaudières à grande grille. Les

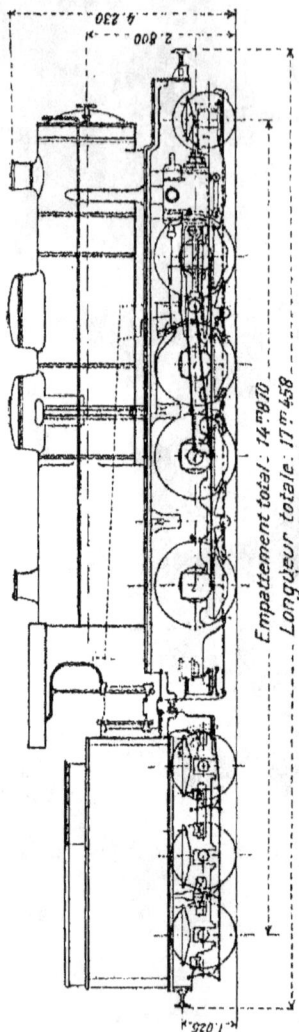

Fig. 62. — Schéma de la locomotive Compound 4 cylindres, surchauffeur Schmidt. 4 essieux couplés (Chemin de fer du Nord).

Empattement total : 14m970
Longueur totale : 17m458

machines qui remorquent les grands rapides du Nord appartiennent à ce type qui a été adopté aussi par la plupart des Compagnies françaises et même essayé en Angleterre.

Les locomotives à trois essieux couplés. *Les locomotives à trois essieux couplés* sont très fréquentes : beaucoup de ces machines sont à adhérence totale, c'est-à-dire n'ont pas d'autres essieux. Les cylindres peuvent être ou intérieurs ou extérieurs. Extérieurs, ils sont placés en avant des roues du premier essieu ; intérieurs il suffit qu'ils soient en avant de l'essieu qu'ils conduisent. De telles machines peuvent être Compound. Quand l'adhérence totale est inutile, on ajoute un essieu porteur placé généralement en avant et souvent remplacé par un bogie.

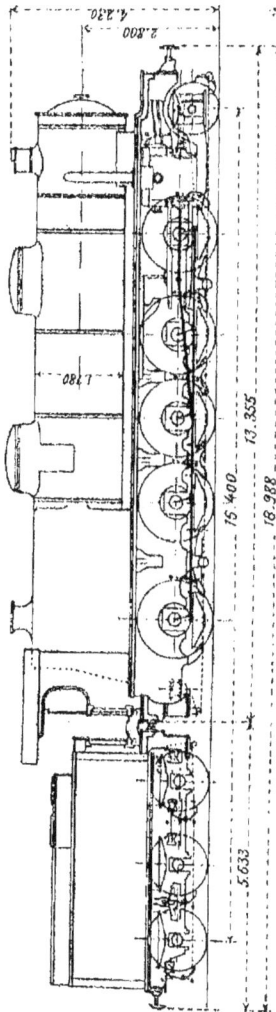

Fig. 63. — Schéma de la locomotive Compound 4 cylindres, surchauffeur Schmidt, 5 essieux couplés (Chemin de fer du Nord).

En augmentant le diamètre des roues, on permet de grandes vitesses, et ces machines sont très bonnes pour remorquer les lourds express.

Les locomotives à quatre essieux couplés. *Les locomotives à quatre essieux couplés* ont des roues de petit diamètre : 1 m. 20 à 1 m. 40, toutes accouplées, les cylindres étant presque toujours extérieurs ; le système Compound peut leur être appliqué. En France, presque toutes les Compagnies les utilisent pour remorquer des trains de marchandises sur de fortes rampes.

La locomotive à cinq essieux couplés. *Les machines à cinq essieux couplés* avec un essieu porteur avant sont quelquefois employées en Amérique où elles portent le nom de « décapodes ».

Les locomotives-tenders. *Les locomotives-tenders* sont des machines qui n'ayant pas de tender portent elles-mêmes leur approvisionnement en eau et charbon ; elles sont plus courtes, plus compactes, plus commodes pour les manœuvres de gare : d'autre part, elles peuvent être disposées pour circuler dans un sens ou dans l'autre, ce qui est précieux pour les services de banlieue où l'on ne se trouve pas obligé de les retourner à chaque parcours.

L'inconvénient est la limite du chargement en eau et charbon. Les machines-tenders de gare sont à deux, trois, quatre essieux couplés, le plus souvent trois ; leurs roues sont petites, car on leur demande un grand effort et aucune vitesse. Le

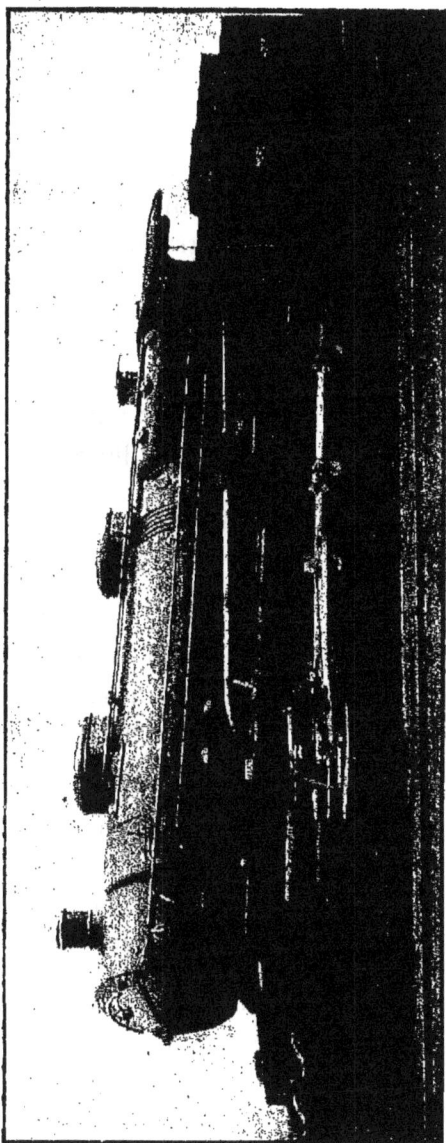

Fig. 64. — Locomotive Compound 4 cylindres, surchauffeur Schmidt (Chemin de fer du Nord).

changement de marche y étant manœuvré constamment, on préfère l'emploi de leviers à celui de la vis.

Les machines-tenders remorquant des trains ont aussi deux, trois, quatre essieux couplés, auxquels sont ajoutés souvent des essieux porteurs. Les machines-tenders, construites en 1900 par la Compagnie du Nord pour sa grande banlieue, sont à deux essieux couplés et à deux bogies porteurs circulant également bien dans les deux sens ; leur approvisionnement de charbon suffit pour la journée ; celui de l'eau assure de longs parcours ; les appareils de freins et de commandes sont tous en double pour que le mécanicien puisse se placer toujours face à la marche ; à cet effet un groupe d'appareils est placé dans la position ordinaire contre le foyer, l'autre est placé sur l'arrière de la locomotive.

Les machines-tenders à disposition Compound circulant sur la Petite-Ceinture sont très ingénieuses : elles sont à quatre cylindres, deux à deux, Compound en tandem, à trois essieux couplés et un bogie porteur en avant ; ces machines ont une très grande puissance de démarrage analogue à celle des machines électriques, ce qui est très utile pour une ligne à arrêts aussi fréquents.

Nous venons d'énumérer dans leurs grandes lignes les classes diverses de locomotives : il n'est naturellement pas possible d'entrer ici dans le détail de tous ces types ; mais afin de bien faire comprendre ce qui caractérise tel ou tel modèle de locomotive nous allons choisir deux types tout à fait récents de machines : une de trains de voyageurs et une de trains de marchandises, que nous examinerons à fond.

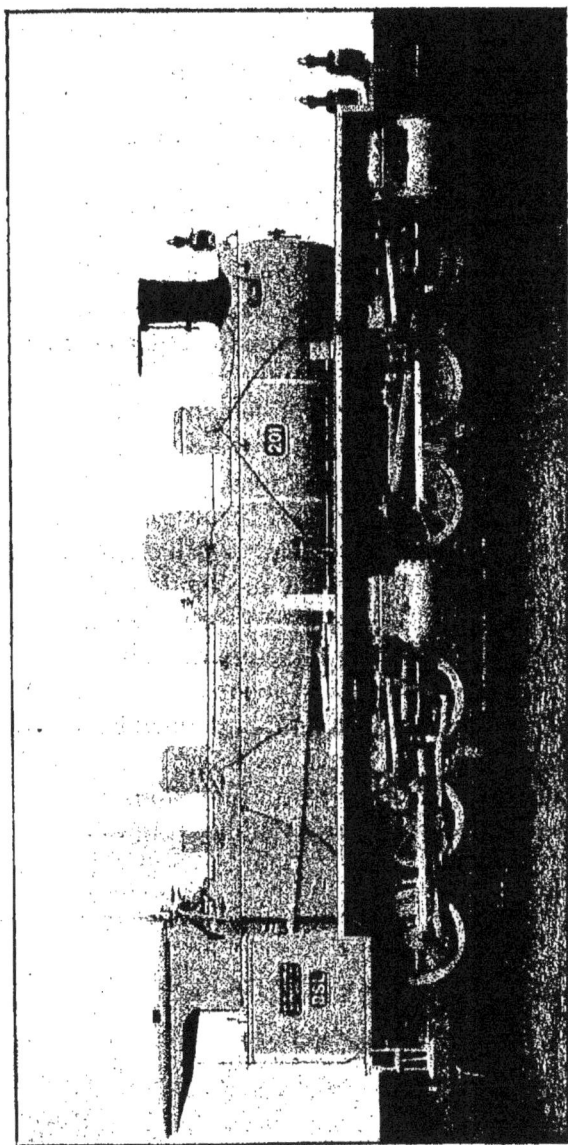

Fig. 65. — Locomotive Compound articulée à 6 essieux moteurs, construite par la Société des Batignolles pour chemin de fer à voie étroite (1 mètre).

Poids de la locomotive : 44.050 kilos en ordre de marche ; poids du tender : 29.265 kilos en ordre de marche. Total : 73 315 kilos. Cette photographie montre en outre un chariot transporteur de locomotive.

Détails de deux locomotives prises comme exemple. *La « Pacific » du P.-L.-M. pour trains de voyageurs.* — Cette locomotive porte le numéro 6001 ; elle était exposée à Gand par la Compagnie Paris-Lyon-Méditerranée. Construite dans les ateliers de la Compagnie, elle assure le service des trains rapides et express à fort tonnage.

C'est une machine Compound à surchauffeur. Elle avait d'abord été construite sans surchauffeur et comparée en service avec une locomotive non Compound, c'est-à-dire à simple expansion, mais munie d'un surchauffeur : on constata que cette dernière machine l'emportait sur la première ; on adopta donc ce type. Depuis lors, on construisit une locomotive Compound à vapeur surchauffée qui donna des résultats meilleurs que les machines à simple expansion munies de surchauffeur. C'est alors que l'on décida de tenter de réunir sur une locomotive les qualités de chacune de celles dont nous venons de parler et la locomotive 6001 fut transformée, elle possède donc maintenant l'expansion en Compound avec surchauffeur.

Les dimensions principales et le poids de cette locomotive sont donnés par le tableau suivant :

Grille.	
Longueur développée	2ᵐ125
Largeur . . . . { à l'avant .	2ᵐ086
{ à l'arrière .	1ᵐ922
Surface . . . . G	4ᵐ225
Inclinaison	12ᵒ

Foyer.

Hauteur intérieure (comptée jusqu'au-dessous du cadre)	à l'avant	2ᵐ016
	à l'arrière	1ᵐ530
Longueur intérieure	en haut	2ᵐ258
	en bas	2ᵐ078
Largeur intérieure	à hauteur de l'axe de la chaudière	1ᵐ516
	en bas { à l'avant	2ᵐ086
	à l'arrière	1ᵐ922
Épaisseur du cuivre	des parois latérales et de la plaque arrière	0ᵐ014
	de la plaque { aux tubes	0ᵐ025
	tubulaire { en bas	0ᵐ014

Tubes à fumée (lisses).

Nature du métal	acier
Nombre de tubes { de 0ᵐ055 de diamètre extérieur	143
de 0ᵐ133 de diamètre extérieur	28
Épaisseur des tubes { de 0ᵐ055	0ᵐ002
de 0ᵐ133	0ᵐ004
Longueur entre les plaques tubulaires	6ᵐ000

Tubes surchauffeurs.

Nature du métal	acier
Nombre d'éléments surchauffeurs	28
Diamètre extérieur	0ᵐ035
Épaisseur	0ᵐ0035

Surface de chauffe.

Foyer (compté au-dessus de la grille)	F	15ᵐ²87
Tubes (développement intérieur y compris l'épaisseur des plaques tubulaires)	T	203ᵐ²244
Totale	S	219ᵐ²231
Rapport de la surface des tubes à celle du foyer	$\frac{T}{F}$	12,82
Rapport de la surface totale à celle de la grille	$\frac{S}{G}$	51,60

Surface de surchauffe.

Surface de surchauffe	s	70ᵐ²263
Rapport de la surface de surchauffe à la surface de chauffe	$\frac{s}{S}$	0,322

Chaudière.

Longueur extérieure de la boîte à feu. . { en haut.	2^m543
en bas .	2^m309
Largeur extérieure de la boîte à feu en { à l'avant.	2^m341
bas . . . . { à l'arrière.	2^m181
Diamètre intérieur de la grande virole du corps cylindrique.	1^m680
Longueur du corps cylindrique	5^m899
Épaisseur des tôles du corps cylindrique	0^m019
Nature du métal des tôles du corps cylindrique . .	acier
Longueur intérieure de la boîte à fumée. . . .	2^m630
Diamètre intérieur de la boîte à fumée.	1^m718
Du dessus du rail à l'axe de la chaudière	2^m900
Du dessus du rail au-dessous du cadre du foyer à l'avant.	1^m202
Volume d'eau au niveau réglementaire.	8^{m3}820
Volume de vapeur	2^{m3}800
Capacité totale de la chaudière.	11^{m3}620
Timbre de la chaudière	16 kg.

Cheminée.

Diamètre intérieur de la che- { en haut.	0^m436
minée. . . . . { dans la partie rétreinte.	0^m356
Hauteur du dessus de la cheminée au-dessus du rail (abstraction faite du capuchon).	4^m253
Hauteur de la partie rétreinte au-dessus du rail. .	3^m573
Hauteur du dessus de la tuyère fixe d'échappement au-dessus du rail	2^m900

Sections de passage d'air.

A travers la grille 0,500	G	2^{m2}125
A travers les tubes	t	0^m25280
Section intérieure libre de la cheminée. . . .	c	0^m20995
Rapport . . . . $\dfrac{t}{c}$		5,30

Châssis.

Écartement intérieur des longerons		1^m234
Épaisseur des longerons		0^m028
Largeur extérieure du tablier . . . . { à l'avant.		2^m600
{ à l'arrière.		2^m880
Longueur de la machine à l'extrémité des tampons.		13^m990
Écartement des essieux. . . . . . . { 1er et 2e. .		2^m300
{ 2e et 3e. .		1^m700
{ 3e et 4e. .		2^m100
{ 4e et 5e. .		2^m100
{ 5e et 6e. .		3^m030
{ extrêmes .		11^m230

Roues montées et essieux.

Diamètre des roues avec bandages de 70mm d'épaisseur	1er essieu .	1m000
	2e essieu .	1m000
	3e essieu .	2m000
	4e essieu .	2m000
	5e essieu .	2m000
	6e essieu .	1m360
Jeu latéral des roues de chaque côté de la machine	bogie . . . . . rotule . .	0m060
	essieux . . .	0m001
	3e, 4e et 5e essieux.	0m001
	bissel . . . . . rotule . .	0m066
	essieux . .	0m001
Écartement intérieur des bandages.		1m360

Mouvement.	ADMISSION (Cylindres extérieurs)	DÉTENTE (Cylindres intérieurs)
Nombre de cylindres.	2	2
Diamètre des cylindres.	0m420	0m620
Course des pistons.	0m650	0m650
Section des cylindres C	0m²1385	0m²3019
Volume d'une cylindrée.	0m³090	0m³196
Écartement d'axe en axe des cylindres.	2m200	0m660
Longueur des bielles motrices. . L	2m450	1m675
Rayon des manivelles. . . . . R	0m325	0m325
Rapport de la longueur des bielles aux manivelles. . . . . . . $\frac{L}{R}$	7,53	5,15
Avance des manivelles des cylindres de détente sur celles des cylindres d'admission	180°	

Distribution.

	ADMISSION	DÉTENTE
Type de la distribution.	Walschaert	Walschaert
Type des tiroirs	cylindrique	cylindrique
Diamètre des tiroirs.	0m230	0m320
Course maxima des tiroirs. . . .	0m142	0m127
Recouvrement à l'admission	0m019	0m034
Recouvrement à l'échappement . . .	— 0m008	— 0m004
Introduction moyenne maxima sur les 2 faces du piston	88 °/₀	63 °/₀
Angle d'oscillation de la coulisse . .	43° 30′	40° 8′

	ADMISSION (Cylindres extérieurs)	DÉTENTE (Cylindres intérieurs)
Sections de passage de vapeur.		
Longueur des lumières	0ᵐ390	0ᵐ620
Section des lumières d'admission. A	0ᵐ²0156	0ᵐ²0310
Section des lumières d'échappement E	0ᵐ²0156	0ᵐ²0310
Tuyau d'admission . . . . . . a	0ᵐ²0154	0ᵐ²0240
Tuyau d'échappement . . . . . e	0ᵐ²0240	0ᵐ²0342
Rapports . . . . $\frac{C}{A}$	8,87	9,74
$\frac{C}{E}$	8,87	9,74
$\frac{C}{a}$	8,99	12,58
$\frac{C}{e}$	5,76	8,82
Échappement variable.		
Section pour l'ouverture maxima		0ᵐ²0237
Section pour l'ouverture minima		0ᵐ²0150
Poids.		
Machine vide (avec bandages de 55 m/m)		83.890ᵏᵍ
Machine en situation moyenne de marche. 1ᵉʳ essieu		10.580
2ᵉ essieu		10.580
3ᵉ essieu		18.500
4ᵉ essieu		18.500
5ᵉ essieu		18.500
6ᵉ essieu		16.680
Total .		93.340
Poids suspendu		70.840
Poids non suspendu		22.500
Poids adhérent		55.500
Lacet.		
Maximum du moment produisant le lacet à la vitesse limite (120 kilomètres à l'heure). . . .		12.502ᵏᵍᵐ
Amplitude, indépendante de la vitesse, du mouvement de lacet, à 1 mètre du centre de gravité		0ᵐ000188
Amplitude, indépendante de la vitesse, du mouvement de lacet, au milieu du bogie.		0ᵐ000915

Tangage.	
Maximum de l'effort produisant le tangage à la vitesse limite (120 kilomètres à l'heure)	1.712^{kg}
Amplitude, indépendante de la vitesse, du mouvement de tangage	0^{m}000329
Les roues motrices ont reçu des contrepoids les équilibrant complètement au point de vue des efforts qui tendraient à les soulever.	

Un tel tableau définit parfaitement, pour les techniciens, l'ensemble de la locomotive : nous avons tenu à le donner en entier, même en ce qui concerne les points purement techniques sur lesquels nous ne pouvons pas donner d'explications détaillées, car elles dépasseraient le cadre de cette petite étude ; le lecteur en examinant ce tableau pourra se rendre compte de la complication des organismes d'une locomotive et de la minutie qui est apportée dans sa construction.

Le poids de cette machine 6001 est considérable, il s'agit exclusivement dans les 83.890 kilogrammes du poids de la locomotive seule, sans son tender.

La chaudière, sauf le foyer qui est en cuivre, est entièrement en tôle d'acier doux. Le corps cylindrique est formé de trois viroles. L'intervalle entre l'enveloppe et la chaudière est garni de feutre d'amiante. La porte de foyer est à charnière horizontale. Elle est formée de trois vantaux. Deux leviers commandent l'ouverture des vantaux extrêmes. Celui du milieu bute sur les deux précédents. Il s'ouvre donc forcément dès qu'on agit sur l'un ou sur l'autre des leviers. Ces derniers sont pourvus de contrepoids suffisants pour main-

13

tenir la porte ouverte, mais pas assez lourds cependant pour l'empêcher de se fermer automatiquement sous l'action du flux de vapeur, au cas où un tube de la chaudière viendrait à se rompre. Cette porte facilite donc le chargement, tout en assurant la sécurité du personnel.

Le surchauffeur est du système Schmidt.

Le châssis est constitué par deux longerons réunis entre eux par huit traverses et les cylindres intérieurs. La traverse avant est en acier profilé et porte les tampons et les pièces d'attelage, la traverse arrière est en tôle ; les six traverses intermédiaires sont en acier moulé.

Les quatre roues porteuses avant de la locomotive sont réunies en bogie et les deux roues porteuses arrière forment un bissel. Les roues motrices ont un diamètre de 2 mètres. Le premier essieu moteur commandé par les cylindres intérieurs à basse pression est coudé : les cylindres extérieurs à haute pression attaquent le deuxième essieu couplé.

Le châssis est suspendu aux essieux couplés par des ressorts à lames. Les pistons sont en acier moulé avec tiges en acier ; les glissières sont en acier forgé. Les bielles motrices et d'accouplement sont en acier.

La distribution de la vapeur dans les cylindres extérieurs et intérieurs est du système Walschaert.

La vapeur, prise dans la chaudière au moyen du régulateur, arrive dans un compartiment du collecteur de vapeur qui la distribue dans les 28 éléments du surchauffeur Schmidt, d'où elle débouche dans le deuxième compartiment du collecteur pour se rendre enfin aux cylindres à haute pression par

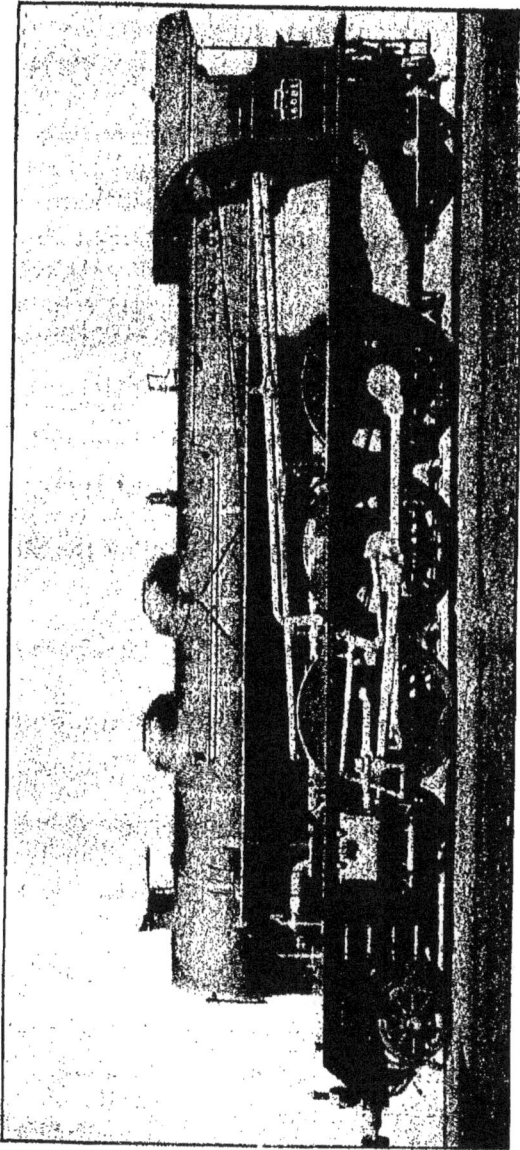

FIG. 66. — Locomotive à voyageurs, type Pacific (Chemin de fer du P.-L.-M.).

deux tuyaux partant des deux extrémités de ce compartiment.

La locomotive est munie d'une sablière à vapeur, système Gresham, amenant le sable sur les rails à l'avant des roues du 3ᵉ essieu et à l'arrière des roues du 5ᵉ essieu. La machine est munie d'un indicateur-enregistreur de vitesse, système Flaman, et elle possède aussi un appareil enregistreur de signaux électro-pneumatique. L'enregistrement des signaux se fait sur le graphique de l'indicateur de vitesse.

Enfin la machine porte tous les organes nécessaires pour le fonctionnement du frein continu et du chauffage par la vapeur.

Les essais effectués sur cette locomotive ont été très intéressants, nous les résumons ici, car ils seront pour le lecteur une indication de la façon dont on procède à ces essais.

On a fait remorquer à la machine 6 trains (3 aller et 3 retour) d'essai entre Laroche et Dijon. Cette section de ligne est la plus difficile de la grande artère Paris-Marseille. Elle comporte ce que l'on appelle un profil en « dents de scie » et qu'il est inutile de définir autrement; en arrivant à Blaisy ce profil présente une pente de 8 millimètres par mètre après avoir racheté une différence de niveau de 318 m. 21 sur un parcours de 133 kilomètres. Les tonnages des trains d'essai ont été respectivement de 288, 384 et 487 tonnes (non compris la machine et le tender), chaque train ayant servi une fois à l'aller et une fois au retour ; le tableau que nous donnons indique pour chacun de ces trains : 1° le temps de parcours Laroche-Blaisy (le seul intéressant, étant donné que le parcours Blaisy-

Dijon est en pente continue); 2° la puissance moyenne en chevaux développés dans les cylindres sur ce même parcours, ainsi que la puissance moyenne recueillie au crochet du tender et les chiffres de consommation d'eau et de charbon.

Voici un tableau qui donne le résultat des essais :

DATE DE L'ESSAI	TONNAGE DES TRAINS (non compris la machine et le tender)	TEMPS MIS POUR ALLER DE LAROCHE A BLAISY-BAS	PUISSANCE MOYENNE INDIQUÉE	PUISSANCE MOYENNE ABSORBÉE AU CROCHET DE TRACTION DU TENDER	CHARBON DÉPENSÉ POUR LA REMORQUE DU TRAIN	EAU DÉPENSÉE POUR LA REMORQUE DU TRAIN	EAU VAPORISÉE PAR KILO DE CHARBON CONSOMMÉ	DÉPENSES PAR CHEVAL-HEURE INDIQUÉ		DÉPENSES PAR CHEVAL-HEURE ABSORBÉ AU CROCHET DE TRACTION DU TENDER	
								Charbon	Eau	Charbon	Eau
1913		Min. sec	chevaux	chevaux	kg.	m³	litres	kg.	litres	kg.	litres
4 fév.	384 tonnes	83,55	1.774	1.022	3.149	20.447	6.49	1.16	7.57	2.02	13.15
5 fév.		84.43	1.741	1.050	3.019	20.997	6.93	1.13	7.86	1.88	13.05
6 fév.	487 tonnes	85.39	1.885	1.274	3.199	24.250	7.65	1.09	8.39	1.63	12.45
7 fév.		87.2	1.851	1.246	3.116	24.203	7.76	1.06	8.23	1.58	12.2
12 fév.	278 tonnes	77.14	1.857	992	2.780	20.321	7.31	1.10	8.09	2.07	15.15
13 fév.		76.20	1.954	1.021	2.917	21.057	7.21	1.09	7.90	2.09	15.12

La machine a pu développer dans les cylindres une puissance moyenne de 1.954 chevaux, pendant la remorque du train de 278 tonnes, et de 1.885

chevaux pendant celle du train de 487 tonnes.

Le train de 487 tonnes a franchi la distance de Laroche à Blaisy en 85 minutes 2/3, et celui de 278 tonnes en 76 minutes 1/3. Pour ce dernier train la vitesse a été très voisine, sur la presque totalité du parcours, du maximum permis par les conditions d'établissement de la voie.

Avant la mise en service des locomotives Pacific le tonnage du train Côte d'Azur rapide était précisément de 278 tonnes. Il était remorqué par des machines à 3 essieux couplés avec bogies à l'avant et le temps alloué pour le parcours Laroche-Blaisy était de 99 minutes.

Le train d'essai de 278 tonnes a donc gagné 22 minutes 2/3 sur cet horaire avec le même tonnage et le train de 87 tonnes a gagné 13 minutes 1/3 avec un tonnage supérieur de 75 %.

Le tender accouplé à la locomotive 6001 a été construit en 1913 par un constructeur extérieur à la Compagnie, mais sur les plans de celle-ci. Voici le tableau de ses caractéristiques :

Châssis.

Longueur à l'extrémité des tampons.	9ᵐ460
Hauteur du dessus du rail au-dessus du tablier à l'avant.	1ᵐ708
Écartement intérieur des longerons des bogies. . .	1ᵐ750
Écartement des essieux. { entre les 2 essieux des bogies	2ᵐ000
{ entre les 2 bogies. . .	2ᵐ100

Roues et essieux.

Diamètre des roues.	1ᵐ100
Écartement intérieur des bandages	1ᵐ360
Jeu latéral des roues de { bogie avant . { rotule .	0ᵐ060
chaque côté du tender. { { essieux.	0ᵐ001
{ bogie arrière — essieux .	0ᵐ001

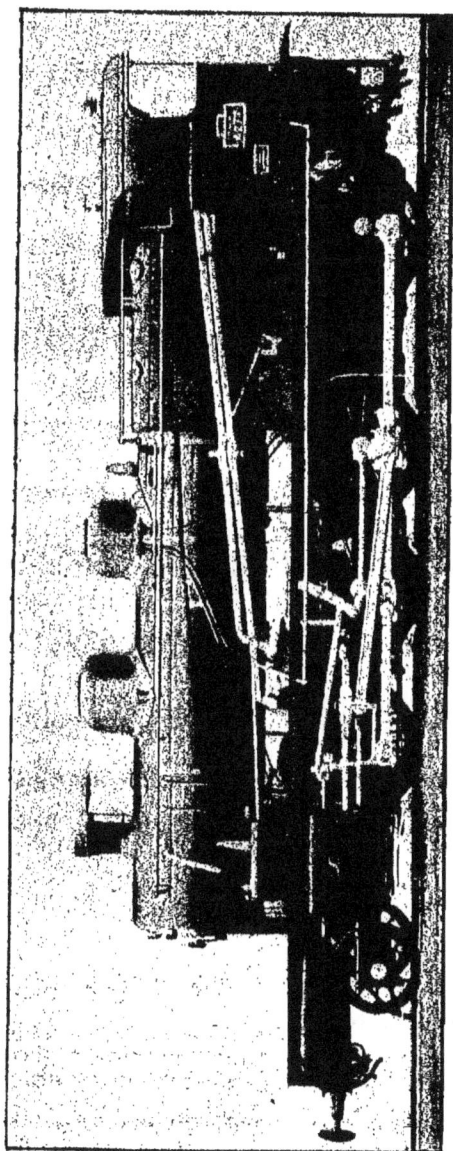

Fig. 67. — Locomotive à marchandises, type Consolidation (Chemin de fer du P.-L.-M.).

Caisse à eau.	
Longueur totale extérieure	6ᵐ892
Largeur extérieure	2ᵐ900
Hauteur extérieure	1ᵐ649
Capacité	28ᵐ3
Poids.	
Tender vide (avec bandages de 52ᵐᵐ5)	26.930ᵏᵍ
Eau	28.000
Combustible	5.000
Outillage	.650
Tender avec bandages mi-usés, approvisionnement au complet . . . . . ⎰ 1ᵉʳ essieu.	15.250
2ᵉ essieu.	15.250
3ᵉ essieu.	15.040
4ᵉ essieu.	15.040
Total.	60.580

Ce tender à 2 bogies contient une quantité d'eau de 28 mètres cubes. Le frein possède non seulement le frein à air comprimé, automatique et modérable, mais aussi le frein à main. Il est muni d'une cloche d'appel, d'un robinet d'arrosage de charbon et de crochets pour supporter les gros outils à feu ; il possède une conduite de vapeur qui permet à la vapeur de la locomotive de passer de cette dernière dans le train pour le chauffer.

La « Consolidation » du P.-L.-M. pour train de marchandises. — Cette locomotive est une machine marchandises du type Consolidation (un essieu porteur et 4 essieux moteurs) construite par la Société de construction des Batignolles sur les plans de la Compagnie Paris-Lyon-Méditerranée. Elle est compound à 4 cylindres et à surchauffe et voici ses caractéristiques :

Grille.		
Longueur développée		2ᵐ915
Largeur		1ᵐ022
Surface	G	2ᵐ998
Inclinaison		16°56′40″

Foyer.

Hauteur intérieure (comptée jusqu'au-dessous du cadre)	à l'avant .	2ᵐ184
	à l'arrière.	1ᵐ372
Longueur à l'intérieur.	en haut .	2ᵐ745
	en bas . .	2ᵐ802
Largeur intérieure	en haut .	1ᵐ208
	en bas . .	1ᵐ022
Épaisseur du cuivre.	des parois latérales et de plaque arrière	0ᵐ014
	de la plaque } aux tubes.	0ᵐ025
	tubulaire . } en bas . .	0ᵐ014

Tubes à fumée.

Nature du métal.		acier
Nombre de tubes lisses.	de 0ᵐ050 de diamètre extérieur.	19
	de 0ᵐ127 de diamètre extérieur.	21
Nombre de tubes à ailettes de 0ᵐ070 . . .		64
Épaisseur des tubes .	lisses. { de 0ᵐ050. . .	0ᵐ0022
	{ de 0ᵐ127. . .	0ᵐ0045
	à ailettes de 0ᵐ070 . . .	0ᵐ0025
Nombre d'ailettes à chaque tube		8
Hauteur des ailettes		0ᵐ012
Épaisseur moyenne des ailettes.		0ᵐ002875
Longueur entre les plaques tubulaires		4ᵐ000

Tubes surchauffeurs.

Nature du métal.	acier
Nombre d'éléments surchauffeurs.	21
Diamètre extérieur.	0ᵐ034
Épaisseur	0ᵐ0035

Surface de chauffe.

Foyer (compté au-dessus de la grille).	F	15ᵐ249
Tubes (développement intérieur y compris l'épaisseur des plaques tubulaires)	T	134ᵐ226
Totale.	S	149ᵐ275
Rapport de la surface des tubes à celle du foyer.	$\frac{T}{F}$	8,67
Rapport de la surface totale à celle de la grille.	$\frac{S}{G}$	50,25

Surface de surchauffe.

Surface de surchauffe	s	33ᵐ263
Rapport de la surface de surchauffe à la surface de chauffe.	$\frac{s}{S}$	0,225

13.

Chaudière.

Longueur extérieure de la boîte à feu	3m020
Largeur extérieure. . . . . { en haut.	1m560
{ en bas .	1m194
Diamètre intérieur de la grande virole du corps cylindrique. . . .	1m500
Longueur du corps cylindrique	3m901
Épaisseur des tôles du corps cylindrique	0m017
Longueur intérieure de la boîte à fumée.	2m100
Diamètre intérieur de la boîte à fumée.	1m534
Du dessus du rail à l'axe de la chaudière	2m750
Du dessus du rail au-dessous du cadre de foyer à l'avant	0m830
Volume d'eau au niveau réglementaire.	5m3010
Volume de vapeur	3m3130
Capacité totale de la chaudière.	8m3140
Timbre de la chaudière	16k

Cheminée.

Diamètre intérieur de la che- { en haut	0m456
minée . . . . . { dans la partie rétreinte.	0m328
Hauteur du dessus de la cheminée (abstraction faite du paravent) au-dessus du rail . . .	4m135
Hauteur de la partie rétreinte de la cheminée au-dessus du rail	3m364
Hauteur de la tuyère fixe de l'échappement au-dessus du rail.	2m712

Sections de passage d'air.

A travers la grille.	0,500 G	1m249
A travers les tubes	t	0m2378824
Section intérieure libre de la cheminée. .	c	0m208449
Rapport	$\dfrac{t}{c}$	4,48

Châssis.

Écartement intérieur des longerons	1m234
Épaisseur des longerons	0m028
Largeur extérieure du tablier	2m900
Longueur de la machine à l'extrémité des tampons.	12m505
Écartement des es- { 1er et 2e.	2m600
sieux . . . . { 2e et 3e.	1m880
{ 3e et 4e.	1m650
{ 4e et 5e.	2m600
{ extrêmes	8m730

Essieux montés.

	1er essieu	1m000
	2e essieu	1m500
Diamètre des roues.	3e essieu	1m600
	4e essieu	1m500
	5e essieu	1m500

		1er essieu.	0m046
	Balancier Zara. .	rotule . .	0m013
		2e essieu	0m016
Jeu latéral des roues.	3e essieu		0m001
	4e essieu		0m001
	5e essieu		0m0275
Écartement intérieur des bandages			1m360

Mouvement.	ADMISSION (Cylindres extérieurs)	DÉTENTE (Cylindres intérieurs)
Nombre de cylindres.	2	2
Diamètre des cylindres	0m400	0m580
Course des pistons.	0m650	0m650
Section des cylindres. C	0m21256	0m22642
Volume d'une cylindrée.	0m30816	0m31717
Écartement d'axe en axe des cylindres.	2m190	0m640
Longueur des bielles motrices. . L	3m000	1m950
Rayon des manivelles . . . . . R	0m325	0m325
Rapport de la longueur des bielles L / R aux manivelles	9,230	6
Inclinaison des cylindres	0	7°7'30"
Avance des manivelles motrices d'admission sur celles de détente. . .	180°	

Distribution.

	ADMISSION	DÉTENTE
Type de la distribution.	Walschaert	Walschaert
Type des tiroirs	Schmidt	cylindrique
Diamètre des tiroirs	0m220	0m310
Course maxima des tiroirs. . . .	0m1995	0m1235
Recouvrement extérieur.	-- 0m004	-- 0m004
Recouvrement intérieur.	0m034	0m034
Introduction moyenne maxima sur les deux faces du piston.	85 %	63 %
Angle d'oscillation de la coulisse. . .	43°28'45"	44°41'00"

Sections de passage de vapeur.

	ADMISSION	DÉTENTE
Longueur des lumières	0m4912	0m734
Section des lumières d'admission. A	0m2019648	0m20367
Section des lumières d'échappement . . . . E	0m2019648	0m20367
Tuyau d'admission . . . . . a	0m20113	»
Tuyau d'échappement . . . . . e	»	0m20637

	ADMISSION (Cylindres extérieurs)	DÉTENTE (Cylindres intérieurs)
Rapports $\frac{C}{A}$	6,39	7,19
$\frac{C}{E}$	6,39	7,19
$\frac{C}{a}$	11,11	»
$\frac{C}{c}$	»	4,14

Échappement variable.

Section pour l'ouverture maxima. . . . . 0^m20181
Section pour l'ouverture minima. . . . . 0^m20113

Réservoir intermédiaire de vapeur.

Volume . . . . 0^m3181

Poids.

Machine vide (avec bandages de 55^{mm}). . . . . . 64.880^{kg}

Machine en situation moyenne de marche.
- 1er essieu. 9.540
- 2e essieu. 15.300
- 3e essieu. 15.300
- 4e essieu. 15.300
- 5e essieu. 15.300
- Total. 70.740

Poids suspendu 55.060
Poids non suspendu 15.680
Poids adhérent 61.200

Lacet.

Maximum du moment produisant le lacet à la vitesse limite . . . . 11.048^{kgm}
Amplitude, *indépendante de la vitesse,* du mouvement de lacet, à 1 mètre du centre de gravité . . $0^m000\,0795$
Amplitude, *indépendante de la vitesse,* du mouvement de lacet, au milieu de l'essieu d'avant . . . $0^m001388$

Tangage.

Maximum de l'effort produisant le tangage à la vitesse limite . . . . 274^{kg}
Amplitude, *indépendante de la vitesse,* du mouvement de tangage . . . . $0^m000076$

Toute la chaudière est en tôle d'acier doux, sauf le foyer qui est en cuivre. Le corps cylindrique est formé de deux viroles. Le surchauffeur est du système Schmidt; le châssis est constitué par deux longerons reliés entre eux par une traverse avant, une traverse arrière, quatre traverses intermédiaires et les cylindres de basse pression.

La distribution est du système Walschaert; les tiroirs de distribution sont cylindriques. Le surchauffeur comporte 21 éléments. La machine porte tous les organes du frein à air comprimé automatique et modérable. La locomotive porte un enregistreur de vitesse, système Flaman.

Le tender ne présentant rien de spécial, nous ne nous y attarderons pas, celui de la machine 6001 suffisant comme exemple.

Les deux types de locomotives que nous venons d'examiner correspondent à des modèles courants; mais il existe quelques types très exceptionnels qui méritent de retenir quelques instants l'attention.

Locomotives particulières. *La locomotive à tubes d'eau de la Compagnie du Nord.* — La Compagnie du Nord a, à l'essai, une locomotive très intéressante qui est caractérisée par une chaudière dont la boîte à feu, c'est-à-dire la partie entourant le foyer, est constituée par des tubes remplis d'eau. Au-dessus du foyer se trouve un collecteur supérieur d'où descendent deux faisceaux de tubes qui embrassent le foyer et vont rejoindre les deux collecteurs inférieurs placés l'un à droite, l'autre à gauche; les tubes extérieurs sont accolés les uns aux autres pour former paroi pleine; les tubes intérieurs se croisent à leur partie supérieure de façon à garantir du

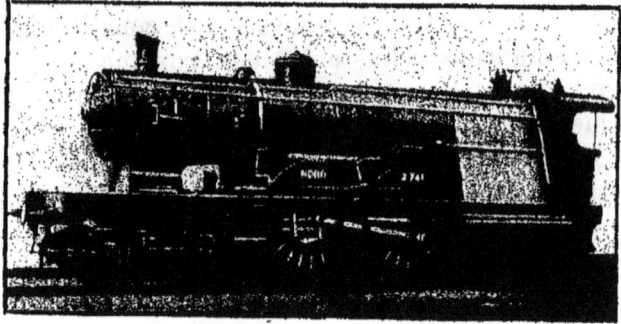

Fig. 68. — Locomotive du Nord à tubes d'eau.

rayonnement le fond du collecteur supérieur; à leur partie inférieure, ils sont également accolés. La face arrière du foyer est constituée par une

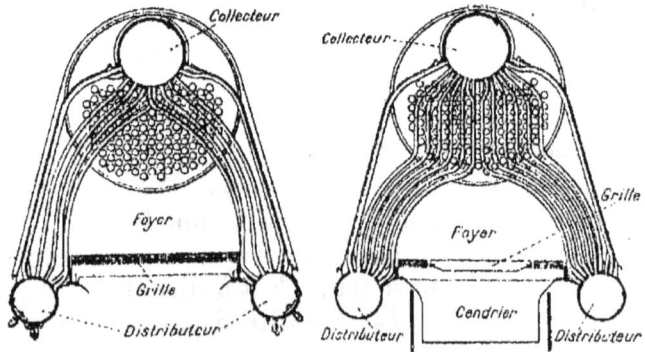

Fig. 69. — Deux coupes du foyer à tubes d'eau de la locomotive du Chemin de fer du Nord : la première coupe au fond du foyer, la deuxième coupe en avant du foyer.

paroi remplie d'eau; la face avant par une rangée de petits tubes fixés les uns aux autres. La voûte

de combustion est formée par des tubes jointifs et
au-dessus de cette
voûte se trouve un
faisceau de tubes à
travers lesquels
passent les gaz à
leur sortie du foyer.
La plaque tubulaire
est éloignée du
foyer par une cham-
bre de combustion,
ce qui permet aux
gaz de perdre une
partie de leurs ca-
lories avant de tou-
cher cette plaque qui
ne résisterait pas à
la haute tempéra-
ture. La chambre de
combustion est con-
stituée, en haut par
le collecteur supé-
rieur, sur les côtés
par une rangée join-
tive de petits tubes,
et en bas par un cais-
son creux rempli de
l'eau qui passe du
corps cylindrique
aux collecteurs infé-
rieurs. Les tubes
« Serve » consti-
tuant le faisceau tubulaire ont été dégarnis de
leurs ailettes sur 0 m. 40 de leur longueur et ré-

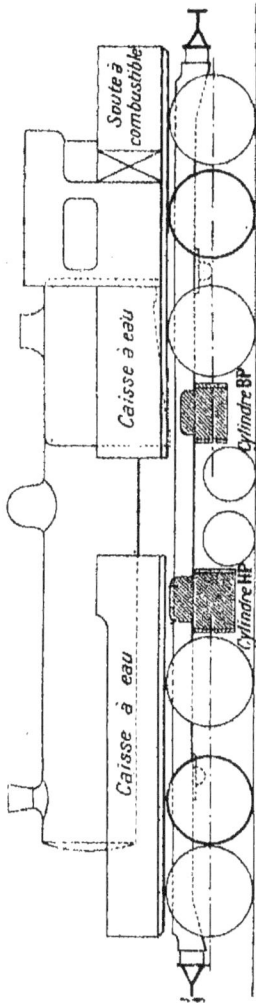

FIG. 70. — Croquis de la locomotive articulée de la Compagnie du Nord (locomotive-tender Compound).

La longueur de la locomotive est de 15 m. 046 sans les tampons; la hauteur, y compris la cheminée, est de 4 m. 220 ; le diamètre des roues motrices est de 1 m. 455.

trécis de 70 à 55 millimètres sur cette même longueur à partir de la pla-
que tubulaire ; ceci afin
d'augmenter la lame d'eau
qui les entoure et de mieux
refroidir la plaque tout en
vaporisant moins en ce
point du fait de la suppression des ailettes. Le châssis et le mécanisme de
cette locomotive sont iden-
tiques à ceux des autres
locomotives Compound de
la Compagnie ; toutefois
le châssis est quelque peu
allongé à l'arrière et l'essieu porteur se trouve en
conséquence remplacé
par un bogie à deux es-
sieux du type courant.
Comme on le voit, il y a
sur cette locomotive l'application d'un système de
foyer tout nouveau et dont
les essais sont intéres-
sants à suivre.

*La locomotive-tender
articulée de la Compa-
gnie du Nord.* — Le sys-
tème Compound à quatre
cylindres se prête à la
commande de deux grou-
pes d'essieux articulés. A cette catégorie, appartiennent les remarquables locomotives-tenders type

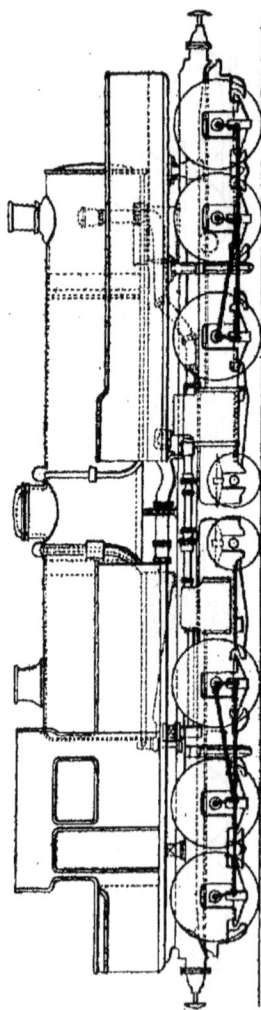

Fig. 71. — Vue schématique de la locomotive articulée du Nord.

du Bousquet que la Compagnie du Nord emploie depuis 1904 ; elles sont, en somme, composées chacune de deux machines comportant l'une et l'autre trois essieux couplés et un essieu porteur, la première actionnée par les cylindres à haute pression, la deuxième par les cylindres à basse pression ; le poids total de ces locomotives est de 102 tonnes et leur poids adhérent de 82 tonnes ; elles circulent sur les lignes à fortes rampes où se trouvent des pentes de 10 et 13 millimètres avec courbes simultanées, en remorquant des charges énormes de 1.200 tonnes sans que la vitesse du train descende jamais à moins de 20 kilomètres à l'heure. Leur puissance atteint environ 2.000 chevaux.

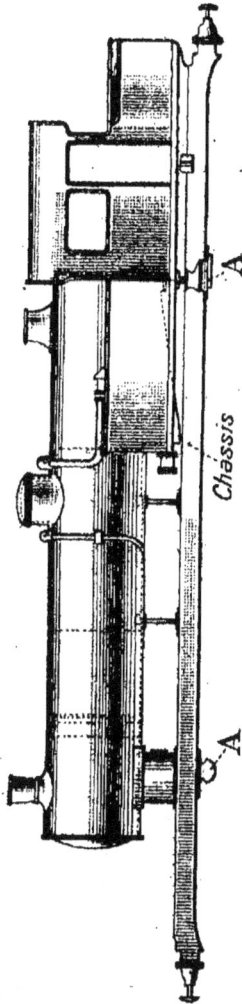

Fig. 72. — Croquis de la locomotive articulée du Nord, montrant le montage de cette locomotive qui est tout à fait intéressant.

Le châssis ne se compose plus de deux longerons, mais d'une seule grosse poutre centrale sur laquelle repose la locomotive. Dans ce croquis, on a enlevé la caisse à eau avant pour montrer de quelle façon est supportée la locomotive par le châssis. Chaque groupe d'essieux moteurs constitue un bogie. La locomotive a donc deux bogies ; le châssis porte deux parties renflées A ; chacune de ces parties repose sur un bogie.

La plus lourde locomotive du monde.

En Amérique, et nous insistons bien sur ce fait, les trains sont moins rapides que ceux de France qui détiennent le record du monde, mais par contre la puissance des locomotives atteint aux États-Unis des chiffres inconnus ici et qui constituent à leur tour le record du monde dans cet ordre d'idées. La longueur des trajets, sans changer la composition du train, l'impossibilité de ravitailler dans certaines régions les locomotives en charbon, les rampes très dures que ces machines ont à gravir avec des trains très lourds ont créé des types de locomotives d'une puissance exceptionnelle. La plus lourde qui existe est celle de l'Atchinson Railway, qui pèse 275 tonnes et a

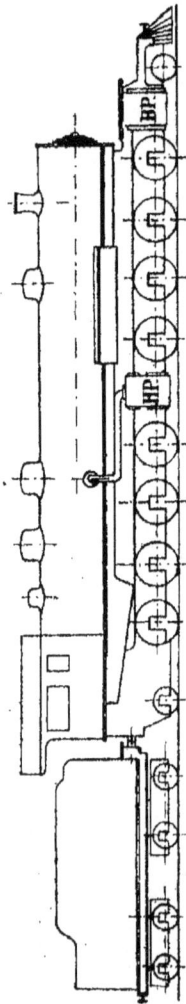

FIG. 73. — La plus lourde locomotive du monde entier.

Elle pèse avec son tender 257.700 kilos ; ce poids s'entend la machine en ordre de marche, c'est-à-dire avec son chargement en eau et combustible. Cette locomotive est Compound. Elle a deux groupes de 4 essieux couplés, chaque groupe étant actionné par deux cylindres différents, le groupe avant par les cylindres B, P (un de chaque côté de la locomotive) et le groupe arrière par les cylindres H, P (un de chaque côté de la machine). Elle assure le service des trains de marchandises sur la ligne du Kansas aux États-Unis.

37 mètres de long. Elle possède 10 essieux moteurs et 2 essieux porteurs. Mais ce qui achève de rendre cette locomotive véritablement extraordinaire, c'est que sa chaudière a été divisée en deux parties réunies par un joint flexible, ce qui donne à la machine une grande aisance pour passer dans les courbes. Trois de ces locomotives sont en service sur les montagnes de l'Arizona où

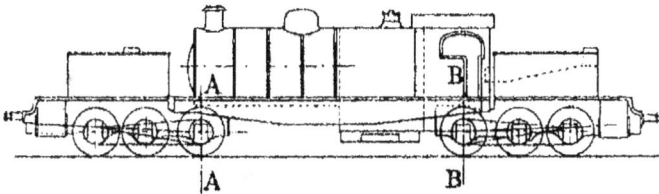

Fig. 74. — Locomotive anglaise du système Garratt.

Cette locomotive est articulée. Les essieux sont groupés pour former deux groupes, un en avant, un en arrière. Chacun de ces groupes s'inscrit dans les courbes pour son propre compte en tournant le premier autour de l'axe A, A, et le second autour de l'axe B. B.

elles remorquent des trains de marchandises de 2.000 tonnes.

Locomotives à vapeur sans foyer. — Enfin, rentrant dans la catégorie des machines à vapeur sont les *locomotives à vapeur sans foyer*: c'est là un type tout à fait spécial et qui est réservé soit à la traction des tramways, soit aux manœuvres de gare dans certaines Compagnies étrangères.

L'idée première de ce système revient au docteur Lamm qui en fit circuler quelques-unes en Amérique, en 1872; ce fut un Français, Léon Francq, qui acheta à Lamm ses brevets et modifia le système et, en 1878, ses machines sans foyer remorquaient les tramways de Rueil à Marly-le-Roi;

depuis, ces locomotives ont été appliquées pendant
de longues années à la remorque des trains sur
route de Paris à Saint-Germain, par Courbevoie.

Voici comment, dans ce genre de machine, on
arrive à supprimer le foyer. La chaudière habituelle est remplacée par un réservoir de 1 m. 50
environ de largeur, de 3 m. 50 de longueur et

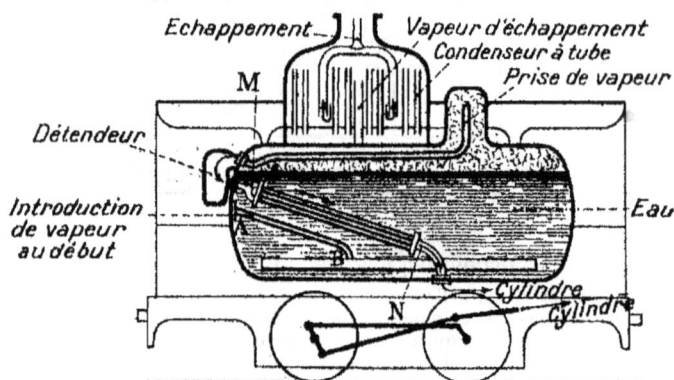

Fɪɢ. 75. — Locomotive à vapeur sans foyer.

La vapeur va de la prise de vapeur au détendeur, puis passe dans
le tube M, N, où elle se réchauffe, ce qui est nécessaire après la
détente, et elle va au cylindre. Le tuyau A, B sert à l'introduction
de la vapeur dans la locomotive.

d'une capacité de 4.500 à 5.000 litres. Ce réservoir reçoit une certaine quantité d'eau dans laquelle, au dépôt, on fait passer un courant de
vapeur à haute pression qui l'échauffe jusqu'à une
température voisine de 200°; l'eau peut arriver à
cette température sans se vaporiser immédiatement
parce qu'elle est renfermée dans un récipient clos
avec de la vapeur au-dessus d'elle comme dans
une chaudière de locomotive ordinaire. La machine part donc avec son réservoir plein d'eau

aux trois quarts et de la vapeur au-dessus de cette dernière; en cours de route, l'eau se vaporisera au fur et à mesure qu'on prendra dans le récipient de la vapeur pour actionner les cylindres; en même temps sa température s'abaissera de 200° environ à 120° au bout du trajet. La vapeur est prise dans un dôme; un détendeur de pression abaisse la pression de la vapeur au chiffre d'emploi avant de l'envoyer aux cylindres. La vapeur qui a servi dans les cylindres est recueillie dans un condenseur à air formé de tuyaux verticaux. La machine ne laisse donc échapper aucune flammèche; d'autre part, comme il n'y a pas de foyer, elle n'émet pas d'oxyde de carbone ou autres produits gazeux.

Ces machines constituent donc un mode de traction très intéressant dans les agglomérations, et c'est pourquoi il a reçu des applications relativement nombreuses sur les lignes de tramways. Les Allemands ont créé un type qui découle du système Francq et qui est appliqué à la manœuvre dans les gares; le mécanisme, dans cette locomotive, est des plus simples et un homme seul suffit à la conduite de la machine.

Les automotrices à vapeur. Les automotrices à vapeur sont des véhicules spéciaux en service sur quelques lignes de chemins de fer et qui portent à la fois le moteur et les wagons. Ces automotrices sont utiles dans le cas où l'on veut: 1° avoir des trains courts et fréquents; 2° se servir comme têtes de lignes de gares ne possédant pas d'installations de plaques tournantes ou de voies d'évitement; 3° utiliser des trains dont le prix de revient kilométrique soit extrêmement bas.

Notamment pour répondre à la seconde question il fallait un engin pouvant circuler exactement dans les mêmes conditions, dans un sens ou dans l'autre, sans avoir besoin d'être retourné au bout du parcours.

À titre d'exemple, nous décrirons l'automotrice du Chemin de fer du Nord. Cette automotrice se fait remarquer par sa symétrie complète répondant à la question 2º : par les accès à la voiture, ce qui supprime la sujétion de la fermeture des portières, par sa vitesse moyenne qui atteint 60 kilomètres en palier, par ses démarrages rapides.

Elle comprend trois véhicules ou éléments articulés : l'élément central supporte le moteur, la cabine du chef de train et un petit fourgon pouvant contenir 500 kilogrammes de bagages et se transformant au besoin en troisième classe avec six places assises ; les deux autres éléments supportent : l'un, un compartiment de troisième classe, l'autre, un compartiment mixte de première et de deuxième classe divisé par une porte ; les banquettes de

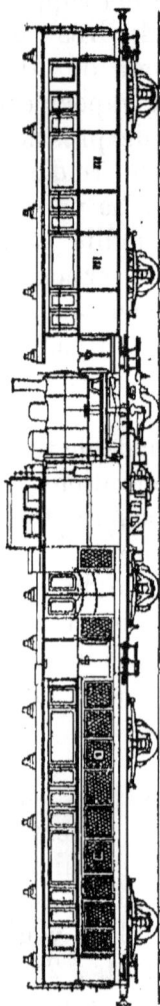

Fig. 76. — Automotrice à vapeur du Chemin de fer du Nord.

ces compartiments sont placées dans le sens de
la voiture, et en troisième et deuxième classe,
elles sont assez distantes l'une de l'autre pour
permettre à des voyageurs de se tenir debout en
se tenant à des courroies de cuir. Le total des

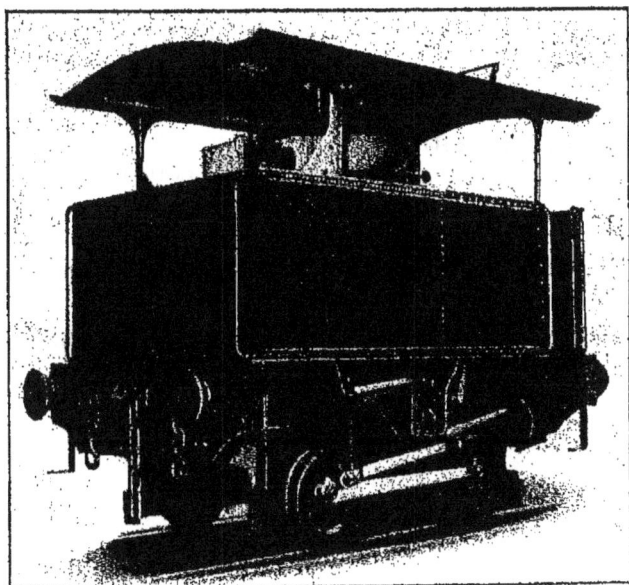

Fig. 77. — Locomotive type industriel de la Société française de Constructions mécaniques (poids: 14 tonnes à
vide, 18 en charge).

places assises mises à la disposition du public est
de cinquante, le fourgon servant exclusivement
pour les bagages.

Aux deux extrémités de la voiture sont deux
plates-formes vitrées contenant les voyageurs, ce
qui avec les places debout dans les compartiments

porte le nombre des voyageurs admis dans le train à soixante-seize.

Le moteur comprend une chaudière ordinaire de locomotive actionnant un mécanisme Compound ; le mécanicien est toujours placé à gauche de la machine dans le sens de la marche, les appareils de commande se trouvant en double dans sa cabine qui est surélevée afin de dominer les voitures ; celles-ci présentent d'ailleurs une particularité de construction destinée à faciliter au mécanicien la vue de la voie et des signaux : du côté où se tient ce dernier, chaque élément possède en effet des coffres longitudinaux dont la toiture est très basse ; ces coffres qui sont grillagés peuvent contenir des bagages et des chiens.

Les approvisionnements de la voiture sont en eau de 2 mc. 650 et en combustible de 1.150 kilogrammes.

SEPTIÈME PARTIE

LOCOMOTIVES DE MONTAGNE
A CRÉMAILLÈRE

CHAPITRE PREMIER

GÉNÉRALITÉS

Dans l'historique de la locomotive que nous avons fait au début de cet ouvrage, nous avons signalé que les premiers ingénieurs qui s'étaient occupés de machines avaient eu l'idée d'appliquer la crémaillère à ces dernières ; on se souvient que c'est ce que fit Blenkinsop, en 1811. On craignait alors que l'adhérence de la locomotive, c'est-à-dire son agrippement au rail, ne fût pas satisfaisante ; Stephenson prouva le contraire, mais seulement pour les lignes à pente peu accentuée. En effet, dès que la voie atteint une inclinaison de 30 à 40 millimètres la locomotive à vapeur ne peut plus s'agripper aux rails et il faut ajouter un dis-

14

positif supplémentaire qui la fasse s'accrocher à
la voie; ce dispositif est précisément la crémaillère : la crémaillère est une sorte d'échelle à laquelle se cramponne la machine au moyen d'une
roue dentée dont les dents se placent dans les
barreaux de la crémaillère.

Alors que dans l'étude des locomotives habituelles nous n'avons pas eu à nous occuper spécialement de la voie, dont la machine était tout à
fait séparée, ici au contraire nous sommes obligé
de donner quelques explications sur les différents
systèmes de crémaillère employés qui sont liés à
la machine.

Le premier chemin de fer à crémaillère fonc-
tionna entre Madison et Indianapolis, de 1857 à
1868. Puis le second, celui du mont Washington,
fut mis en service en 1868; le troisième, celui
du Righi, date de 1870. Depuis, l'usage de la
crémaillère s'est beaucoup répandu et c'est elle
qui a permis en Suisse l'ascension d'une foule de
montagnes.

CHAPITRE II

TYPES DE CRÉMAILLÈRES

Il y a quatre types principaux de crémaillères : Riggenbach, Abt, Strub, Locher.

La crémaillère Riggenbach est une échelle métallique couchée à terre, à échelons trapézoïdaux, formant dents. Elle a donné naissance à des types légèrement modifiés.

La crémaillère Abt est une scie d'acier posée à terre, les dents en l'air; on place deux ou trois de ces scies l'une à côté de l'autre, suivant l'effort de traction à donner.

La crémaillère Strub est un rail type Vignole dont le champignon a été découpé en dents de scie; l'élévation de cette crémaillère au-dessus du sol et la forme des dents rendent la neige moins gênante et l'enlèvement de cette dernière plus facile.

La crémaillère Locher est constituée par deux lames de crémaillère Abt couchées à terre dos à dos, c'est-à-dire les dents tournées vers l'extérieur.

La voie des chemins de fer à crémaillère est constituée par des rails, type Vignole, reposant sur des traverses le plus souvent métalliques sur lesquelles est également fixée la crémaillère : afin d'éviter tout glissement de la voie, on la retient habituellement de distance en distance par des rails enfoncés verticalement dans un massif de béton et contre lesquels s'appuie une des traverses de la voie ; les traverses sont réunies entre elles par des pièces métalliques. La largeur de la voie est généralement de 1 mètre, quelquefois de 0 m. 80, parfois de 1 m. 435. La pente est le plus souvent comprise entre 130 et 250 millimètres par mètre ; elle atteint exceptionnellement 300 millimètres au Corcovado (Brésil) et 480 millimètres au Pilate, en Suisse. Pour l'établissement de cette dernière ligne, dont la pente est tout à fait extraordinaire pour un chemin de fer à crémaillère non funiculaire, il a fallu créer un type spécial de crémaillère qui est le système Locher, dont nous avons parlé et qui a reçu là son unique application. Les autres systèmes n'auraient pas, en effet, été suffisants, car l'inclinaison trop grande de la machine aurait empêché les dents de sa roue dentée de s'engrener avec les dents verticales de ces systèmes.

CHAPITRE III

TYPES DE LOCOMOTIVES A CRÉMAILLÈRE

Les locomotives à vapeur munies de la crémaillère appartiennent à trois types bien différents.

1er **Type**. Dans ce type, le moteur actionne
seulement la roue dentée.

Les roues ordinaires de la locomotive ne jouent
aucun rôle dans la traction de la machine : elles
ne servent qu'à porter la locomotive comme les
roues d'un wagon servent à porter ce wagon. Ces
machines sont destinées à remorquer des trains
sur des lignes entièrement à crémaillère; celles-ci
sont en général à très fortes pentes utilisées
surtout pour des chemins de fer de tourisme ou
pour des lignes industrielles.

2e **Type**. Dans ce type, les pistons des cylindres actionnent à la fois les roues porteuses
de la locomotive et la roue dentée et par conséquent, avec ces machines, on peut assurer le service sur une ligne qui comprend à la fois des

14.

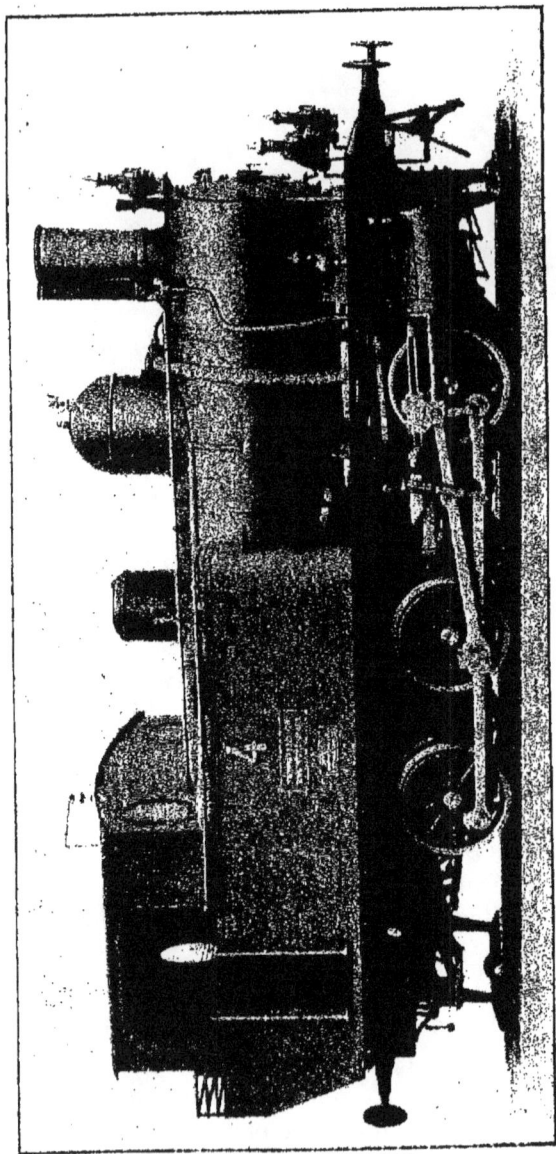

FIG. 78. — Locomotive à crémaillère 4 cylindres, système Abt, pour les hauts fourneaux de Salgo-Tarjan (Hongrie) ; construite par la Société suisse pour la construction de locomotives et de machines, à Winterthur.

portions à crémaillère et des portions sans crémaillère.

Les charges remorquées par ces machines sont
plus grandes que dans le cas du premier type, mais
les pentes affrontées sont moins élevées.

3ᵉ **Type.** Dans ce type, les roues porteuses
et la roue dentée sont bien également actionnées

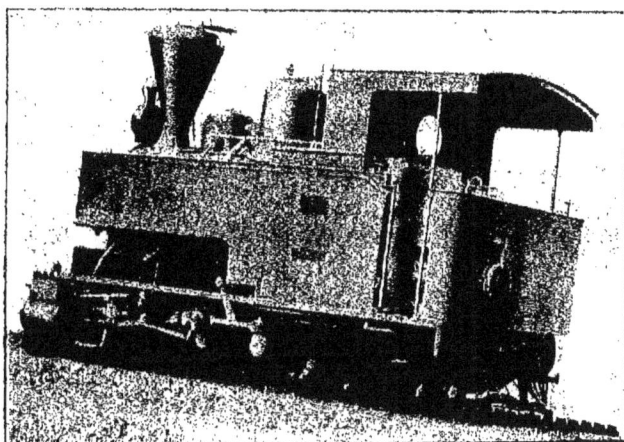

Fig. 79. — Locomotive pour chemin de fer à crémaillère,
système Abt, construite par la Société française de constructions mécaniques (ligne du Central dominicain).

par la locomotive, mais d'une façon complètement
indépendante. Les machines montées avec ce système conviennent aux lignes à tronçons sans crémaillère alternant avec des tronçons à crémaillère,
mais l'indépendance des deux mécanismes fait que
les roues porteuses peuvent, sur les parties sans
crémaillère, être actionnées de manière à tourner
beaucoup plus vite que s'il fallait, comme dans le

cas du type 2, entraîner en même temps la roue dentée dont le mécanisme ne supporte pas une vitesse bien élevée.

Ce type de locomotive est donc fait pour les lignes où l'on veut obtenir des vitesses déjà importantes sur les tronçons sans crémaillère.

Nous allons passer en revue quelques-unes des caractéristiques de chacun de ces types.

Premier type de locomotives à crémaillère. *Structure.* — Les machines de ce type ont un aspect qui étonne au premier abord. Faites pour gravir des pentes importantes elles sont construites pour être dans leur position normale quand elles sont sur ses pentes ; il arrive donc qu'aux points terminus souvent horizontaux la machine se trouvant sur une voie sans inclinaison « pique du nez » en avant, sa chaudière étant fortement inclinée. On construit en général la machine de façon que sa chaudière soit horizontale pour la pente moyenne de la ligne.

Ces machines sont munies de deux cylindres. La roue dentée ne pouvant avoir qu'une vitesse extrêmement réduite, si les pistons actionnaient directement cette roue, ils auraient une vitesse faible et ils utiliseraient la vapeur dans des conditions très mauvaises. On a donc dû prendre des dispositions qui permettent à ces pistons d'avoir une vitesse suffisante, la roue dentée ayant, elle, une vitesse beaucoup plus lente ; à cet effet le mouvement du piston est transmis à la roue dentée par un arbre et des engrenages qui réduisent la vitesse. La roue dentée est portée par le premier essieu de la locomotive.

Freins. — De telles machines sont munies de freins puissants ; l'importance de ces derniers est considérable. Ces freins sont au nombre de trois, tout à fait indépendants : chacun peut, pour son propre compte, arrêter la locomotive. Le premier est constitué par une roue placée sur l'arbre qui transmet le mouvement du piston à la roue dentée ; le mécanicien peut au moyen de leviers actionner des mâchoires qui viennent saisir cette roue. Le second frein est constitué par le second essieu de la locomotive ; celui-ci porte en effet une

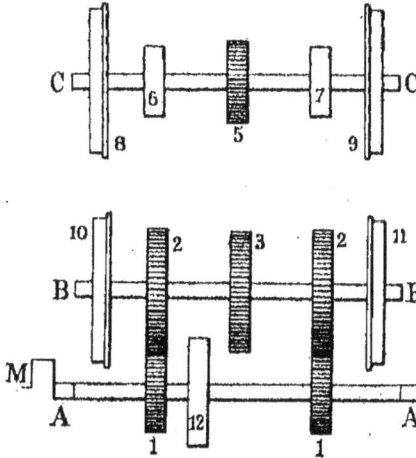

Fig. 80. — Principe d'une machine à crémaillère, type 1.

Le piston actionne, par la manivelle M, l'arbre A, A qui porte les roues dentées 1, 1; ces roues actionnent les roues dentées 2, 2 de l'arbre B, B qui est un essieu. Sur l'arbre B, B est calée la roue dentée 3 qui engrène avec la crémaillère. L'arbre C, C est le second essieu ; il porte une roue dentée 5 engrenant avec la crémaillère, mais ne servant qu'en cas de freinage ; ce freinage est assuré par les roues 6 et 7. Les roues de la locomotive 8, 9, 10, 11 sont montées « folles » sur les essieux B, B et C, C ; la roue 12 sert pour freiner.

roue dentée semblable à la roue dentée motrice du premier essieu et deux roues qui peuvent être, toutes les trois, saisies par des mâchoires. Le troisième frein est à air comprimé : c'est celui qui sert constamment à la descente, car un frein à friction

userait trop vite les parties en contact. Ce frein à
air comprimé fonctionne de la façon suivante : le
mécanicien renverse la distribution dans les cylindres et ceux-ci au lieu d'aspirer de la vapeur
dans la chaudière et de la rejeter dans l'atmosphère,
aspirent au contraire de l'air dans l'atmosphère et
le refoulent dans un tuyau venant déboucher près

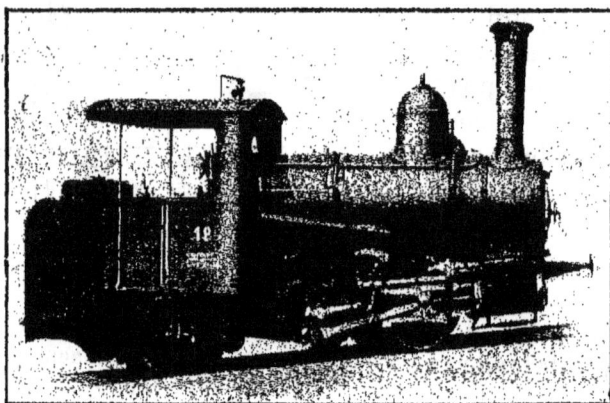

Fig. 81. — Locomotive à deux cylindres à crémaillère
du Righi.

du mécanicien. En fermant l'ouverture de ce tuyau,
la compression par le piston de l'air compris dans
le cylindre et qui ne peut plus s'échapper arrête
très rapidement le mouvement de ce piston et la
locomotive s'arrête, retenue par la roue dentée dont
le mouvement est solidaire du piston.

La machine est en outre munie de deux grappins qui l'empêchent de se soulever, ces grappins
fixés à la locomotive glissant sous la crémaillère.

Locomotive de la ligne du Righi. — Si l'on
prend comme exemple la machine qui fait le ser-

vice du Righi, voici quelles sont ses caractéristiques :

Poids de la machine.	14 t. 5 à vide
— — —	18 t. 5 en service
Surface de chauffe totale	47 mq. 3
Surface de grille.	0 mq. 93
Diamètre des cylindres	290 millimètres
Course des pistons	450 —
Diamètre de la roue dentée motrice .	891 —
Largeur de la voie	1.435 —
Largeur totale de la machine . .	2.900 —
Timbre de la chaudière	10 atmosphères

Approvisionnement.

Eau dans les soutes.	1.700 kilogrammes
Combustible	650 —

Les machines de ce type marchent habituellement à des vitesses de 1 m. 70 à 1 m. 80 par
seconde, ce qui correspond à une vitesse d'un
peu plus de 6 kilomètres à l'heure en remorquant
un train dont le poids est de 10 tonnes environ. La
machine est placée de façon à pousser le train à
la montée ; à la descente elle se trouve donc en
avant ; de cette façon il n'y a pas à craindre de
rupture d'attelage.

Locomotive de la ligne du Pilate. — La locomotive du Pilate a des dispositions bien spéciales,
en raison de la pente sur laquelle elle circule. D'ailleurs, il ne s'agit pas ici d'une locomotive séparée du
train ; le moteur et le wagon ne font qu'un, réali-
sant ainsi une automotrice.

Afin de rendre moins gênant le déplacement de
l'eau dans la chaudière, déplacement qui varie
naturellement avec l'inclinaison des portions de
la ligne, on a placé la chaudière en travers. Les

boudins des roues ont été supprimés afin de permettre un passage plus facile dans les courbes

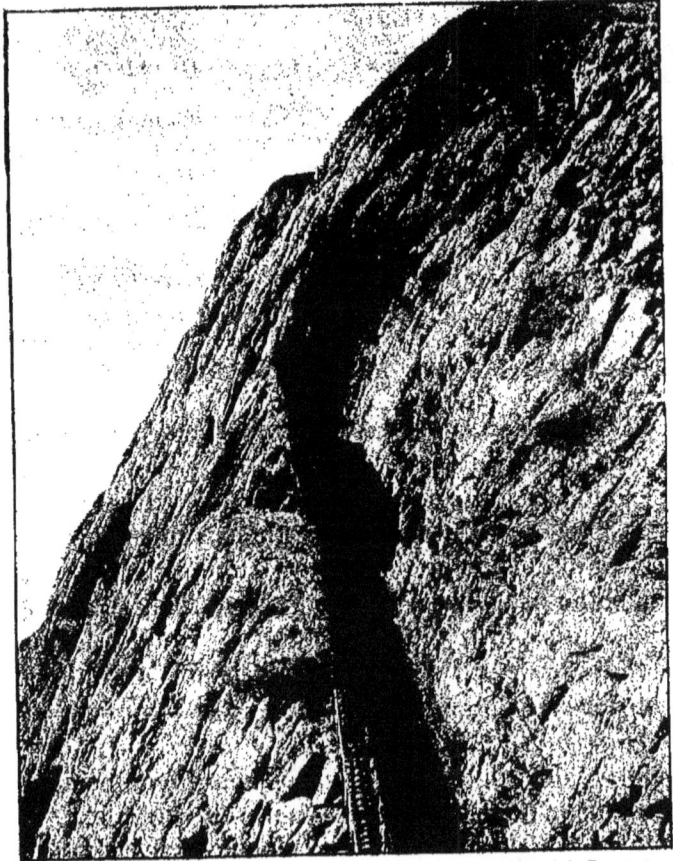

(Cliché Goetz.)

Fig. 82. — Chemin de fer du mont Pilate (Suisse).

dont le rayon tombe quelquefois à 80 mètres seulement. Une disposition spéciale maintient le véhicule sur les rails. Il y a trois espèces de freins analogues à ceux que nous avons décrits plus haut ; mais il y a en plus une disposition automatique qui agit sur l'un des freins, dès que la vitesse dépasse 1 m. 30 par seconde.

Le poids de la machine du Pilate est de 6.500 kilogrammes seulement et celui du véhicule de 4.100 kilogrammes ; le combustible porté est de 350 kilogrammes et l'eau contenue dans la chaudière atteint 485 litres, tandis que celle de la caisse est de 800 litres.

Deuxième type. Ces locomotives ont un inconvénient très grave : c'est que les mêmes pistons devraient marcher à des vitesses très différentes suivant que l'on se trouve sur les tronçons à crémaillère ou non, ce qui est mauvais au point de vue rendement ; aussi est-on entraîné à compliquer la locomotive par

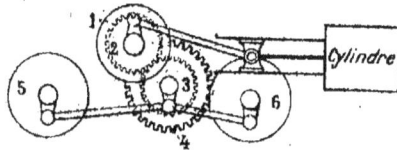

FIG. 83. — Principe d'une locomotive à crémaillère, type 2 (le même mécanisme actionne la roue dentée et les roues porteuses).

La roue 1 reçoit le mouvement du piston. Elle le transmet à la roue dentée 2 calée sur le même essieu. La roue 2 actionne la roue dentée 3. Celle-ci est calée sur le même axe que la roue 4 qui engrène avec la crémaillère. La roue 4 transmet son mouvement aux roues porteuses 5 et 6.

des pièces supplémentaires pour permettre à ces pistons de marcher toujours à une vitesse moyenne, quelle que soit la vitesse des roues. D'autre part, la roue dentée doit tourner à la même vitesse que les roues porteuses et avoir le même diamètre par conséquent. Or, cela ne peut être, car les roues porteuses ont un diamètre qui diminue sans

15

cesse par suite d'usure et pour tourner aussi vite
que la roue dentée, elles patinent.

Sur ces locomotives, le mouvement des pistons
est transmis à un arbre par des bielles et des manivelles ; sur cet arbre est calé un pignon qui
actionne la roue dentée motrice montée sur un
second arbre ; cet arbre mis en mouvement par la
roue dentée motrice entraîne à son tour les deux
roues porteuses de la locomotive, à l'aide de bielles
et de manivelles.

Troisième type. Ce type évite les inconvénients
que nous avons signalés pour le type 2, mais ces
machines sont beaucoup plus lourdes. Elles sont,
en effet, faites pour la remorque des trains relativement lourds à une certaine vitesse et leur surface de chauffe doit donc être plus considérable
que pour le type 2.

Le plus grand poids de ces locomotives conduit
à les faire supporter par trois essieux, dont deux
seulement sont accouplés sur les lignes à courbes
de faible rayon. L'essieu d'arrière est en général
du système Bissel. L'inconvénient qui en résulte
est qu'une partie seulement du poids total de
la locomotive sert de poids adhérent, ce qui est
fâcheux pour la circulation sur les tronçons de la
ligne sans crémaillère.

Les deux cylindres commandant le mécanisme
à crémaillère sont placés entre les longerons et
ceux du mécanisme des roues porteuses sont
placés en dehors de ces longerons.

Le poids des trains traînés par ces locomotives
étant assez élevé, une seule roue dentée ne peut
plus suffire pour la remorque du train ; on est

donc obligé de recourir à l'emploi de deux roues
dentées placées l'une derrière l'autre et accouplées
par une bielle; chacune d'elles ne supporte plus
que la moitié de l'effort de traction.

Locomotive de la ligne de Viège à Zermatt. Prenons comme exemple les machines de la ligne de Viège à Zermatt; les locomotives pèsent à vide 23 t. 500 et elles peuvent
remorquer sur des rampes de 120 millimètres un
train de 50 tonnes à la vitesse de 8 kilomètres à
l'heure. Sur des tronçons sans crémaillère, elles
peuvent avec le même train atteindre la vitesse
de 30 kilomètres à l'heure sur une rampe de
25 millimètres. Elles sont portées par trois essieux
dont deux accouplés et un essieu Bissel à l'arrière
du foyer. L'emploi de l'essieu Bissel leur permet
de passer dans les courbes de 80 mètres de rayon
qui existent sur les portions de ligne sans crémaillère. Elles sont munies de quatre freins : un à
sabot ordinaire, un frottant sur des poulies accolées
aux roues dentées, et deux à air comprimé.

Voici les principales données de ces locomotives :

Système à crémaillère.	Diam. des cylindres .	0 m. 360
	Course des pistons .	0 m. 450
	Diam. des roues dentées.	0 m. 688
	Pas de la denture . .	0 m. 120
Système à adhérence.	Diam. des cylindres .	0 m. 320
	Course des pistons .	0 m. 450
	Diam. des roues motrices	0 m. 900
Écartement des essieux à crémaillère		0 m. 930
Surface de chauffe.	Boîte à feu	6 mq. 5
	Tubes	59 mq.
	Totale	65 mq. 5

Diamètre extérieur des tubes . . . . 0 m. 045
Longueur des tubes. . . . . 2 m. 50
Timbre de la chaudière . . . . 12 atm.
Contenance de la chaudière . . . . 2 mc.
 ——   des soutes à eau. . . . . . . 2 mc. 5
 ——   —   à charbon . . . . . 1 mc.
Poids à vide . . . . 23 t. 5
 — en service . . . . 29 t.
Charge maxima d'un essieu . . . . 10 t. 250

On trouve des machines à deux mécanismes
capables de remorquer des trains de 135 tonnes à
une vitesse de 10 kilomètres à l'heure sur une
rampe de 60 millimètres.

CHAPITRE IV

REMARQUES GÉNÉRALES S'APPLIQUANT
A TOUTES LES LOCOMOTIVES A CRÉMAILLÈRE

Chaudière, caisse Ce qui caractérise les chaudières
à eau, essieux. de ces locomotives, c'est le peu de
longueur de leurs tubes : alors que dans les locomotives ordinaires la longueur de ces tubes va
jusqu'à 6 mètres, sur les machines à crémaillère,
cette longueur dépasse rarement 2 m. 50. C'est
évidemment là un inconvénient, car la surface de
chauffe est très diminuée, mais il faut aussi considérer que sur de telles locomotives on est obligé
de sacrifier tout à la légèreté. La conduite d'une
machine à crémaillère est délicate, car les oscillations de la surface de l'eau dans la chaudière faussent
les résultats du niveau d'eau ; le mécanicien doit
donc porter toute son attention à voir qu'il ait toujours assez d'eau dans sa chaudière. Pour diminuer autant que possible les oscillations du plan
d'eau dans la chaudière, on donne à cette dernière,
comme nous l'avons vu, une inclinaison qui correspond à la moyenne de l'inclinaison de la ligne ;
les oscillations de la surface de l'eau dans la

chaudière sont donc diminuées de moitié. Aux
grandes montées, l'eau s'accumule à l'arrière de
la locomotive ; le niveau d'eau indique donc une
grande quantité d'eau tandis qu'il peut très bien se
faire qu'il n'y en ait plus assez ; de même en palier
le niveau d'eau indique manque d'eau alors qu'il y
en a assez et que celle-ci se trouve en avant.

Les caisses à eau sont placées soit à côté de la
chaudière soit en dessous de cette dernière.

Les machines du type 1 et 2 sont à deux essieux
moteurs ; celles du type 3 ont au moins trois essieux,
le troisième est simplement porteur et articulé,
deux sont moteurs.

Les soupapes de sûreté, les foyers, les injecteurs, les organes de changement de marche etc.,
sont les mêmes que sur les autres locomotives.

Timbre, Le *timbre* de ces locomotives est
puissance. toujours élevé, atteignant jusqu'à
14 kilogrammes. La *puissance* des locomotives
à crémaillère est en général comprise entre 100
chevaux et 300 ; on voit que nous sommes loin
ici de la puissance des grandes locomotives, mais
il faut songer à la taille des machines à vapeur
et pour comparer les deux systèmes il faut rap-
porter ces chiffres à une unité qui est la surface de chauffe. Si nous examinons la locomotive
de la ligne du Righi, nous trouvons qu'elle a
une surface de chauffe de 48 mètres carrés qui
donne 125 chevaux-vapeur, soit 2 ch. 6 par mètre
carré de surface de chauffe. La machine de
Viège-Zermatt a une puissance de 245 chevaux
pour une surface de chauffe de 65 mq. 5, soit
3 ch. 74 par mètre carré de surface. Sur les

grandes lignes de chemins de fer on arrive jusqu'à 6 chevaux par mètre carré de surface.

La roue dentée. Quant à la roue dentée, elle est en acier et sa construction doit être particulièrement soignée ; l'usure d'une roue dentée ne se fait pas régulièrement sur les deux faces des dents. A la montée c'est une des faces qui sert ; à la descente c'est l'autre face, si la roue agit comme frein, qui est utilisée ; mais l'usure de cette dernière est beaucoup moindre que l'usure de la première. Lorsqu'au bout d'un certain temps la différence d'usure s'accentue, on démonte l'essieu qui porte la roue dentée et on le retourne de 180 degrés ; de cette façon les deux faces de chaque roue dentée se trouvent interverties. Une roue dentée peut faire dans les 20.000 kilomètres, mais ce chiffre est naturellement variable et il faut, en service, surveiller constamment l'état de la roue dentée.

Par contre, l'usure de la crémaillère elle-même est pour ainsi dire nulle. Quant aux prix des locomotives à crémaillère, ils sont plus élevés que ceux des locomotives ordinaires, bien entendu par kilogramme ; le mécanisme denté est en effet un organe cher ; ces prix varient naturellement suivant la tenue du marché des métaux ; mais on peut dire que, quand une locomotive ordinaire coûte de 1 fr. 50 à 1 fr. 70 le kilogramme, une machine à crémaillère coûte environ 2 francs le kilogramme.

Chiffres concernant quelques lignes à crémaillère. Enfin comme dernier renseignement sur les locomotives à créaillère, nous donnerons le petit tableau suivant qui concerne les lignes les plus importantes qui utilisent ce mode de traction.

LIGNES	MISE en SERVICE	TYPE de CRÉMAILLÈRES	LARGEUR de la VOIE	PENTE maximum
Vitznau-Righi (1) . . .	1871	Riggenbach	1m435	250
Brünig (2)	1888	»	1m	120
Schynige-Platte (1) .	1893	»	0m8	250
Pilate (1)	1888	Locher	0m8	480
Rothorn (1) . . .	1891	Abt	0m8	250
Pike's-peak (1) . .	1890	id.	1m435	250
Monte Generoso (1).	1890	id.	0m8	220
Mont-Salève (1) . .	1892	id.	1m	250
Vège-Zermatt (2) .	1890	id.	1m	125
Glion-Naye (1) . .	1891	id.	0m8	220
Mont-Blanc (2) . .	1910	Strub	1m	200

(1) Ligne entièrement à crémaillère.
(2) Ligne avec tronçons à crémaillère et tronçons sans crémaillère.

La ligne du Mont-Blanc n'est encore ouverte que jusqu'à la station « Glacier de Bionnasset ».

CHAPITRE V

LOCOMOTIVES POUR CHEMIN DE FER
A RAIL CENTRAL

Il existe une disposition beaucoup moins répandue à l'heure actuelle que la crémaillère, qui permet à la locomotive de s'agripper à la voie : elle consiste en un troisième rail placé entre les rails ordinaires de la voie à l'emplacement de la crémaillère. La machine porte alors deux roues horizontales mises en mouvement par les essieux des roues porteuses : ces

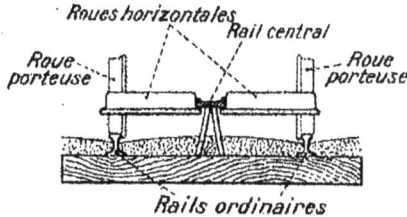

Fig. 84. — Chemin de fer à rail central : ligne de Clermont-Ferrand au Puy de Dôme.

roues serrent entre elles le rail central ; le serrage est réglé au moyen d'un cylindre à air comprimé.

La locomotive ne présente dans sa contexture rien de particulier à signaler en dehors des

15.

roues horizontales. Ce système a été appliqué
sur la ligne de Clermont au Puy de Dôme, où les
pentes ne dépassent pas 120 millimètres. Il semble
que le système ne puisse convenir qu'aux pentes
relativement faibles : il a évidemment l'avantage
d'être moins coûteux que la crémaillère.

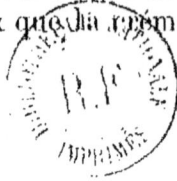

CONCLUSION

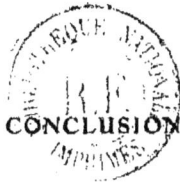

Ici se termine la petite étude sur la locomotive que nous avions entreprise; nous avons naturellement laissé de côté dans cet ouvrage les questions trop techniques qui sont du domaine des spécialistes. Nous espérons ainsi avoir été suffisamment clair et nous souhaitons vivement que le lecteur puisse, lorsqu'il aura parcouru les lignes qui précédent, s'expliquer le mécanisme des monstres qui remorqueront les trains qu'il prendra.

TABLE DES MATIÈRES

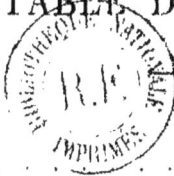

QUATRIÈME PARTIE

ACCESSOIRES DES LOCOMOTIVES

SIXIÈME PARTIE

LA CONSTRUCTION, LA CLASSIFICATION ET LES TYPES DE LOCOMOTIVES

SEPTIÈME PARTIE

LES LOCOMOTIVES A CRÉMAILLÈRE

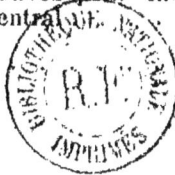

3757. — Tours. Imprimerie E. Arrault et Cⁱᵉ

www.ingramcontent.com/pod~product-compliance
Lightning Source LLC
Chambersburg PA
CBHW070250200326
41518CB00010B/1749

GUISEZ

La Pratique
Oto-Rhino=Laryngologique

Maladies des
Fosses Nasales
et des Sinus

2e Édition   102 Figures

PARIS — J.-B. BAILLIÈRE ET FILS — 1912

La Pratique Oto-Rhino-Laryngologique

MALADIES DES
FOSSES NASALES
ET DES SINUS

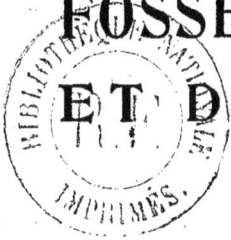

PRINCIPAUX TRAVAUX DU MÊME AUTEUR

La Pratique Oto-rhino-laryngologique. 1 vol. in-16 de 540 pages avec 200 figures, cart.................................. 12 fr.
Maladies des fosses nasales et des sinus. 2ᵉ *édition*, 1912. 1 vol. in-16 de 256 pages, avec 102 figures.................... 4 fr.
Maladies du larynx. 1 vol. in-16 de 180 pages, avec figures.... 4 fr.
Maladies des oreilles. 1 vol. in-16 de 180 pages, avec figures.. 4 fr.
Œsophagoscopie clinique et thérapeutique. Maladies de l'Œsophage, 1910, 1 vol. in-8 de 316 pages, avec 142 figures............ 14 fr.
Trachéobronchoscopie et œsophagoscopie (*Actualités médicales*). 1 vol. in-16, 1905...................................... 1 fr. 50
Affections chirurgicales du larynx, du nez, des oreilles, in *La Pratique des maladies des enfants,* 1911.
Affections de l'œsophage, de la trachée, in *Traité de thérapeutique du Pᵣ Robin,* 1912.

Traitement chirurgical de l'ethmoïdite purulente. Thèse de Paris, 1904.

Extraction d'un clou de la troisième ramification bronchique (*Presse médicale*, décembre 1904) (Lermoyez et Guisez).

Des résultats généraux obtenus par la broncho-œsophagoscopie et des perfectionnements apportés à cette méthode (*Presse médicale*, 25 févr. 1905).

Cinquante cas d'œsophagoscopie (*Congrès de Chirurgie*, octobre 1900).

Œsophagotomie interne sous œsophagoscopic (*Tribune médicale*, juillet 1906).

Cure radicale de l'ozène par la paraffine à froid (*Bulletin médical*, 1906).

Nos derniers cas de bronchoscopie et œsophagoscopie (*Congrès de Chirurgie*, 1906).

Ostéomyélite des os plats du crâne consécutive aux sinusites et otites suppurées (Rapport de la *Société française de laryngologie*, mai 1906).

Adénoïdite hypertrophique et entérite muco-membraneuse (*Journal des Praticiens*, 1906).

Huit cas de trépanation du système sphéno-ethmoïdal par voie orbitaire (*Société française de laryngologie*, mai 1906).

Le traitement opératoire des sinusites frontales chroniques (*Semaine médicale*, 27 déc. 1905).

Ostéomyélite chronique des os plats du crâne consécutive et otite chronique suppurée (*Soc. fr. de laryng.*, mai 1907).

Thromboses du sinus latéral et de la jugulaire. Ouverture du golfe, ligature de la jugulaire. Guérison. (*Soc. fr. de laryng.*, mai 1907).

Des indications et résultats de la broncho-œsophagoscopie (*Rapport Société française de laryng.*, mai 1910).

Diagnostic et traitement des rétrécissements cicatriciels de l'œsophage. (*Rapport du Congrès de Chirurgie*, 1912).

12695-11. — CORBEIL. Imprimerie CRÉTÉ.

La Pratique Oto=Rhino=Laryngologique

MALADIES DES
FOSSES NASALES
ET DES SINUS

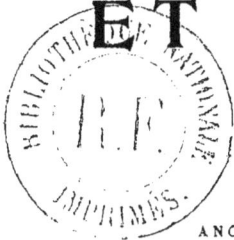

PAR

Le Docteur J. GUISEZ

ANCIEN INTERNE DES HOPITAUX DE PAR

Deuxième édition

Avec 102 figures dans le texte.

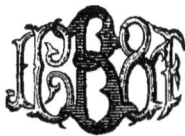

PARIS

LIBRAIRIE J.-B. BAILLIÈRE ET FILS

19, RUE HAUTEFEUILLE, 19

1912

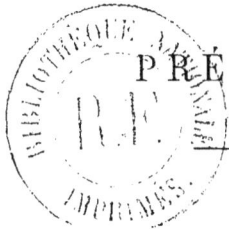

PRÉFACE

La première édition de ce manuel, aujourd'hui épuisée, bien que trois ans à peine nous séparent de sa publication, mais l'évolution est rapide dans une branche aussi féconde de la médecine, a paru au moment où s'introduisaient dans notre jeune spécialité oto-rhino-laryngologique des procédés diagnostics et des modes thérapeutiques tout nouveaux. Pour les admettre et surtout pour savoir auquel on doit accorder définitivement sa préférence, il fallait l'épreuve du temps.

Tels, par exemple, certains *procédés diagnostics* pour la rhinite hypertrophique, la sinusite fronto-maxillaire, la labyrinthite, la broncho-œsophagoscopie et surtout certaines *méthodes thérapeutiques* : injections de paraffine dans l'ozène, opération de résection sous-muqueuse de la cloison, cure radicale des sinusites

a

frontale, ethmoïdale et sphénoïdale, réglementation de l'emploi de la cocaïne et de la novocaïne pour les anesthésies locales, en particulier par la méthode de l'infiltration ou de l'usage du chlorure d'éthyle pour les anesthésies générales, laryngostomie, opérations par laryngoscopie directe et trachéo-bronchoscopie, etc.

Nous avons relu et remanié la plupart de nos chapitres, nous efforçant de les rendre plus clairs, plus pratiques, ajoutant de nombreux schémas et figures dessinés par notre ami K. Wagner pour que l'étudiant, le praticien auxquels s'adresse principalement ce manuel sachent exactement les gros caractères des affections de notre spécialité. Sans perdre le lecteur dans les détails historiques, dans les descriptions de méthodes surannées ou étrangères, nous avons voulu, qu'une fois un chapitre lu, il sache exactement ce qui se fait actuellement en France, ce qu'il doit éviter de faire et la conduite qu'il aura à tenir vis-à-vis de tel cas particulier.

Nous n'avons point reculé devant les détails de la technique qui tient une large part dans tous nos examens, dans toutes nos interventions, si minimes soient-elles.

Fidèle au cadre que nous nous sommes tracé en publiant ce manuel, nous ne nous sommes point contenté d'ajouter, mais nous avons élagué tout ce qui nous a paru être inutile dans l'état actuel de la science.

Encouragé par la façon dont on a été accueilli notre première édition, nous avons essayé de faire mieux pour la seconde ; nous nous sommes efforcé de tenir nos lecteurs au courant de tout ce qui s'est fait en oto-rhino-laryngologie pendant cette période de trois ans. Nos efforts ont été secondés par nos éditeurs, MM. Baillière, qui n'ont rien négligé pour les mettre en œuvre ; notre ambition serait de les voir de nouveau couronnés de succès.

15 février 1912.

AU DOCTEUR LUC

C'est à vous, mon cher Luc, que je dédie la deuxième édition de ce manuel, vous qui avez certes fait beaucoup, l'un des plus en France, oserai-je dire, pour notre spécialité, si je ne craignais de froisser votre modestie naturelle.

Vous avez été, en particulier, l'un des premiers à lui donner la tournure positive et chirurgicale qu'elle a gardée et qui semble toute naturelle aux jeunes générations, la faisant sortir du domaine de la thérapeutique symptomatique où elle séjournait depuis si longtemps.

Vous l'avez dotée de méthodes de diagnostic et de procédés opératoires admirablement réglés qui sont restés classiques tels que vous les avez décrits.

Vous avez bien droit à toute notre reconnaissance.

Acceptez cette dédicace comme gage d'une admiration sincère et d'une profonde amitié.

15 février 1912.

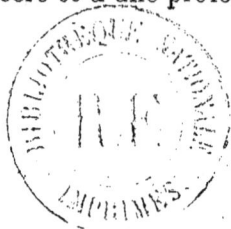

MALADIES
DES FOSSES NASALES
ET DES SINUS

I. — NOTIONS GÉNÉRALES.

I. — ÉCLAIRAGE.

Dans la spécialité oto-rhino-laryngologique, le médecin devra examiner des organes plus ou moins cachés (fosses nasales, oreilles, larynx), vers lesquels la vue n'a d'accès que par des orifices souvent étroits.

L'éclairage dans de pareils organes constitue la première difficulté, la base du diagnostic et de la thérapeutique spéciale.

Il faut apprendre à voir dans des cavités naturellement obscures.

Sources lumineuses.

Pour y parvenir, il est nécessaire de recourir à des sources lumineuses, qui enverront des rayons vers l'organe à examiner tantôt directement (*éclairage direct*), tantôt indirectement, après réflexion sur un miroir (*éclairage réfléchi*).

Nous n'avons pas à faire ici la momenclature de tous les anciens procédés d'éclairage, ni de tel ou tel qu'il plaît aux spécialistes d'employer. Il nous suffira, pour répondre au but de ce livre, d'étudier principalement le plus courant, le plus pratique de tous les modes : l'*éclairage réfléchi*.

LUMIÈRE NATURELLE. — La *lumière naturelle*

GUISEZ.   1

doit être cependant employée de prime abord pour l'examen, et ce serait commettre une lourde faute que de ne point y recourir pour reconnaître les différents aspects des narines, du pavillon de l'oreille, de la langue, du voile du palais. Mais elle est insuffisante pour éclairer les cavités profondes ; en outre, elle est variable à tous les moments du jour. Il faut avoir à sa disposition une source plus fixe.

LUMIÈRE ARTIFICIELLE. — De celle-ci on exigera deux qualités principales : la puissance et une coloration qui rappelle le plus possible celle de la lumière solaire. Le *bec Auer* à gaz ou à alcool est certainement le mode le plus pratique dans toutes les installations fixes. Il donne une tache lumineuse bien homogène, très intense, qui ne chauffe pas la région examinée. Il en est de même des lampes à incandescence à filament métallique.

Toutes les autres sources, lampes à huile, becs de gaz ordinaires, ne donnent qu'un faisceau lumineux peu intense, dont la teinte jaune dénature la coloration des tissus.

La lampe éclairante sera mobile sur un large pied très pesant ; pour ne pas vaciller, elle sera établie de telle sorte qu'elle puisse glisser sur celle-ci dans le sens vertical et être déplacée dans le sens latéral ou transversal.

Appareil réflecteur.

Les rayons divergents issus de la source lumineuse seront *recueillis* par un miroir concave et projetés vers la cavité examinée.

On n'emploie plus aujourd'hui que le *miroir frontal* fixé au-devant du front par une lame en casque ou par un bandeau (fig. 1). Le *miroir à main*, exigeant l'immobilisation d'une main, doit disparaître de notre instrumentation.

CHOIX D'UN MIROIR. — Quelle doit être l'*ampli-*

tude du miroir? Plus le miroir est grand et plus est grande la quantité de lumière réfléchie ; mais, pratiquement, il ne doit pas être trop large pour masquer l'œil opposé ; il serait en outre moins maniable : nous le choisirons de 9 à 10 centimètres de diamètre.

Il sera nécessaire de déterminer exactement le *foyer* du miroir, car nous sommes limités dans l'approche des organes à examiner par la distance qui les sépare des orifices naturels. Et en outre, pour sa commodité personnelle, l'observateur devra être placé à 5 ou 6 centimètres de ceux-ci.

Bien que le fond de l'oreille soit moins distant de l'œil de l'observateur que la *glotte*, par exemple, on n'emploie

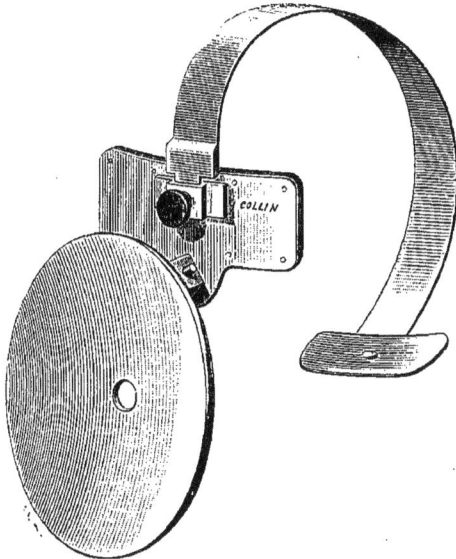

Fig. 1. — Miroir frontal.

pratiquement qu'un seul miroir, suffisant du reste dans tous les cas, et dont la distance focale est de 20 centimètres environ.

Le *miroir de Clar* (de Vienne) (fig. 3) remplit toutes ces conditions et réalise l'éclaireur le plus parfait que nous ayons à notre disposition à l'heure actuelle, et c'est l'appareil employé le plus couramment par les spécialistes en France. Il se compose d'une surface réfléchissante, sphérique, concave, de 10 à 12 centimètres de diamètre et d'un foyer très court, de 14 centimètres. Deux orifices percés dans le miroir permettent la vision binoculaire. Au foyer se trouve une petite lampe à incandescence, dont les rayons sont réfléchis sur la surface concave du miroir et vont se concentrer pour former une image à distance variable que l'observateur peut régler grâce à la mobilité sur charnière du porte-lampe. Ce miroir est très puissant; il donne une lumière blanche; il ne chauffe pas, étant donné le faible voltage (6 à 8 volts) (1) de la petite lampe à incandescence. Celle-ci est rendue invisible, cachée par le miroir lui-même ; la vision binoculaire est possible grâce aux deux orifices. Il se déplace en outre dans tous les mouvements de la tête, sans gêner l'observateur, et il a de plus l'avantage appréciable de le protéger contre les expectorations et la toux du malade.

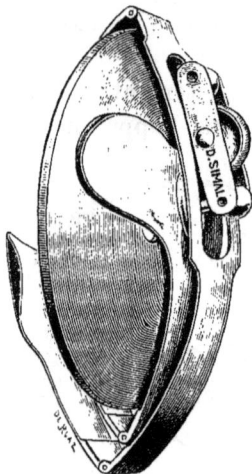

Fig. 2. — Miroir frontal pliant.

L'*éclairage direct*, longtemps employé en France, se pratique à l'aide de sources (fig. 4) avec projecteurs, qui envoient les rayons lumineux directe-

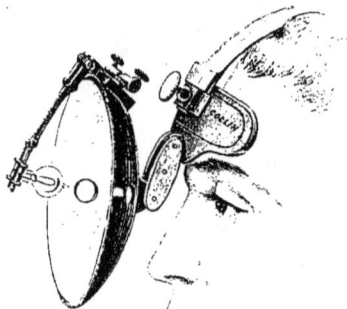

Fig. 3. — Miroir de Clar.

(1) Ce voltage peut être encore abaissé si l'on emploie des lampes à filament métallique (de 4 volts), dont le pouvoir éclairant est tout aussi considérable.

ment sur la région à examiner. S'il la met au-devant de lui, l'opérateur est gêné par la lampe elle-même ; s'il la place en arrière, il en résulte des ombres très nuisibles à l'examen. Le spécialiste ne devra recourir à l'éclairage direct, selon nous, que comme moyen d'exception, lorsqu'il n'aura pas de mi-roir à sa disposi-tion.

Le *photophore de Hélot* (fig. 4) réduit au minimum les in-convénients de l'éclairage direct, mais sans les sup-primer complète-ment ; il présente, en outre, l'incon-vénient de s'é-chauffer rapide-ment.

Bien plus ra-tionnel est l'usage

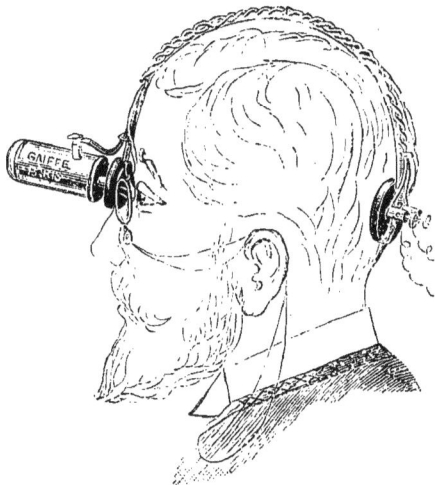

Fig. 4. — Photophore de Hélot.

de la lumière réfléchie. Par elle seule, le rayon réfléchi se confond presque complètement avec l'axe optique, ce qui est la condition la plus parfaite pour bien voir.

COMMENT FAUT-IL PLACER LA LUMIÈRE ? — La lumière doit être posée le plus près de l'organe à examiner que le permettent les conditions ordinaires. Les rayons réfléchis gardent d'autant plus d'intensité qu'ils arrivent moins obliquement sur le miroir. *En pratique, on place la lampe un peu en arrière de la tête à examiner et un peu au-dessus d'elle* (fig. 5). En prenant cette dernière précaution, on évite les ombres portées par la main qui opère. On peut ainsi la placer indifféremment à gauche ou à droite du malade.

COMMENT DOIT-ON FIXER SON MIROIR ? —
Le miroir doit être placé devant la figure du médecin, du
côté de la source lumineuse, c'est-à-dire à sa droite si la
source lumineuse est à gauche du malade. L'œil gauche regarde à côté du miroir, mais l'œil droit doit également voir
pour assurer la vision binoculaire. En principe, on doit se
servir de l'orifice dont est percé le miroir, mais nous conseillons comme plus facile et plus pratique de regarder un
peu au-dessous et en dedans de lui, en plaçant alors la
source lumineuse sur un plan supérieur à celui de l'organe
à examiner (1).

La vision binoculaire n'est possible que lorsque la cavité
examinée présente un assez large orifice (bouche, pharynx,
larynx). Dans beaucoup d'organes, la vision monoculaire
est la seule possible; c'est ainsi que, dans le nez et dans
l'oreille, on ne peut apprécier les distances qu'en s'aidant
du toucher avec le secours du stylet.

Bien s'orienter pour l'éclairage est une des conditions
pour arriver à bien voir, et nous conseillons au débutant de
s'exercer en faisant varier la tache lumineuse sur la main,
sur une feuille de papier.

En tout cas, *ce qu'il faut éviter*, c'est de placer le miroir
au milieu du front, car la source lumineuse devient alors
une cause de gêne pour l'observateur, tout comme dans
l'éclairage direct.

II. — RÈGLES GÉNÉRALES POUR L'EXAMEN
D'UN MALADE.

La *technique* tient un grand rôle pour l'examen d'un
malade ; il est certaines *règles* sur lesquelles nous voudrions
particulièrement insister concernant à la fois le malade et
le médecin.

(1) On se sert surtout de l'orifice dont est percé le miroir dans la
vision monoculaire de près pour distinguer un détail dans le fond
d'une caisse du tympan, par exemple.

1º *POSITION DU MALADE.* — *a.* **Adulte.** — Si c'est un *adulte*, il sera assis le plus près possible et vis-à-vis du spécialiste sur un siège un peu plus bas. Ses genoux

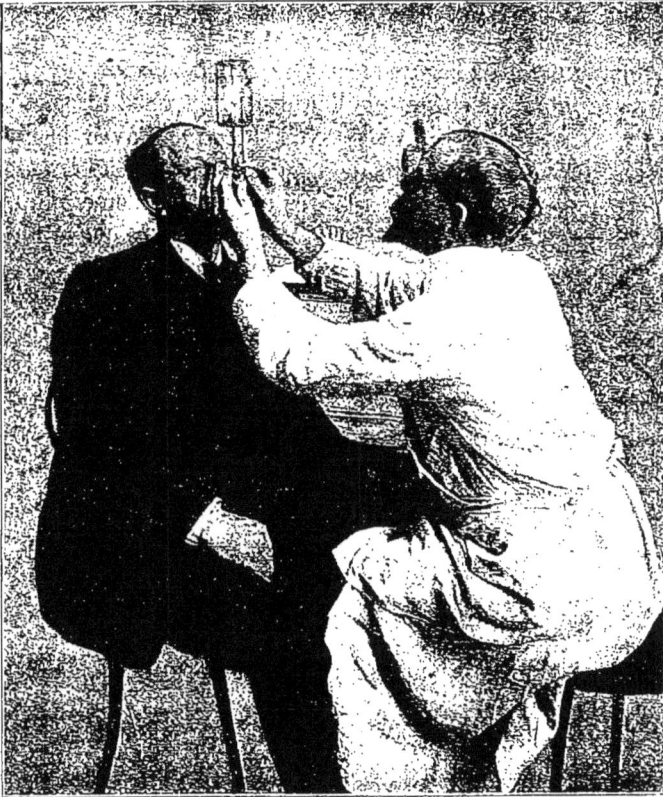

Fig. 5. — Position respective du médecin, du malade et de la lumière pour l'examen du nez.

seront rapprochés, placés latéralement à ceux de l'observateur. Pour l'examen du nez, du larynx, la tête sera bien horizontale (fig. 5). S'il s'agit de l'oreille, il tournera la tête et la penchera un peu latéralement.

CONVIENT-IL D'APPUYER LA TÊTE SUR UN SOUTIEN? — Nous sommes opposé à cette façon de faire, autant le corps doit être fixe, autant la tête doit conserver la liberté de ses mouvements ; il faut que le malade puisse se retirer de lui-même si l'examen lui paraît un peu douloureux.

b. **Enfant.** — Si c'est un *enfant* docile, il sera assis de la même manière sur un siège légèrement surélevé et placé dans la même position que l'adulte. C'est chez lui surtout qu'il convient de procéder pour l'examen avec la plus grande douceur, passant du simple au composé. On doit commencer par lui montrer les instruments, lui en expliquer le jeu pour qu'il se familiarise avec eux. Il faut examiner d'abord le nez, l'oreille, l'introduction du spéculum y étant peu gênante. Réservez pour la fin l'examen de la bouche avec l'abaisse-langue ou du larynx avec le miroir.

Si, malgré tous les raisonnements, il est impossible de lui faire garder le repos, on l'examinera dans la position classique dite *rhinologique* (fig. 6). L'enfant sera assis sur les genoux d'un aide. Celui-ci emprisonne entre les siennes les jambes du petit malade ; de la main droite, il appuie la tête contre le défaut de son épaule ; de la main gauche, il embrasse le thorax et immobilise les deux mains.

Il est quelquefois commode, pour l'examen des oreilles en particulier, de le maintenir dans la position couchée.

Il faut en un mot familiariser le malade, adulte ou enfant, avec un mode d'examen un peu spécial. Si vous échouez dans une première séance, ne vous obstinez pas et remettez votre diagnostic à quelques jours plus tard. La douceur et la patience amèneront le malade à supporter le contact des instruments ; le médecin n'oubliera pas que, pour le soigner, il doit acquérir de prime abord toute sa confiance.

Le malade devra, pour l'examen, se présenter sans aucune préparation.

Si, sous couleur de propreté ou d'asepsie, il vient vous consulter après avoir lavé son oreille pour la débarrasser du pus qui en suinte ou après s'être fait des irrigations dans le

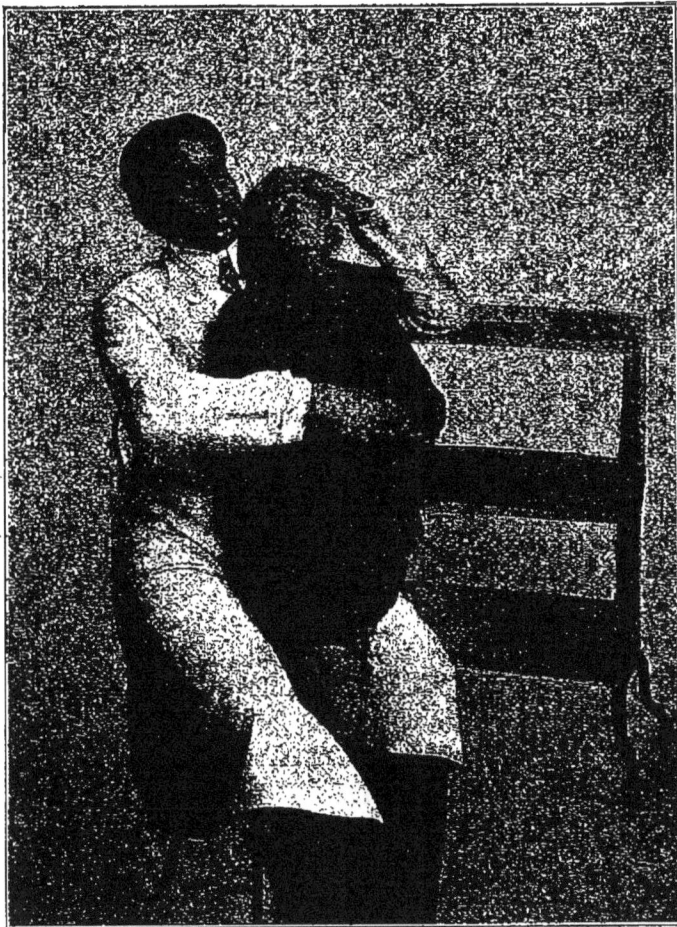

Fig. 6. — Enfant en position rhinologique.

nez pour enlever les croûtes qui l'encombrent, un élément utile pourra manquer au diagnostic.

On ne devra lui recommander des soins antiseptiques et calmants que pour l'examen des régions délicates, faciles à infecter par une simple exploration. L'antisepsie, bien difficile du reste dans des organes anfractueux à muqueuses absorbantes comme le nez, le larynx, ne devra être mise en œuvre que pour la thérapeutique ; nous aurons à l'étudier en détail à cette occasion.

2º *CE QUE DOIT FAIRE LE MÉDECIN.* — Le *médecin* sera d'une asepsie aussi rigoureuse que possible ; ses mains seront soigneusement lavées et brossées, et, aussi souvent qu'il sera nécessaire, trempées dans une solution antiseptique, le tout sans exagération, les examens pouvant être multiples et nécessitant chaque fois ce minimum de soins.

Les *instruments* seront stérilisés dans l'eau bouillante additionnée de carbonate de soude ; ce corps a comme propriété de dissoudre les mucosités, le sang adhérent aux instruments, et d'éviter la détérioration et la rouille ; il élève en outre de quelques degrés le point d'ébullition de l'eau. Certains instruments (miroirs) ne supportent pas l'ébullition. On peut les désinfecter suffisamment en les laissant tremper dans une solution antiseptique (phénosalyl à 1 p. 100, acide phénique à 2 p. 100) (1).

Pour les syphilitiques, on emploiera des instruments spéciaux, distincts soit par leur forme (exemple : miroirs carrés), soit par leur manche. Ils seront chaque fois soumis à une désinfection très soignée.

III. — NOTIONS PRATIQUES D'ÉLECTRICITÉ.

L'électricité prenant de jour en jour une place de plus en plus grande dans notre spécialité, nous tenons à rappeler brièvement les notions indispensables au praticien pour le choix des *piles*, des *accumulateurs* qui lui fourniront la chaleur, la lumière, l'électrolyse, la galvanisation, la faradisation.

(1) Actuellement, on fabrique des miroirs qui peuvent subir l'ébullition, à condition de ne pas la prolonger.

Sources d'électricité.

Il faut avoir à sa disposition trois sources d'électricité galvanique : 1º piles, 2º accumulateurs, 3º courant urbain.

PILES. — Pour le médecin qui est loin de tout centre générateur d'électricité, les piles sont d'un grand secours. Il peut les recharger et au besoin les réparer lui-même ; mais elles ont comme principal inconvénient la *polarisation* due à ce que l'hydrogène du pôle positif tend à se recombiner avec l'oxygène du pôle négatif, d'où production d'un courant *dit de polarisation* qui contrarie le courant utile.

Certaines d'entre elles échappent en partie à ce reproche, telles les piles de Leclanché et de Grenet.

La *pile de Leclanché* au chlorhydrate d'ammoniaque a comme principal avantage de se polariser lentement, mais, sa résistance intérieure étant très grande, elle nécessite de grands éléments. Elle convient pour les installations fixes du cabinet du médecin. Elle débite un courant d'assez grande intensité.

La *pile de Grenet* au bichromate de potasse nécessitant, pour une même intensité et pour une même force électromotrice, des éléments moins volumineux, pourra être beaucoup plus petite. Ce sera la pile des appareils portatifs. Mais elle se polarise facilement, et son débit est moins régulier.

ACCUMULATEURS. — Les accumulateurs sont des appareils (Voy. fig. 7) capables de retenir une certaine quantité d'électricité qu'ils restituent ensuite, devenant ainsi de *véritables générateurs.* Ils sont composés essentiellement de plaques métalliques plongées dans l'acide sulfurique dilué, qui, mises en relation avec une source électrique, emmagasinent une charge déterminée d'électricité.

Par un fait inverse, en se déchargeant, ils produisent le *courant utile.*

La quantité d'électricité emmagasinée dans un élément est proportionnelle au poids de celui-ci.

Les éléments volumineux donnent les courants de grande intensité. Pour amener un *cautère* au rouge, une grande quantité d'électricité débitée, à la fois, est nécessaire ; il conviendra donc d'employer de gros éléments ou plusieurs éléments *groupés en quantité* capables de donner un courant d'une grande intensité.

Au contraire, pour amener le mince fil d'une lampe à l'incandescence, un courant bien moins intense est nécessaire, souvent inférieur à 1 ampère-heure ; mais la résistance est bien plus grande, et un courant d'une plus grande force électro-motrice est indispensable. Les accumulateurs employés devront avoir un voltage assez élevé ; les éléments pourront être peu volumineux, mais *groupés en tension*.

Si la qualité et le nombre des éléments influent seuls sur l'éclat de la lumière, il faut tenir compte, pour la durée de cette lumière, de la grandeur de ces éléments. Il en résulte qu'en pratique, si l'on a des examens fréquents ou prolongés à faire, on devra employer des batteries volumineuses pour ne pas être obligé de les recharger à chaque instant.

On conçoit néanmoins que le principe qui préside à la formation du courant utile pour le cautère ou la lumière étant tout à fait différent, il est difficile, dans les appareils légers, portatifs, de vouloir grouper sur la même batterie le cautère et la lumière. C'est seulement dans les installations fixes, où l'on ne craint pas les gros éléments, qu'on pourra les grouper pour produire à la fois lumière et cautère.

Pour graduer l'intensité du courant dans le circuit extérieur, il est indispensable d'installer sur celui-ci un *rhéostat*. Le *rhéostat* permet de graduer le courant, de façon à donner dans les lampes une lumière plus ou moins intense et dans les cautères un rouge plus ou moins vif ; il est composé le plus souvent d'une spirale de fil métallique, dont on peut faire varier la quantité utile à l'aide d'une manette mobile graduant ainsi la résistance dans le circuit (fig. 7).

Les accumulateurs ont sur les piles l'avantage de se polariser très peu ; leur débit est constant et, jusqu'au moment même où ils vont être déchargés complètement, ils rendent la même quantité d'électricité avec à peu près la même force électro-mo-trice.

Tous ces avantages feront préférer les accumulateurs partout où il y aura des sources d'électricité et des postes de charge.

La *charge d'accumulateurs* n'est possible que si l'on dispose du courant continu. Il est facile alors de recharger soi-même ses accumulateurs avec une lampe montée en tension ou en batterie (lampe de bureau, par exemple). Supposons que l'on emploie une

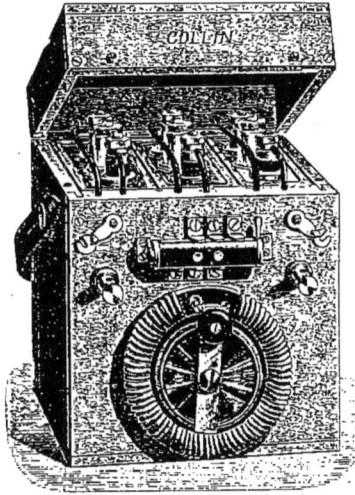

Fig. 7. — Accumulateur (cautères et anses) avec rhéostat (R).

batterie de 6 ou 8 éléments, ce qui est le type courant. Il faut faire passer un courant de 16 ou 18 volts, chaque élément réclamant une tension un peu supérieure à 2 volts pour que sa charge soit normale.

Quelle *lampe* doit-on employer ?

La charge est toujours suffisante avec une lampe montée en tension capable de laisser passer un courant de 1 ampère, c'est-à-dire une lampe de 32 bougies. Il serait nuisible aux accumulateurs lumière ou à électrolyse d'employer une lampe trop forte qui laisse passer une trop grande quantité d'électricité. Sauf pour les accumulateurs-cautères qui présentent une plus grande capacité, les autres éléments qui n'ont qu'une capacité de 10 à 15 ampères ne peuvent supporter, sans crainte de se détériorer rapidement, une charge supérieure à 1 ampère-heure.

Il est nécessaire, en tout cas, de se servir d'un tableau *bien isolé* et que le sol de la salle d'opération ne soit pas conducteur (bois, linoléum au lieu de carrelage) pour éviter les fuites à la terre et les secousses très désagréables pour les opérateurs.

Il est indispensable de faire travailler d'une façon cons- tante les accumulateurs, sinon ils se déchargent plus ou moins complètement et se détériorent. Dans ce but, moins l'on aura d'accumulateurs, et mieux cela vaudra; on sera amené de la sorte à leur demander un travail plus régulier.

Grâce à l'emploi des lampes M-S de 4 ou 5 bougies utilisées pour le miroir de Clar, il est possible de s'éclairer avec de petits accumulateurs (Voy. fig. 8) ou les accumulateurs- cautères. Cette considération a une certaine importance, évitant dans les examens de ville d'emporter plusieurs bat- teries d'accumulateurs.

COURANTS URBAINS. — Il est certes très com- mode, lorsqu'on peut en disposer, d'employer directement le courant d'un secteur urbain ; alors, de deux choses l'une :

Ou bien vous serez installé sur le *courant continu* et il suffira d'en réduire la tension, toujours trop considérable (110 volts), par l'interposition de résistance (lampes à incan- descence, rhéostat). D'autres fois, au contraire, la canali- sation vous fournira du *courant alternatif* ; des appareils spéciaux dits *transformateurs* seront nécessaires pour qu'il puisse se prêter aux besoins médicaux.

Dans quelques installations, le courant, soit continu, soit alternatif, est transformé à l'aide du *dynamomoteur* qui marche sur le conduit de la ville de 110 volts. Ce moteur met en mouvement une petite dynamo, qui fournit alors du courant continu de bon voltage (20 à 25 volts). On peut ainsi réaliser toutes les applications pratiques de l'électricité, même le débit du courant présente un ampérage suffisant pour alimenter les cautères. Mais on peut lui

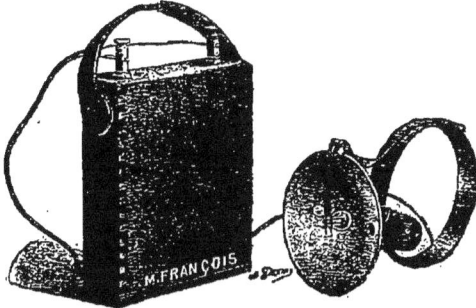

Fig. 8. — Batterie à liquide immobilisé, petit accumulateur portatif (pour la lumière).

reprocher le coût élevé du moteur et de la dynamo, la dépense plus grande d'électricité et le bruit constant fait par l'appareil tout entier.

Ce qu'il ne faut pas faire. — On ne doit point *surmener ses accumulateurs*, leur demander un débit trop grand pour leur capacité, sous risque de les détériorer. Comme nous le disions plus haut, pour les installations fixes, ne craignez pas les gros éléments, qui suffiront à toutes les nécessités et n'auront que rarement besoin d'être rechargés.

Pour la charge, chaque batterie d'accumulateurs a un régime spécial qu'il convient de ne pas dépasser.

Les accumulateurs ne doivent jamais être déchargés complètement, et, dès que le voltmètre marque $1^v,8$, il conviendra de les remettre en charge.

Il faut être prévenu à ce sujet que les accumulateurs *se déchargent spontanément*. Que l'on s'en serve ou non, il convient de ne jamais les laisser plus de six semaines sans les recharger.

Les *courts-circuits*, cause de détériorations instantanées

d'une installation électrique, sont à éviter avant tout. Aussi doit-on refuser tout dispositif électrique qui ne présente pas de *coupe-circuits*, sortes de plombs fusibles dès que le courant devient trop intense.

Applications de l'électricité.

Dans notre spécialité, on se sert de l'électricité principalement pour la production de la *lumière*, du *cautère*, pour la *faradisation*, la *galvanisation*, l'*électrolyse* et pour *actionner des moteurs*.

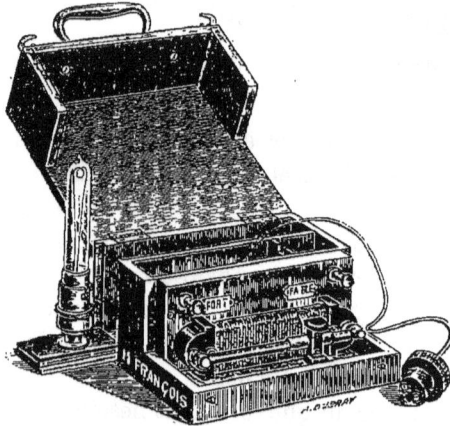

Fig. 9. — Petit réducteur portatif
à cautère et lumière.

LUMIÈRE. — Comme nous l'avons déjà vu, il faut, pour la lumière incandescente, un courant de tension relativement élevée. L'intensité peut être minime, souvent inférieure à 1 ampère-heure.

Si l'on emploie des *piles*, elles devront avoir une grande force électro-motrice ; les piles de Grenet, de Leclanché, composées d'une batterie de cinq à six éléments groupés en tension, seront suffisantes pour alimenter les petites lampes de 4 à 8 volts des *miroirs de Clar*, ou de nos éclaireurs *endoscopiques*.

Les accumulateurs rempliront, comme nous l'avons vu plus haut, plus avantageusement le même but ; ils seront également groupés en tension.

Le courant urbain est certes le plus commode si on peut en disposer. Il suffit d'interposer une résistance (lampe) sur le circuit pour l'amener au voltage de la lampe du miroir de Clar (Voy. fig. 10).

Un rhéostat à fil fin sera toujours intercalé sur le circuit ; il empêchera de brûler les lampes en graduant le courant.

En résumé, au point de vue pratique, comment alimenter notre petite lampe du miroir de Clar. S'il s'agit d'une installation fixe dans son cabinet, on emploiera une lampe de 6 à 8 volts à filament de charbon peu fragile, et la force sera fournie par un courant continu réduit par une lampe de 32 bougies en tension ou après transformation, si l'on ne dispose que de courant interrompu. Mais pour les examens en

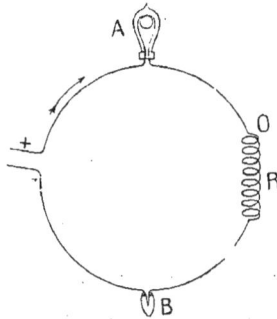

Fig. 10. — Petit schéma pour lumière Garel.

ville, on emploiera des lampes de 4 volts seulement, mais à filament métallique (M. S.), qui donnent une clarté aussi vive que les précédentes et permettent l'emploi de tout petits accumulateurs portatifs ou de petits réducteurs portatifs (Voy. fig. 8 et 9). Le seul inconvénient est la fragilité et le prix élevé de ces lampes.

CAUTÈRES. — Que l'on suppose deux tiges métalliques isolées par de la soie ; que l'on mette l'une de leurs extrémités en rapport avec les fils conducteurs venant de la source d'électricité, et que l'on réunisse leurs extrémités inférieures par un fil de platine aplati ou arrondi en forme de lame de couteau, le cautère galvanique est ainsi constitué. Les tiges de cuivre du cautère étant bons conducteurs s'échaufferont à peine ; au contraire, la lame de platine, plus résistante, s'échauffera et rougira rapidement à la condition que les tiges de cuivre soient parfaitement

GUISEZ.　　　　　　　　　2

isolées (1). Tel est le principe du cautère galvanique (fig. 11 et 12).

Ces cautères auront différentes formes : les uns seront

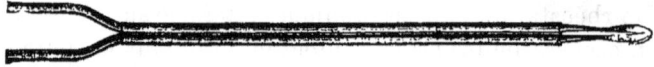

Fig. 11. — Cautère droit ordinaire plat.

effilés et pointus, les autres aplatis lorsqu'ils devront agir en surface.

Dans certains cas, on remplace la lame de platine par

Fig. 12. — Cautère droit en pointe.

l'*anse galvanique*, sorte de serre-nœud, qui, rougissant par le passage du courant électrique, pourra sectionner les tissus hypertrophiés. L'anse est formée d'un fil d'acier

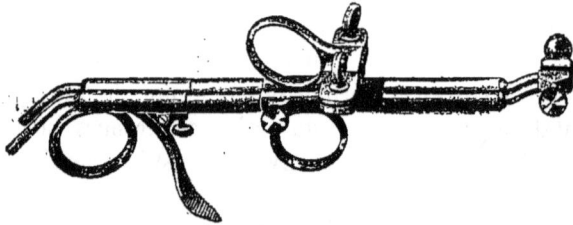

Fig. 13. — Manche universel pour les cautères et pour les anses.

fin dont les extrémités sont maintenues dans un conducteur *guide-anse* constitué par deux tubes de cuivre en canon de fusil isolés par des fils de soie.

(1) L'isolement des deux tiges de cuivre peut être obtenu à l'aide de fils de soie enroulés autour des tiges, ou mieux, ainsi que les cautères sont généralement construits aujourd'hui, l'isolement est obtenu à l'aide de deux viroles en cuivre espacées et séparées par de l'amiante : ils peuvent ainsi être stérilisés, bouillis.

Un manche galvanocaustique porte le cautère dans différents endroits, suivant le gré de l'opérateur. Nous recommandons l'usage, et pour le cautère simple et pour l'anse galvanique, des *manches universels de Kutner ou de Moritz Schmidt*, que l'opérateur aura bien en main et qui sont bien isolés dans toutes leurs parties (fig. 13) (1).

Nous avons vu plus haut les principes qui doivent guider le choix des piles, des accumulateurs pour la production de la galvanocaustie. L'intensité du courant devant être très grande, les cautères consommant 12 à 15 ampères-heure, il faut employer des éléments de grande surface, groupés en quantité. Les courants urbains seront inutilisables directement : la canalisation habituelle présente des fils trop fins pour pouvoir débiter une intensité suffisante pour amener au rouge le cautère. On les emploie pour charger nos batteries d'accumulateurs, qui produiront ensuite le *cautère*.

Le *rhéostat* intercalé sur le circuit devra être formé d'un fil gros, de faible résistance, calculée d'après celle des cautères.

ÉLECTROLYSE. — L'électrolyse est cette action chimique du courant qui amène la destruction du tissu qu'il traverse entre les deux pointes d'aiguilles électrolytiques. Dans le voisinage immédiat du point d'application des électrodes, il se produit une action chimique amenant la formation d'une *escarre grise* ou *sèche*, due à la production d'acide au pôle positif et d'une *escarre rouge molle* due à la libération de l'alcali au pôle négatif. Au pôle positif, il se dégage de l'oxygène et au pôle négatif de l'hydrogène (2). Pour l'électrolyse, on utilise soit l'action des

(1) La principale qualité d'un manche réside dans l'interrupteur On devra vérifier les contacts de temps à autre ; lorsque le manche chauffe, c'est que ces contacts sont oxydés ; on enlèvera au papier émeri ces taches d'oxydation.

(2) D'après des recherches récentes, les phénomènes seraient plus complexes. Le corps décomposé se dissocie en deux éléments

peux pôles (effet destructeur), soit d'un seul pôle. Le
pôle négatif présente un pouvoir réducteur bien plus

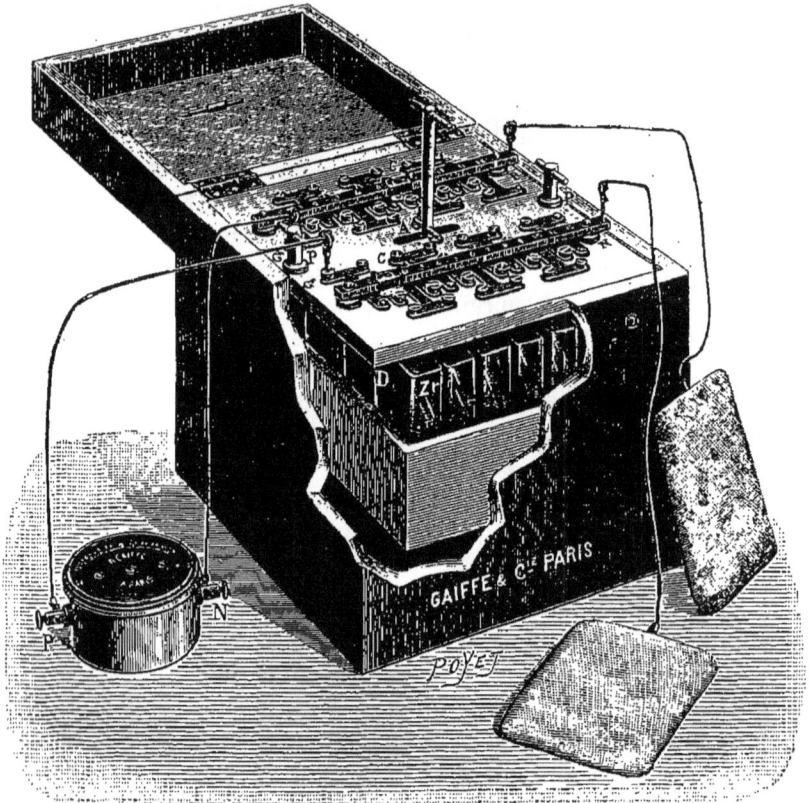

Fig. 14. — Pile à électrolyse avec milliampèremètre.

étendu que le positif (*effet réducteur*). On donne alors à
cette électrode une surface beaucoup plus grande (plaque en

l'*ion positif* se porte au pôle négatif; l'*ion négatif*, au pôle positif. Dans
l'électrolyse des tissus organiques, il faut tenir compte d'actions secondaires et même tertiaires, exercées par les produits d'électrolyse sur
les tissus eux-mêmes. — Voy. Delherm et Laquerrière, L'ionothérapie
électrique (*Actualités médicales*, J.-B. Baillière et fils, Paris, 1908).

feutre) pour la rendre *indifférente* (par exemple dans l'électrolyse circulaire ou linéaire).

L'électrolyse nécessite des courants de haute tension à cause de la grande résistance du corps humain, mais de faible intensité de 10 à 15 milliampères. Les accumulateurs ou les piles employés seront petits, nombreux, groupés en tension, devant fournir une force électro-motrice d'au moins 30 volts. Parmi les piles : la batterie de Gaiffe au bisulfate de mercure, formée de 24 éléments, constitue un bon appareil portatif. Les batteries de petits accumulateurs (telles celles d'Hirschmann) pourront être employées également.

Il existe de très bons rhéostats qui permettent d'employer le courant continu du secteur. A tous ces appareils on devra adjoindre un *réducteur de potentiel* gradué de façon à augmenter le courant insensiblement de 1 milliampère à 40 milliampères, très suffisant pour nos usages spéciaux.

Les électrodes sont ou bien des aiguilles en platine ou en acier pour l'effet destructeur, ou bien des olives, des boules, lorsque l'on veut utiliser l'effet réducteur.

Tout appareil destiné à l'électrolyse doit présenter : 1º un *commutateur* destiné à renverser le courant et à faire passer le pôle + au pôle — sans déplacer les aiguilles ; 2º un *milliampèremètre* qui mesure l'intensité du courant ; 3º un *collecteur* permettant d'intercaler chaque élément d'une manière progressive sans déterminer d'interruption avec secousse pénible pour le malade.

GALVANISATION ET FARADISATION. — On donne en médecine le nom de *galvanisation* à l'usage dans un but thérapeutique des courants continus, et celui de *faradisation* à l'application des courants induits au corps humain.

Galvanisation. — Dans les appareils à électrisation galvanique, on emploiera les mêmes sources, le même dispositif que dans l'électrolyse, mais les électrodes auront une plus large surface, de façon à éviter toute action chimique. Cependant, dans un appareil galvanique, pour qu'une électrode *soit active*, il faut qu'elle ait un volume déterminé (1 ou 2 centimètres cubes). Si la largeur de l'électrode est très considérable, elle sera *indifférente* (plaques).

Faradisation. — Si, dans un circuit fermé, on fait passer un courant continu et que l'on mette dans son voisinage

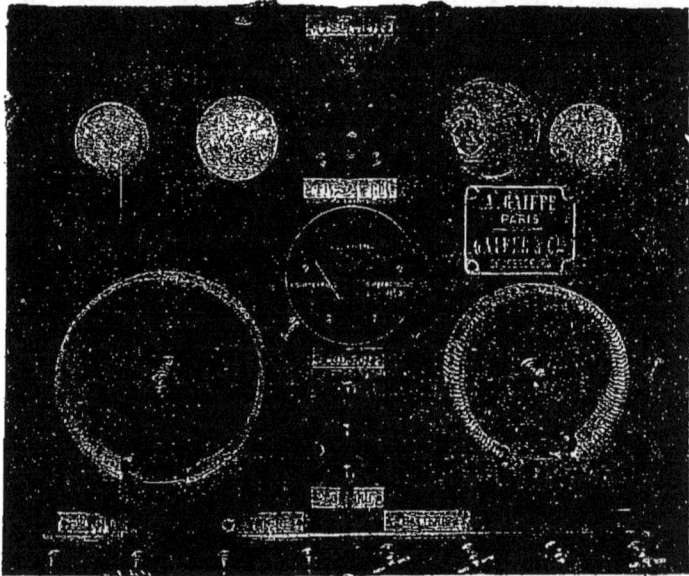

Fig. 15. — Tableau électrique pour installation fixe.

un autre circuit fermé, il se produit dans celui-ci un courant *dit induit* de sens variable : au moment où commence le courant inducteur, il naît un *courant induit de sens contraire* ; si le courant inducteur cesse, il naît un courant *induit de même sens*. On voit donc que, dans la faradisation, le courant sera *alternatif*, circulant tantôt dans un sens, tantôt dans un autre.

Les appareils faradiques nécessitent peu de force électro-motrice et peu d'intensité. Une simple pile (pile de Grenet), un petit accumulateur, le courant urbain très réduit par l'interposition d'une lampe à incandescence suffiront à faire marcher les appareils d'induction.

Ces appareils dérivent tous de la classique *bobine de Ruhmkorf*. Chacun sait qu'elle est composée de deux bobines s'engainant ; la bobine externe est inductrice ; l'interne est le siège du courant induit. Les interruptions nécessaires à la production du courant alternatif sont provoquées dans la bobine inductrice par un *trembleur* dont on pourra régler les intermittences, suivant les besoins réclamés par la thérapeutique.

Dans les installations fixes, les constructeurs réunissent les différentes pièces nécessaires aux applications précitées sur des *tableaux muraux* (fig. 15).

Si l'on dispose du courant continu, le tableau le plus courant que nous conseillerons présente deux lampes rhéostats permettant d'abaisser le courant pour tous les usages de lumière, galvanisation, électrolyse, avec rhéostat à fil fin, milliampèremètre et voltmètre ; pour le cautère, une batterie d'accumulateurs de 3 à 5 éléments, un rhéostat à gros fil ; pour la faradisation, une bobine de Ruhmkorf. Le tableau ainsi constitué suffira à tous les usages courants du spécialiste.

IV. — ANATOMIE DES FOSSES NASALES.

Sans vouloir faire d'anatomie descriptive dans ce manuel, il est nécessaire que nous rappelions ici certains détails anatomiques qui pourront aider à la compréhension des termes spéciaux et expliquer beaucoup de faits pathologiques.

Les fosses nasales peuvent être décrites comme deux longs couloirs séparés l'un de l'autre par la cloison. Chacune d'elles présente deux *orifices* : un antérieur ou *narinaire*, et un postérieur ou *choanal*, qui mène dans le pharynx nasal.

La *paroi supérieure*, horizontale en avant, oblique en bas en arrière, peut être décomposée en deux portions, une *antérieure* ou *fronto-ethmoïdale*, c'est la région dangereuse des fosses nasales, celle où il ne faut opérer qu'avec la plus grande prudence ; la portion *postérieure* ou *sphénoïdale* présente l'orifice du sinus sphénoïdal avec son recessus.

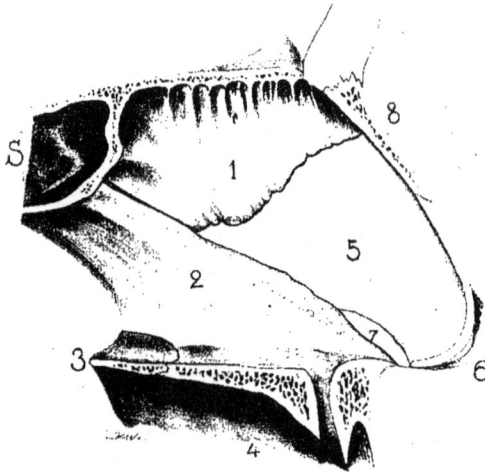

Fig. 16. — Cloison des fosses nasales.
1, lame perpendiculaire de l'ethmoïde ; 2, vomer ; 3, palatin ; 4, os maxillaire supérieur ; 5, cartilage quadrangulaire ; 6, lobule du nez ; 8, os propre ; S, sinus sphénoïdal.

La *paroi inférieure* ou *palatine* est horizontale et sépare les fosses nasales de la bouche.

La *cloison* (fig. 16), qui divise les deux fosses nasales, est constituée en avant et en haut par la lame quadrilatère de l'ethmoïde, en arrière et en bas par la lame du vomer. L'angle rentrant antérieur est comblé par le cartilage quadrangulaire. La cloison s'incurve presque toujours plus ou moins avec la croissance, donnant lieu quelquefois à des déviations des crêtes, des éperons.

La *paroi externe* de la fosse nasale (fig. 17) est la région la plus complexe, mais aussi la plus importante que nous ayons à étudier. Dans ses deux tiers supérieurs, la paroi externe est constituée par les masses latérales de l'ethmoïde creusées de cavités (labyrinthe ethmoïdal). Cette paroi présente une série de saillies au nombre de trois ou de quatre : ce sont les *cornets* supérieur, moyen, inférieur, le supérieur pouvant être débublé. Tous sont formés aux dépens de l'éthmoïde, sauf le cornet inférieur que constitue un os propre.

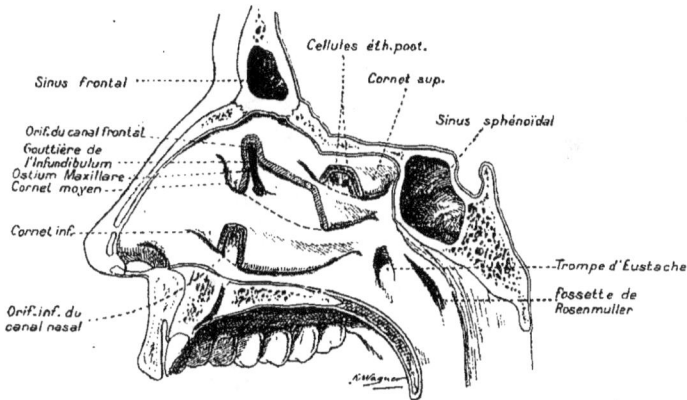

Fig. 17. — Paroi externe des fosses nasales (d'après Testut).

Chaque cornet présente deux portions : une antérieure, c'est la *tête* ; une postérieure, c'est la *queue du cornet*. Les cornets laissent entre eux et la paroi externe des espaces qu'on appelle *méats ;* les méats *supérieur, moyen* et *inférieur*.

Dans la partie antérieure du méat inférieur, débouche le canal lacrymo-nasal ; dans le méat supérieur, on distingue les orifices de quelques cellules ethmoïdales. Le méat moyen est la région la plus importante des fosses nasales ; c'est autour d'elle que gravite presque toute la pathologie des fosses nasales.

Si l'on vient à réséquer le cornet moyen (fig. 17), on voit

que le méat sous-jacent est divisé en deux portions par une saillie arrondie : la *bulle ethmoïdale*. La partie inféro-antérieure renferme la *fente semi-lunaire*, à la portion supérieure de laquelle aboutit le canal naso-frontal, qui fait communiquer le sinus frontal avec la fosse nasale et à sa partie inférieure, tout près du précédent, l'*ostium maxillaire*,

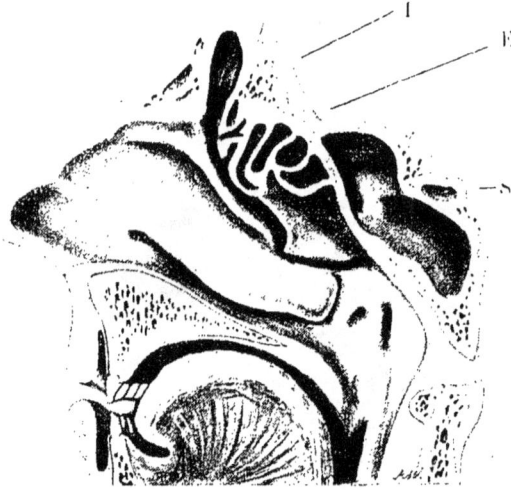

Fig. 18. — Coupe du nez avec coupe de l'ethmoïde, E ; sphénoïde, S ; et gouttière de l'infundibulum.

orifice principal du sinus maxillaire. La portion postéro-supérieure rétrobullaire est percée par les orifices des cellules ethmoïdales.

Ces données, quoique très succinctes, expliquent tout le retentissement pathologique qui pourra s'exercer par les affections de ces cavités les unes sur les autres : les sinusites anciennes en particulier seront rarement isolées.

La *muqueuse pituitaire* tapisse ces différentes parois. Elle se continue librement en arrière avec la muqueuse du pharynx et par les orifices que nous avons décrits avec celle qui tapisse la paroi interne des sinus, augmentant les relations qui existent entre ces cavités et les fosses nasales.

Elle est très épaisse en certains points. Les réseaux veineux sanguins de la pituitaire forment de véritables dilatations vasculaires, *véritable tissu caverneux* capable d'entrer en turgescence active sous certaines impressions, causant parfois de l'obstruction nasale et nettement réductible par la cocaïne-adrénaline. Cette propriété est utilisée dans l'examen des fosses nasales.

La *zone olfactive*, colorée en jaune, occupe seule une petite portion du cornet supérieur et de la cloison (Brunn). Elle est située tout près de la voûte des fosses nasales, dans la région la plus éloignée des narines.

Les *sinus de la face*, comme nous venons de le voir, entourent pour ainsi dire les fosses nasales ; ils en sont, ainsi que le montre le développement, de simples dépendances.

Enfin, sous le nom d'*arrière-cavité des fosses nasales*, ou *pharynx nasal*, on désigne cet espace qui fait communiquer les fosses nasales avec le pharynx proprement dit. Limité en haut par l'apophyse basilaire, en bas par le voile du palais, il existe là un carrefour qui, chez les enfants en particulier, fait que les affections nasales sont rarement isolées, presque toujours rhino-pharyngées.

Physiologie et rôle des fosses nasales. — Il est indispensable de posséder quelques notions sur les fonctions normales du nez pour connaître exactement les troubles auxquels exposent les affections des différentes parties du nez, en particulier celles qui amènent l'obstruction nasale.

Fonction respiratoire. — A l'état normal, l'air inspiré doit passer par les fosses nasales, qui ont essentiellement pour but de donner à l'air inspiré toutes les qualités nécessaires (*échauffement, humidification*) pour aborder les poumons.

Grâce aux vibrisses, au mucus nasal, l'air inspiré se *débarrasse des poussières* dont il est imprégné. En outre, et cela semble bien établi d'après les recherches de Lermoyez, Wurtz, le *mucus nasal est bactéricide*, détruisant les microbes nocifs de l'air.

On conçoit tous les troubles qui résulteront de l'*obstruction* nasale ; le larynx, la trachée, les bronches et les poumons seront dès lors plus exposés aux germes septiques. En outre, l'obstruction favorise la stagnation des sécrétions et des poussières dans le nez, le mouchage étant impossible ; il en résulte des phénomènes de suppuration *rhino-pharyngienne* et, autour du nez extérieur, de l'eczéma, de la folliculite, etc.

Olfaction. — C'est au niveau de la portion supérieure des fosses nasales que se trouve située la zone olfactive ; aussi est-il nécessaire, pour que celle-ci soit impressionnée, que les fosses nasales soient tout à fait perméables.

L'odorat nous permet de reconnaître un gaz nocif, une poussière, et empêche de respirer des substances qui seraient nuisibles pour nos poumons. La fonction gustative est tributaire du nez pour apprécier le parfum de nos aliments, etc. ; aussi l'obstruction nasale, ou certaines altérations de la muqueuse nasale amènent l'*anosmie*.

Rôle dans la phonation. — Enfin le nez, le rhino-pharynx constituent autant de caisses de résonance pour la voix ; lorsque les fosses nasales sont bouchées, la voix prend un timbre spécial ; il est impossible de prononcer les nasales : *m* et *n* sont prononcés comme *b* (*baba*, pour *maman*, etc.).

V. — EXAMEN DES FOSSES NASALES.

On peut examiner les fosses nasales de deux façons tout à fait distinctes :

1° Par la *rhinoscopie antérieure* aidée du toucher avec le stylet ;

2º Par la *rhinoscopie postérieure*, qui permet d'explorer l'orifice postérieur des fosses nasales ainsi que le pharynx nasal.

Rhinoscopie antérieure.

1º *EXAMEN DU VESTIBULE*. — Suivant les principes que nous avons énumérés plus haut, en procédant

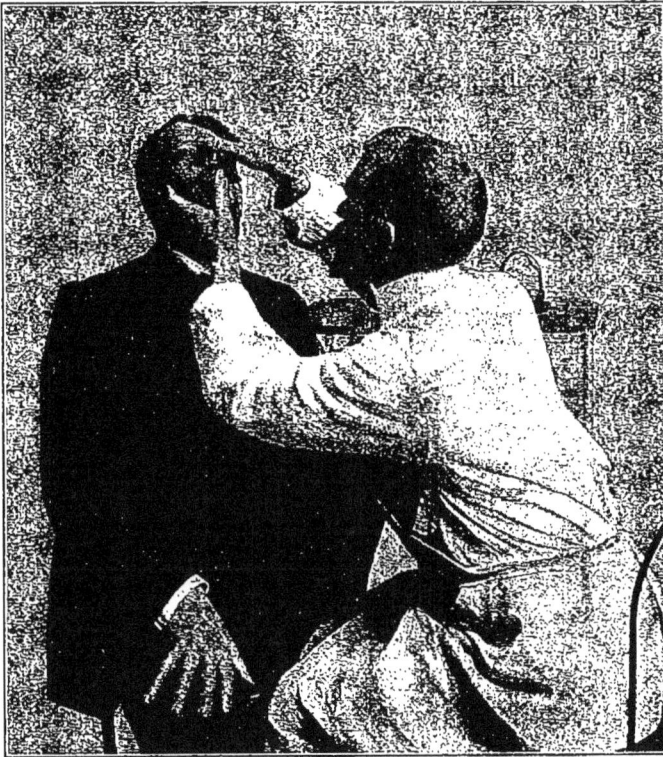

Fig. 19. — Examen du vestibule nasal à la lumière naturelle.

du simple au composé, on doit d'abord examiner le vestibule du nez ; c'est la *rhinoscopie sans instruments* prati-

quée en relevant avec le pouce le lobule du nez et en
s'éclairant autant que possible avec la lumière naturelle.
Cet examen préliminaire permet de reconnaître certaines
affections des narines, de s'assurer de l'intégrité des orifices narinaires, de la présence de vibrisses, de luxations très
antérieures du cartilage de la cloison, toutes dispositions
qui pourraient être rendues difficiles ou douloureuses par
l'introduction du spéculum (fig. 19), ou être masquées par
les valves de l'instrument.

Mais, par ce procédé, il est possible de voir au delà de la
tête du cornet inférieur.

2° *EXAMEN AVEC LE SPÉCULUM.* — Pour
l'examen des régions situées au delà, il faut recourir à
l'usage du spéculum du nez.

Instruments. Spéculums. — Le spéculum du nez, semblable à tous les instruments de ce nom, est destiné à
élargir les narines, à redresser l'axe du vestibule du nez.
Présentant une surface interne brillante, il recueille les

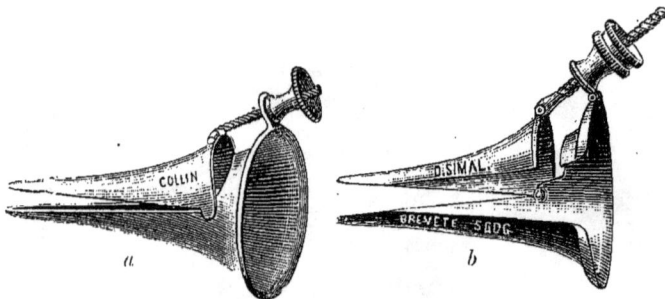

Fig. 20. — *a*, Spéculum de Duplay ; *b*, spéculum fendu.

rayons lumineux issus du miroir pour les diriger vers la
région à examiner. Les spéculums bivalves (exemple, celui de
Duplay) sont les plus commodes (fig. 20, *a*) ; certains d'entre
eux présentent une fente qui permet l'introduction et le libre
jeu dans le nez de tous les instruments ; ce sont les spéculums opératoires (fig. 20, *b*).

Examen de la fosse nasale avec le spéculum. — Le malade et le médecin étant placés comme nous l'avons dit précédemment (Voy. p. 6), le médecin prend le spéculum de la main droite ; de la main gauche, il relève légèrement le lobule du nez pour bien présenter l'orifice narinaire. Il a soin :

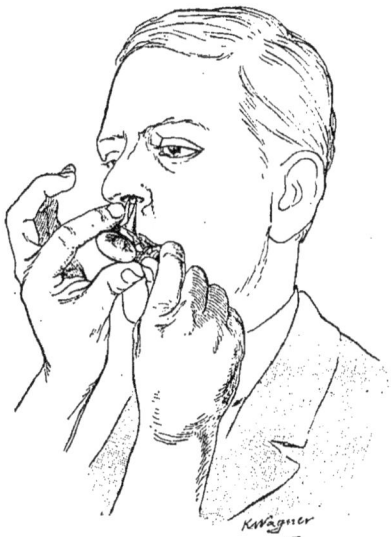

Fig. 21. — Premier temps de l'introduction du spéculum dans le nez.

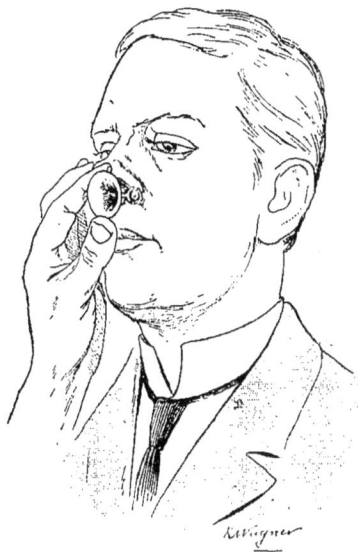

Fig. 22. — Deuxième temps de l'introduction du spéculum dans le nez.

1º Dans un premier temps (fig. 21), de diriger tout d'abord la pointe du spéculum vers le haut, parallèlement à l'axe vertical de la narine ;

2º Dans un deuxième temps (fig. 22), il l'enfonce et le redresse de façon à le rendre horizontal, cela doucement pour éviter toute douleur au patient. Le maintenant dans cette position avec la main gauche, de la droite il écarte les valves en tournant la vis placée sur l'un de ses côtés. Cet ensemble de petites manœuvres doit être fait avec une grande légèreté de main pour éviter toute douleur, tout contact désagréable au patient.

Si la tête du sujet est *horizontale*, le médecin voit l'extrémité antérieure du cornet inférieur, la portion correspondante de la cloison. Lorsque le cornet n'est pas trop gros, il peut le voir dans toute son étendue.

Si la tête est *penchée légèrement en avant*, il peut explorer le plancher de la fosse nasale et le méat inférieur.

Si elle est *inclinée en arrière*, l'observateur peut, par la rhinoscopie antérieure, apercevoir le cornet moyen, l'entrée du méat moyen, la fente olfactive, les deux tiers supérieurs de la cloison.

C'est là tout ce que la rhinoscopie antérieure permet de voir. Le cornet et le méat supérieurs ne sont pas visibles dans les conditions ordinaires ; ils ne le deviennent que dans certains états pathologiques (*rhinite atrophique*) ou par certains artifices d'examen (application de *cocaïne-adrénaline*).

Exploration par le stylet. — L'examen devra, pour être complet, s'accompagner du *toucher intranasal* à l'aide

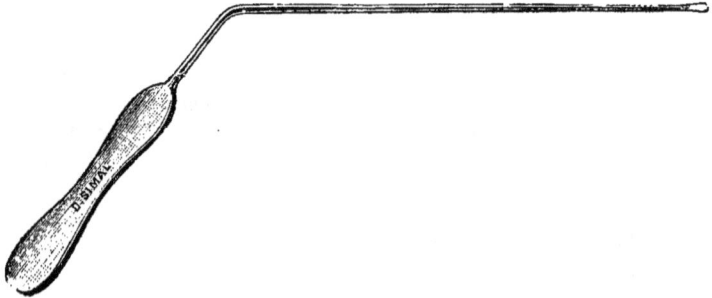

Fig. 23. — Stylet nasal coudé.

du *stylet* (fig. 23). La vision monoculaire ne nous permet pas de bien apprécier le relief dans les fosses nasales, et nous ne croyons pas inutile de rappeler ici que, sauf pour les parties tout à fait antérieures de la cavité nasale, l'examen rhinoscopique ne peut être fait que par un seul œil dans les régions éloignées vers la voûte ou vers l'extrémité postérieure des cornets.

Comme tous les instruments destinés à pénétrer dans les fosses nasales, le stylet doit être coudé pour ne pas gêner la vue. Il nous renseigne, complétant les données fournies par la vue, sur la distance à laquelle se trouvent le *pédicule d'un polype*, un *point nécrosé*. Il donne des notions sur la consistance de la muqueuse, des tumeurs que l'on peut apercevoir; il explore la sensibilité des différents points de la muqueuse, trouve les zones hyperesthésiques, sources de réflexes, etc.

Ce toucher doit être fait très doucement, car il est souvent très désagréable, surtout si l'on rencontre des zones hyperesthésiques, provoquant des éternûments, larmoiements.

Exploration par la cocaïne-adrénaline. — Il s'agit là d'un mode d'examen très précieux qui permet d'examiner des régions inaccessibles. Ces substances, rétractant en effet la muqueuse, donnent du jour dans les fosses nasales. Cet effet est surtout marqué au niveau des cornets, en particulier du cornet inférieur, qui masque, lorsqu'il est hypertrophié, les régions postérieures et supérieures des cavités nasales.

On emploiera la solution de cocaïne à 1/20 ou à 1/10, mêlée de quelques gouttes d'adrénaline à 1/1 000 qu'on applique directement à l'aide d'un peu de coton hydrophile. L'effet est obtenu au bout de trois ou quatre minutes.

Il faut être prévenu que ces solutions ischémiantes ont comme propriété de faire pâlir la muqueuse et d'en modifier par conséquent l'aspect.

Ce qu'il faut éviter. — Dans les examens rhinoscopiques, les débutants font souvent mal aux malades, en introduisant le spéculum ; nous leur recommandons de ne pas trop enfoncer le spéculum, de ne pas ouvrir trop brusquement ses valves. Il faut commencer par examiner le vestibule directement sans instruments, sinon on pourra amener des hémorragies par éraillure de la muqueuse toujours très vasculaire. On pourra heurter un volumineux cornet inférieur, un éperon de la cloison. Le médecin doit être prévenu que, dans certains cas, il est impossible d'introduire le spéculum. C'est l'examen direct des narines qui le renseignera. L'étroitesse de celles-ci, les vibrisses, une grosse déviation de la cloison sont autant d'obstacles naturels, et ce serait une faute que de ne pas les avoir reconnus auparavant.

D'autres fois, le spéculum est introduit, mais on ne voit rien que du muco-pus, des croûtes, des concrétions. On doit, si on veut faire un examen de la muqueuse sous-jacente, les enlever par des lavages, l'application de vaseline, etc., ou même avec la pince ou le porte-coton nasal.

Rhinoscopie postérieure.

Lorsque l'on a examiné la partie antérieure des fosses nasales par l'orifice narinaire de la façon qui vient d'être dite, il y a toute une région faisant partie des choanes, les extrémités postérieures des cornets, l'orifice du sinus sphénoïdal et l'arrière-cavité des fosses nasales, que l'on ne peut voir que par le secours du miroir, par ce que l'on appelle la *rhinoscopie postérieure*.

Cet examen nécessite, comme *instruments*, un abaisse-langue bien maniable et un petit miroir laryngoscopique du numéro zéro.

La langue étant abaissée suffisamment, il s'agit de voir dans le petit miroir incliné à 45° ce que l'on appelle l'*image rhinoscopique postérieure*.

La source lumineuse doit être très puissante : un très bon éclairage est la principale condition de succès de la rhinoscopie postérieure. Le miroir éclairant est, en effet, très petit, et il doit projeter des faisceaux lumineux en quantité suffisante pour éclairer le cavum, naturellement obscur.

La technique en est la suivante :

Après avoir chauffé au-dessus d'une petite lampe le miroir tenu de la main droite comme une plume à écrire,

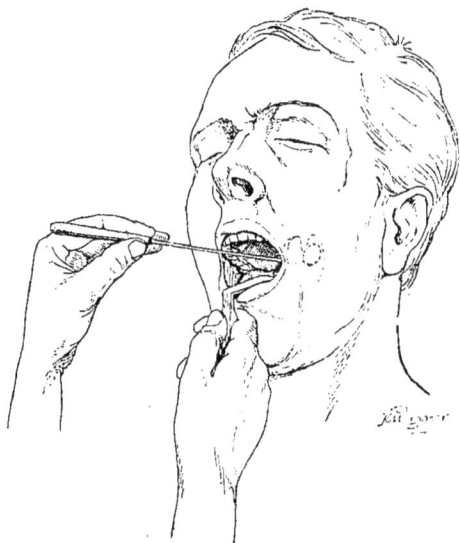

Fig. 24. — Rhinoscopie postérieure, position des mains et du miroir.

tandis que la main gauche maintient aplatie la base de la langue avec l'abaisse-langue, on glisse le petit miroir en arrière du voile, la face réfléchissante tournée en haut et en avant (fig. 24).

Dans le miroir, l'image rhinoscopique nous fait voir successivement, suivant l'inclinaison qu'on donne à l'instrument : 1° les trois cornets superposés (queues de cornets) ; 2° le bord postérieur de la cloison, la voûte du pharynx, les parois latérales du cavum (bourrelets de la trompe, fossette de Rosenmuller) (fig. 25, 26).

Ce qu'il faut éviter. — Dans cette manœuvre, il faut que le malade respire naturellement par le nez, de façon que le voile du palais pende flasque et inerte. Il importe aussi, pour éviter la production de tout réflexe, que le médecin ne touche avec son miroir ni la langue, ni le voile, ni la paroi pharyngée ; il doit manœuvrer constamment dans le vide.

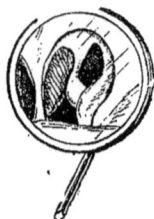

Fig. 25. — Image rhinoscopique postérieure, vue dans le miroir (fosse nasale gauche, réduite à 1/2).

On peut faciliter, dans quelques cas, l'abaissement du voile, en faisant prononcer la syllabe *an* ou *on*.

La cocaïne au 1/20 appliquée sur le voile, le pharynx et principalement la base de la langue qui est la région à réflexes nauséeux par excellence (Fournié), peut, en les supprimant, permettre cet examen dans les cas difficiles.

Si l'on veut réussir dans cette exploration, il faut proscrire toute manœuvre brusque du début qui amènerait des réflexes nauséeux et la rendrait impossible. En cas de nausées, retirer immédiatement le miroir, ne point insister. Il convient même d'exercer le malade, avant l'introduction de tout instrument,

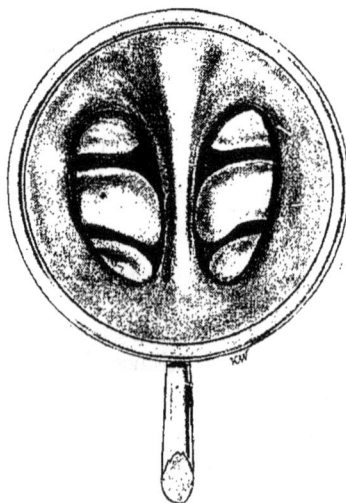

Fig. 26. — La même, vue en totalité. (grandeur naturelle)

à respirer librement par le nez, la bouche étant ouverte.

Le médecin aura bien soin de ne pas trop enfoncer

l'abaisse-langue qui refoulerait la base de la langue en arrière ; il doit, au contraire, l'appuyer, le faire basculer légèrement pour l'appliquer en avant.

Harold Hays a imaginé tout récemment un *pharyngoscope* qui, à l'aide d'un appareil optique spécial, permet de voir directement tout le cavum (fig. 27).

Un tube aplati faisant fonction d'abaisse-langue porte à on extrémité buccale deux petites lampes de 4 volts

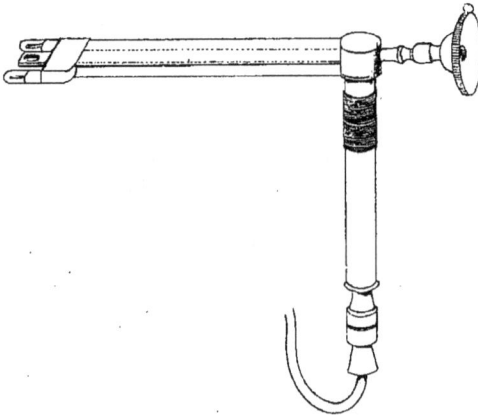

Fig. 27. — Pharyngoscope de Hays.

ainsi que le système optique composé d'un prisme à réflexion totale. L'extrémité externe porte un pavillon pour la vue. L'appareil est introduit jusqu'au pharynx. Le malade ferme la bouche et fait de longues inspirations par les fosses nasales : le pharynx apparaît tout entier.

Dans l'exploration des choanes et du naso-pharynx, le *toucher* est le complément souvent nécessaire de la rhinoscopie postérieure ; c'est même le seul moyen d'examen du cavum possible chez les jeunes enfants et même chez certains sujets à réflexes exagérés. Pour le médecin praticien qui se familiarise difficilement avec l'usage du miroir, c'est la seule façon d'explorer cette région qui tient une si grande place dans la pathologie rhino-pharyngée. Le doigt, du reste, apprécie mieux le volume des néoformations que la vision dans le miroir.

Technique. — Le toucher naso-pharyngien se pratique de la façon suivante (fig. 28) :

Si c'est un *adulte*, le malade est assis sur une chaise, le dos bien appuyé ; si c'est un *enfant*, un aide, généralement le père ou la mère, se place devant lui et lui tient les mains. S'il est *indocile*, il est placé sur les genoux d'un aide et maintenu solidement dans la position dite rhinoscopique (Voy. plus haut). Le médecin se place debout à droite et un peu en arrière du patient. Il passe son bras gauche autour de la tête, et, l'appuyant contre sa poitrine, l'immobilise. L'enfant ouvrant la bouche, avec son index gauche le médecin déprime la joue gauche, l'insinuant entre les arcades dentaires, faisant de la sorte un coin écarteur qui va protéger le doigt explorateur contre toute morsure (ce serait sa joue que l'enfant léserait en voulant rapprocher les dents) (1).

Le doigt est porté vivement, mais aussi très légèrement, jusqu'à la paroi pharyngienne postérieure. La dernière phalange de l'index explorateur est fléchie, et la pulpe, tournée vers le haut, pratique un examen méthodique des choanes et du cavum. Il reconnaît les queues de cornets, les bourrelets tubaires, et aussi les tumeurs contenues dans l'arrière-cavité des fosses nasales, végétations adénoïdes, etc.

Ce qu'il faut éviter. — *Il faut éviter :* 1° de faire un toucher naso-pharyngien quand il y a *poussée d'infection* du rhino-pharynx, et remettre cette exploration à quelques jours plus tard, lorsque toute inflammation aura disparu ; 2° le médecin devra de même, avant le toucher, *se désin-*

(1) L'usage des *doigtiers protecteurs*, conseillé par certains auteurs, est inutile, gênant même, car il enlève de la souplesse au doigt qui explore.

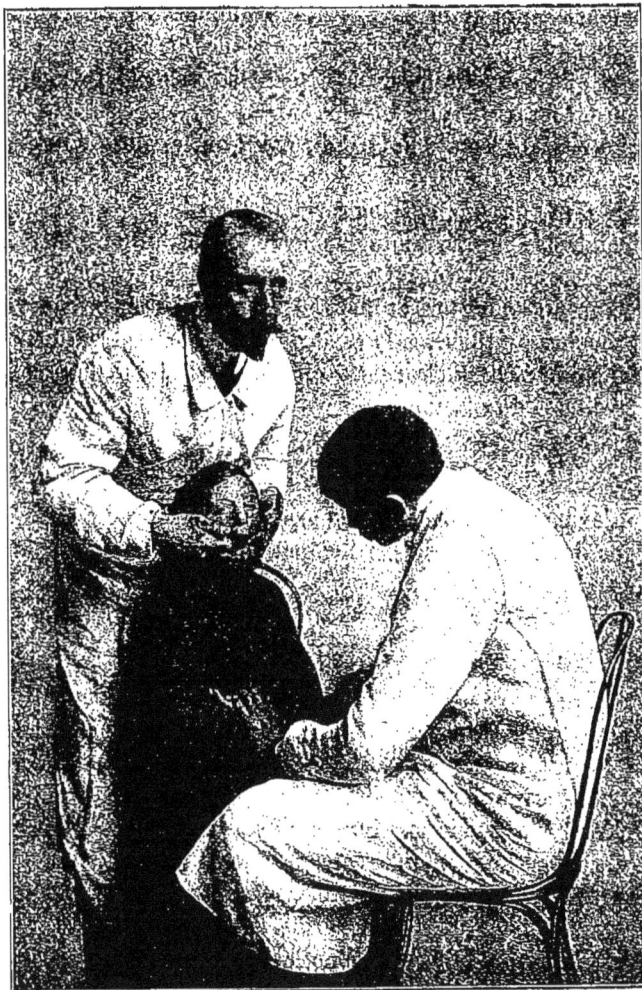

Fig. 28. — Toucher naso-pharyngien chez l'enfant.
Introduction du doigt.

fecter soigneusement les doigts ; faute d'observer ces règles, des accidents infectieux, otite aiguë, poussée de rhino-pharyngite pourront survenir ; 3° des *hémorragies* qui, bien que souvent légères, effraient souvent le malade et son entourage, pourront survenir si le toucher a été fait avec brutalité ou si l'ongle du doigt qui explore n'est pas exactement taillé.

Il faut, en un mot, agir rapidement, surprendre pour ainsi dire le sujet examiné, mais ne jamais lui faire de mal.

C'est chez les tout jeunes enfants qu'il faut agir avec une grande douceur, et chez les nourrissons on pratiquera le toucher plutôt avec le petit doigt ; cette exploration est d'ailleurs particulièrement difficile chez lui à cause de l'étroitesse du cavum.

EXAMEN FONCTIONNEL

L'examen fonctionnel comporte les deux grandes fonctions des fosses nasales : 1° fonction respiratoire ; 2° fonction olfactive.

Rhinométrie.

1° FONCTION RESPIRATOIRE. — On peut grossièrement se rendre compte du degré de perméabilité des fosses nasales en faisant fermer alternativement l'une des deux narines et en plaçant le dos de la main à quelques centimètres. On apprécie si l'air sort librement ou non.

Cette méthode a, on le conçoit, l'inconvénient de donner des résultats aléatoires variables avec la température, l'état hygrométrique de l'air, etc. Elle permet surtout de comparer l'une à l'autre les fonctions respiratoires des deux cavités nasales, sans nous renseigner exactement sur la valeur fonctionnelle de chacune d'elles. Les rhinomanomètres, plus précis, tel celui d'Escat à cadran, permettent de mesurer la capacité respiratoire d'après la force respiratoire.

On sait aujourd'hui combien est importante la notion de perméabilité des fosses nasales ; or les rhinoscopies antérieure et postérieure ne nous donnent que des notions tout à fait insuffisantes à ce sujet. Une fosse nasale peut paraître étroite et être relativement perméable, ou inversement.

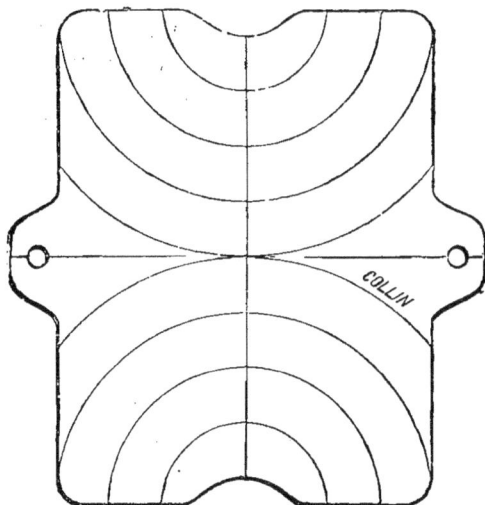

Fig. 29. — Miroir de Glatzel.

Mais, si l'on veut des renseignements plus précis, il est indispensable de s'adresser à des appareils spéciaux appelés *rhinomètres*, introduits depuis quelques années dans l'étude de cette fonction nasale.

Le plus commun est le *miroir de Glatzel* (fig. 29).

Cet appareil est composé d'une plaque de métal nickelé et poli portant sur l'une de ses faces une graduation en arc de cercle avec une ligne séparative médiane pour chacune des fosses nasales. La plaque est placée sous le nez du sujet qui respire naturellement ; on la laisse pendant plusieurs expirations, on la retourne au besoin. Sur le poli du nickel, on obtient deux taches dues à la condensation de la buée contenue dans l'air expiré ; la forme et l'étendue de ces taches renseignent approximativement sur la quantité d'air qui passe par l'une ou l'autre des fosses nasales.

Courtade a fait construire un appareil enregistrant en même temps l'expiration buccale et permettant de la comparer à l'expiration nasale.

L'*atmorhinomètre* de Robert Foy, modification des appareils précédents, permet, grâce à l'adjonction d'une glace transparente, qui peut être rabattue comme un cou-

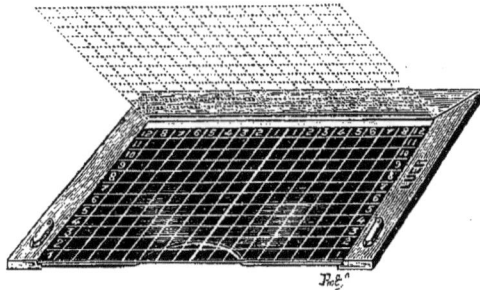

Fig. 30. — Atmorhinomètre de Robert Foy.

vercle sur celle quadrillée, qui contient l'épreuve, de conserver les taches plusieurs heures de suite (fig. 30). On peut même en prendre les calques.

2° FONCTION OLFACTIVE. — On recherche la sensibilité spéciale de chaque narine en obturant celle qui n'est pas en expérience. On mesurera la sensibilité de chaque narine successivement avec l'olfactomètre de Zwaardemaker ou de Reuter. Cet appareil se compose de quatre cylindres creux de matière odorante différente, enfermés dans des étuis cylindriques de 10 millimètres de longueur.

Le premier est en caoutchouc vulcanisé ;

Le deuxième, en gomme ammoniaque et gutta-percha ;

Le troisième, en *asa fœtida* et racine de Dammar ;

Le quatrième en gomme ammoniaque, gutta-percha.
On fait d'abord sentir le tube quatre et ainsi de suite.

VI. — THÉRAPEUTIQUE GÉNÉRALE.

Nettoyage des fosses nasales.

Le nettoyage des fosses nasales comprend l'irrigation à l'aide de liquides et le nettoyage à sec.

LIQUIDES. — Les liquides introduits dans les fosses nasales, employés aussi bien dans un but d'asepsie que de thérapeutique, devront être employés tièdes après stérilisation par l'ébullition.

Si le liquide est introduit sans pression dans les fosses nasales et y est maintenu pendant quelque temps, on aura réalisé le *bain nasal.*

S'il est envoyé sous pression pour balayer la cavité des fosses nasales, c'est le procédé de la *douche nasale.* Chacun d'eux présente ses indications spéciales.

a. **Bain nasal.** — Le bain nasal a l'avantage de laisser très longtemps en contact avec la muqueuse les liquides introduits dans la cavité nasale. Il rend les plus grands services chez l'adulte et chez le nourrisson. Il est le seul mode de nettoyage qui puisse être employé chez ce dernier.

Il s'administre de la façon suivante : le malade est assis sur une chaise, la tête rejetée en arrière (fig. 32). La solution est à sa portée ; avec un petit vase, en l'inclinant légèrement (le vase de Frænkel, la pipette nasale fig. 33 et 34), le malade introduit dans sa fosse nasale le liquide injecté. Par l'index fixé sur l'embout opposé, il règle à volonté l'écoulement du liquide.

En respirant tranquillement par la bouche, le liquide est retenu dans la cavité nasale par la contraction du voile du palais.

Chez le petit enfant, le bain nasal se donne en le faisant coucher sur le dos et en versant le liquide dans chaque narine avec une petite cuiller ou une pipette nasale.

b. **Douche nasale.** — Le procédé de la douche nasale

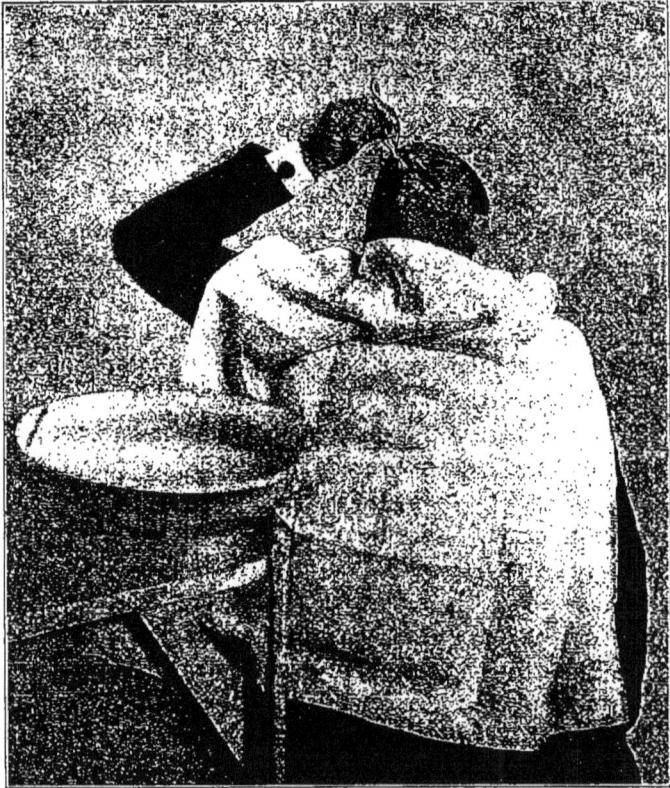

Fig. 31. — Bain nasal.

permet de nettoyer les fosses nasales, en y envoyant un liquide sous pression ; elle repose sur le principe établi par Weber en 1847 : lorsqu'un liquide pénètre dans l'une des fosses nasales et la remplit sous pression, le voile du

palais se contracte, forme une véritable gouttière contre
laquelle le liquide se heurte, sans qu'aucune goutte ne
s'écoule par la gorge ; il sort tout entier par la narine du
côté opposé. En pratique, toutefois, le liquide ne baigne

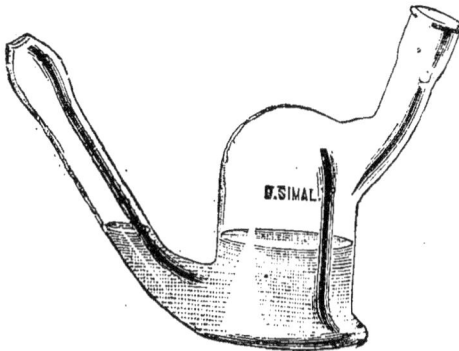

Fig. 32. — Vase de Fraenkel pour bain nasal.

et ne balaie que la partie inférieure des fosses nasales, la
face supérieure du voile du palais et les trompes : c'est du
reste dans ces régions et en particulier dans la première

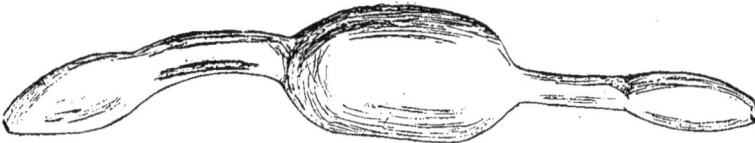

Fig. 33. — Pipette nasale.

que s'accumulent le plus ordinairement les produits à
expulser (croûtes, concrétions purulentes).

La douche nasale peut s'administrer avec divers appareils.

L'instrument le plus répandu pour l'administration de
la douche nasale, c'est le *siphon de Weber* ; il est formé

d'un tube mince en caoutchouc, d'une longueur de 80 centimètres, présentant à l'une de ses extrémités un ajutage
métallique qui le maintient plongé par son propre poids
au fond du vase contenant le liquide. Non loin de cette
extrémité, est placée une sorte de coude en caoutchouc
durci, destiné à empêcher le tube de se plier sur le bord
du vase au point où il s'appuie sur lui. L'autre extrémité
du tube est munie d'une olive creuse en verre, suffisamment grosse pour boucher la narine.

On pourra employer le *bock*, que l'on place à une plus ou
moins grande hauteur, suivant le résultat demandé, en y
adaptant un tube en caoutchouc avec embout olivaire.
L'irrigateur Eguisier ou la seringue anglaise (*enema*), appareils faciles à transporter dont le malade se sert très
aisément, pourront être également employés.

Si, au lieu d'un embout olivaire, on emploie une canule
mince en verre ou en caoutchouc, le liquide ressortira la
plupart du temps par la narine même où il est injecté
et pénétrera très peu dans le naso-pharynx.

Administrée de cette façon, la douche nettoie très bien
les fosses nasales, pouvant ainsi être envoyée sous forte
pression successivement par chacune des narines. Il n'y
a pas à craindre les inconvénients du passage du liquide
par la région des trompes.

Le malade se tient (fig. 34) au-dessus d'une cuvette, la
tête légèrement penchée en avant. Le vase contenant le
liquide à injecter est placé à 50 centimètres au maximum
au-dessus de la tête du patient. Le siphon est amorcé à
l'aide de la petite poire en caoutchouc. L'olive est introduite de la main droite dans l'une des narines, de façon
à la fermer hermétiquement. La main gauche qui pinçait
le tube cesse de le faire; le liquide pénètre alors dans la fosse
nasale pour ressortir par l'autre narine et tomber dans une
cuvette. Pendant toute la durée de la douche, le malade
doit respirer tranquillement la bouche ouverte; il ne doit

pas parler, ni faire le moindre mouvement de déglutition
qui ferait avaler le liquide ou favoriserait sa pénétration
dans la trompe et par elle dans l'oreille moyenne, d'où la

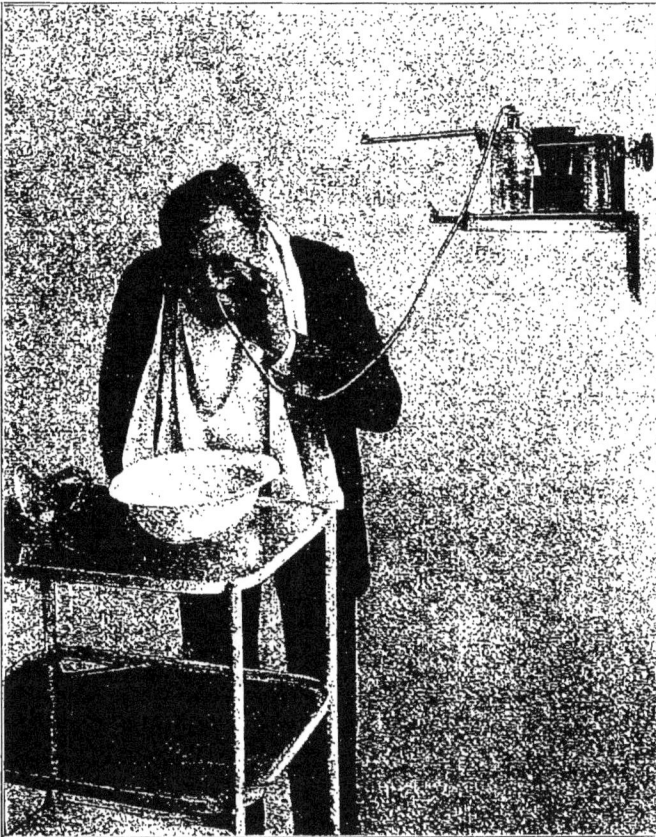

Fig. 34. — Lavage du nez à l'aide du siphon de Weber.

production d'accidents infectieux, et en particulier d'otite
aiguë. Cet inconvénient se produit également en dehors de
tout mouvement de glutition, lorsque le liquide est injecté à
trop forte pression, parvenant alors à décoller le repli tubaire.

Nous recommanderons au médecin, s'il prescrit la douche de Weber, de bien formuler au malade ces différentes règles, de faire répéter devant lui la technique, ou de lui en spécifier les principaux points par écrit.

INDICATIONS ET CONTRE-INDICATIONS DU BAIN ET DE LA DOUCHE NASALE. — Chaque fois que l'on voudra administrer un liquide dans un but thérapeutique, faire agir sur la muqueuse nasale un principe actif tenu en dissolution dans ce liquide, on s'adressera de préférence au bain nasal. Dans ce mode d'administration, le liquide reste, en effet, aussi longtemps que le sujet le veut en contact avec la muqueuse.

La douche nasale, au contraire, ou le seringage ne devront servir qu'à balayer les fosses nasales et ne devront être employés que pour les débarrasser des produits anormaux qu'elles peuvent contenir. Elle est contre-indiquée dans le coryza aigu, les sinusites aiguës, risquant de porter des germes dans les trompes ou les sinus.

c. **Douche rétro-nasale.** — La douche rétro-nasale permet d'atteindre une région que le lavage par les narines ne nettoie pas suffisamment : l'arrière-cavité des fosses nasales,

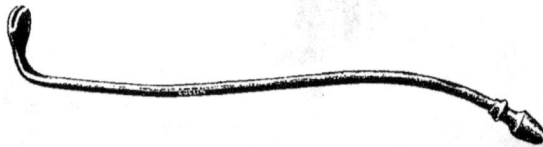

Fig. 35. — Canule rétro-nasale de Vacher.

l'extrémité postérieure des cornets, la région du sinus sphénoïdal. Elle se pratique en passant en arrière du voile l'extrémité recourbée de canules de formes diverses (canules rétro-nasales de Moure ou de Vacher) (fig. 31).

Si le médecin fait ce lavage, il le pratique dans les conditions indiquées par la figure 36.

Si le malade le fait lui-même, il incline la tête légèrement en avant et, après avoir adapté l'embout du caoutchouc de son bock ou de son *enema* sur la canule rétro-nasale, il en insinue l'extrémité recourbée au fond de la gorge, en arrière

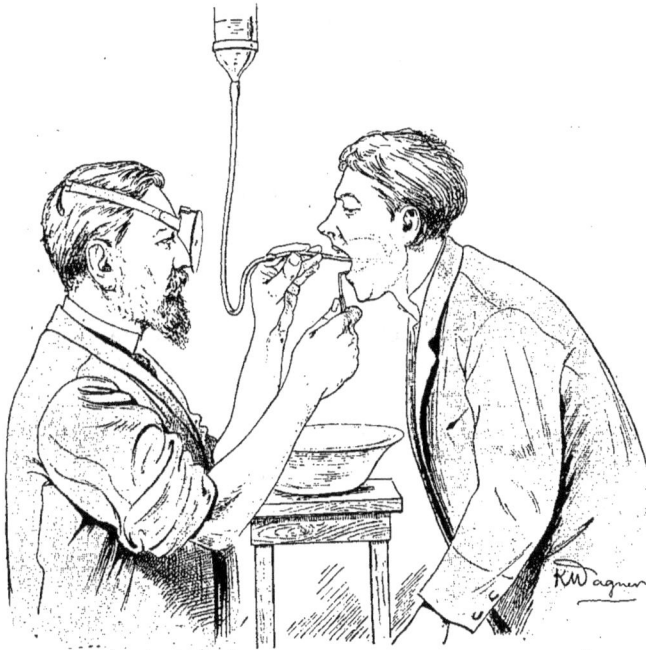

Fig. 36. — Lavage de l'arrière-cavité des fosses nasales par le médecin.

du voile. Le liquide projeté dans le pharynx s'écoule par les narines.

Ce procédé nettoie et agit très bien dans toutes les régions postérieures des fosses nasales ; toutefois, il est assez difficile à appliquer chez les sujets hype esthésiques, qui présentent des réflexes exagérés du pharynx et du voile.

NETTOYAGE A SEC DES FOSSES NASALES. — Le nettoyage à sec peut être fait soit sous forme de douche d'air par l'expiration forcée, soit par l'insufflation avec la poire à air, ou il peut être exécuté par le médecin, sous le contrôle de la vue, à l'aide de pinces ou de porte-coton.

a. **Douche d'air.** — Pour l'adulte, c'est le vulgaire acte de *se moucher* ; il semble *a priori* qu'il s'agisse là d'une chose très banale ; eh bien, la plupart des malades ne savent pas se moucher ; ils bouchent plus ou moins leurs deux narines et, en faisant entendre un bruit plus ou moins forcé, ils envoient leurs sécrétions nasales un peu dans leur mouchoir et beaucoup dans leur rhino-pharynx. Il faut leur apprendre à se moucher : en fermant complètement une narine et en soufflant par l'autre, ils la débarrasseront des mucosités qui l'encombrent sans dangers pour leurs trompes.

L'insufflation avec la poire à air permet de balayer les fosses nasales assez énergiquement : chez les enfants tout jeunes, c'est la seule façon de les moucher. On se sert d'une poire à air de Politzer dont on introduit l'embout olivaire dans la narine correspondant à la fosse nasale que l'on veut nettoyer. Toutefois ce procédé a l'inconvénient d'envoyer les sécrétions dans le cavum. Il vaut mieux les aspirer avec une simple poire en caoutchouc. Escat a fait faire dans ce but un instrument assez commode.

b. **Nettoyage à sec par le médecin.** — Le nettoyage permet au médecin de débarrasser les fosses nasales des produits qui les encombrent soit pour faire un examen, soit dans un but thérapeutique. A la rigueur, on peut, à l'aide de la pince nasale (fig. 37), enlever dans les fosses nasales les croûtes et tout ce qui les encombre. Mais, pour les sécrétions liquides, le nettoyage avec le coton sera seul applicable.

On peut, si l'on veut, porter dans le nez une série de petites boulettes d'ouate à l'aide de la pince nasale et les retirer dès qu'elles sont imbibées des liquides anormaux dont on veut débarrasser les fosses nasales.

Gottstein a donné son nom à une sorte de *tamponnement* avec de la ouate ; il consiste à tapisser complètement toute la cavité des fosses nasales à l'aide de bourdonnets d'ouate qu'on laisse à demeure pendant cinq à six minutes. Ils déterminent par leur simple présence une sécrétion réflexe des glandes, humidifient par conséquent la muqueuse, décollent les croûtes qui sont ramenées avec la ouate au moment où on l'enlève.

Le nettoyage à sec se fait plus facilement avec des *porte-coton*, en montant à l'extrémité de petits stylets

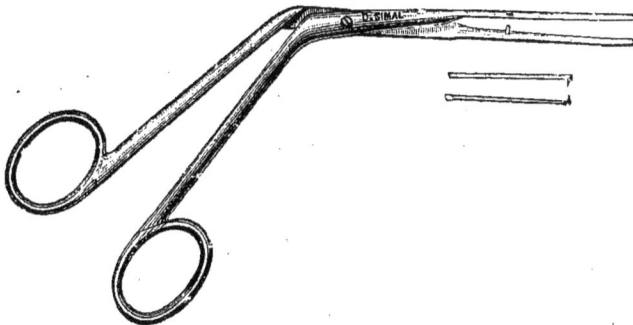

Fig. 37. — Pince coudée pour les fosses nasales.

des flocons d'ouate. Il faut s'attacher à bien confectionner ses petits pinceaux d'ouate. On devra n'employer que des stylets non boutonnés présentant à leur extrémité des aspérités pour retenir la ouate. On commence par prendre une petite lame de coton bien souple ; on la place sur la pulpe du doigt avec le pouce ; on la roule à l'extrémité du stylet, puis entre le pouce et l'index ; on le serre très fort à sa partie inférieure, en laissant relâchée celle qui est à l'extrémité, de façon qu'il s'imprègne des produits qu'il aura à ramener. L'emploi du porte-coton nasal est courant dans le diagnostic et le traitement des affections nasales : il faut savoir le préparer pour que le bourdonnet d'ouate ne se détache pas à l'intérieur de la fosse nasale.

Application locale des médicaments.

Dans un but thérapeutique, on peut introduire dans les fosses nasales des médicaments sous forme de liquides, de vapeurs, de pommades, d'huiles ou de poudres.

1º *LIQUIDES.* — Nous venons de voir comment les liquides peuvent être administrés dans les fosses nasales ; rappelons ici simplement que c'est au *bain nasal* que l'on s'adressera de préférence dans un but thérapeutique. Ce procédé laisse, en effet, le plus longtemps possible les liquides en con'act avec la muqueuse.

Ceux-ci pourront agir par leur *température*. On sait le pouvoir décongestionnant de l'eau à température élevée (38 à 40º) sur toutes les muqueuses et sur la pituitaire en particulier.

Il convient de recommander de façon formelle de ne jamais introduire dans les fosses nasales de l'eau bouillie simple. L'eau pure est, en effet, extrêmement irritante pour les fosses nasales ; elle est hypotonique, et son usage prolongé altère l'épithélium, amenant dans certains cas l'anosmie. Il faut la rendre *isotonique* ; en additionnant soit du carbonate de soude, soit du borate de soude à 4 p. 100, soit du chlorure de sodium à 5 ou 6 p. 100.

Nombre de gens irritent leur pituitaire en reni-flant simplement de l'eau dans leur cuvette le matin.

Certains agents thérapeutiques pourront être dissous dans l'eau, qui leur sert alors de véhicule (nitrate d'argent, monosulfure de sodium).

Les solutions antiseptiques sont pour la plupart très irritantes, et il ne faut guère compter sur les propriétés thérapeutiques d'un antiseptique administré de cette façon : on demandera surtout au liquide employé d'être dissolvant pour les sécrétions nasales, calmant par sa température dans le cas d'irritation congestive; ces conditions se trouveront réalisées si l'on emploie les solutions alcalines énumérées plus haut, données aussi chaudes que le malade pourra le supporter.

La balnéation très chaude avec la pipette nasale permet l'administration d'eau jusqu'à 42 et 45°. L'embout de la pipette entrant exactement dans le nez, la peau de la face, moins tolérante, se trouve ainsi protégée. La chaleur décongestionne les cornets et stimule l'activité phagocytaire de la muqueuse (Lermoyez).

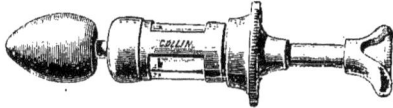

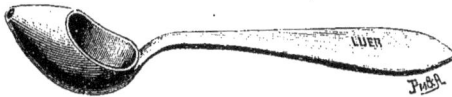

Fig. 38. — Seringue de Marfan.

Fig. 39. — Cuiller à instillations nasales.

Instillation. — Chez l'enfant en particulier, ce procédé doit être employé. Il consiste à verser avec une petite seringue (Voy. fig. 38), une cuiller (Voy. fig. 39), un compte-gouttes, quelques gouttes d'huile active : huile goménolée à 1/50, menthol à 1/200, dans la narine, l'enfant étant dans la position couchée. Ce procédé a non seulement l'avantage de faire pénétrer la solution active dans toute l'étendue de la pituitaire, mais aussi c'est la meilleure mode connue de désinfection du cavum.

Pulvérisation de liquides. — La pulvérisation de *solutions aqueuses* se fait à l'aide d'un pulvérisateur ordinaire. On emploiera de préférence des appareils en verre, de nettoyage facile, avec un embout mobile d'une asepsie aisée après l'examen de chaque malade ou l'usage thérapeutique. La pulvérisation a comme avantage de pénétrer

dans toutes les anfractuosités des cavités nasales ; ce mode
étant peu irritant permet l'emploi de solutions plus actives.

Le liquide pulvérisé peut être non seulement de l'eau
renfermant des sels actifs, mais aussi de l'*huile*, depuis qu'on
peut la pulvériser à l'aide de petits appareils spéciaux, le
glymol atomiseur (fig. 40) ou le *pulvérisateur* de Vast (fig. 41).

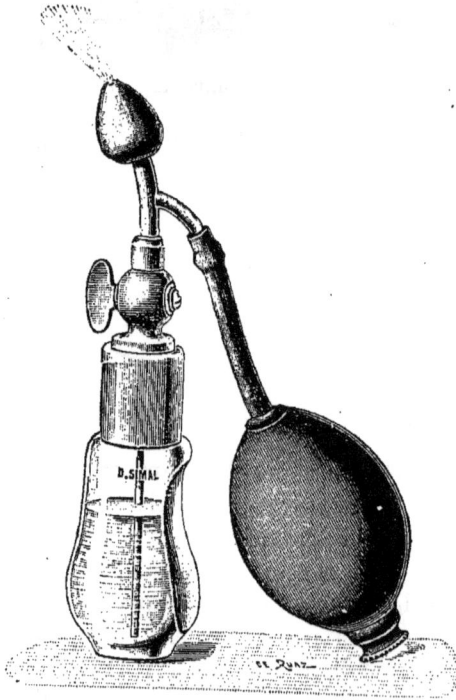

Fig. 40. — Glymol atomiseur.

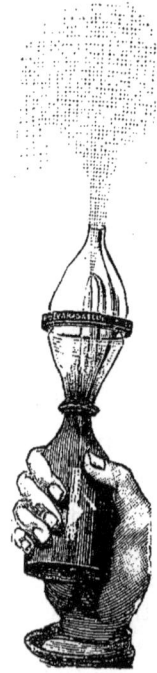

Fig. 41. — Pulvérisa
teur de Vaast.

Ces appareils projettent une véritable buée huileuse
qui tapisse toute la surface de la pituitaire. L'huile peut servir d'excipient au menthol, à l'eucalyptol, à la résorcine,
permettant une action prolongée de ces différents topiques,
leur enlevant leurs propriétés irritantes, et cette médication

peut être continuée longtemps par le malade. Comme huile médicamenteuse, on conseille l'huile mentholée euca-lyptolée à 1 p. 200 ou l'huile goménolée mentholée, moins irritante pour certaines muqueuses suivant cette formule :

Huile de vaseline ou d'olive........	100 grammes.
Goménol....	3 —
Menthol..................,..........	0gr,50

Badigeonnage. — Le badigeonnage exige le contrôle de la vue ; il ne peut être pratiqué que par le médecin et avec le spéculum. Il se fait à l'aide de porte-coton monté comme nous l'avons dit précédemment. Une légère cocaï-nisation de la muqueuse faite au préalable est presque toujours indiquée pour diminuer la sensation désagréable que peuvent donner les frictions un peu énergiques.

Vapeurs. — Les liquides contenant les topiques, lors-qu'ils sont portés à ébullition, émettent des vapeurs médi-camenteuses qui peuvent traverser les fosses nasales, se mêlant à l'air inspiré.

On obtient le résultat voulu en versant dans l'eau bouillante contenue dans un bol la solution médica-menteuse. Un cornet en carton ou certains enton-noirs de forme spéciale que l'on trouve dans le com-merce, tels l'inhalateur de Moura ou celui de Nicolaï (fig. 42), seront placés au-

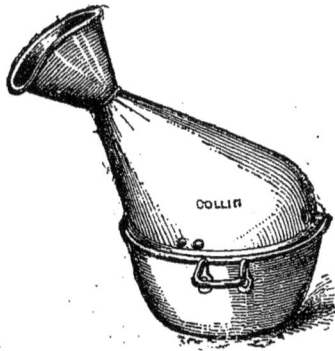

Fig. 42. — Inhalateur Nicolaï.

dessus du bol d'inhalation pour conduire vers les fosses na-sales les vapeurs actives. Ce mode d'administration est parti-culièrement efficace comme décongestionnant par la chaleur de l'inhalation. Par lui, les médicaments pénètrent bien mieux encore que par la pulvérisation jusqu'aux replis les plus cachés de la muqueuse nasale, vers les orifices du canal naso-frontal, du sinus maxillaire en particulier inaccessibles à tout autre mode d'administration lorsque la pituitaire est irritée par l' nflammation.

2º *POMMADES*. — Les pommades, généralement à base de vaseline ou de lanoline, contiennent des substances médicamenteuses (menthol, goménol, résorcine, dermatol). Une bonne formule devenue classique est la suivante :

Acide borique......................	3 grammes.
Menthol..........................	0ᵍʳ,20
Vaseline.........................	30 grammes.

ou pour les enfants :

Goménol..........................	0ᵍʳ,50
Vaseline..........................	30 grammes.

Bourgeois préconise avec succès une pommade au baume du Pérou comme antiseptique préventif :

Baume du Pérou..............	0ᵍʳ, 75
Lanoline..........................	5 grammes.
Vaseline..........................	10 —

Les pommades ont comme avantage d'agir d'une façon prolongée sur la pituitaire ; elles enlèvent les propriétés irritantes de beaucoup de médicaments ; elles agissent aussi en détergeant la muqueuse, en décollant les concrétions que balaiera plus tard le lavage.

Mais c'est ici que le mode d'administration a une grosse importance, et il convient de bien l'expliquer au malade. On formulera sur l'ordonnance « gros comme un pois dans chaque narine le matin et le soir avec le manche d'une petite cuiller en appuyant avec le doigt sur la narine du côté opposé et en reniflant bien la pommade » (1).

_____

(1) En faisant préparer la pommade dans un *tube d'étain*, on presse simplement dans chaque narine le pied du tube pour en introduire la quantité suffisante.

3º *POUDRES.* — L'usage des poudres a joui pendant longtemps d'une vogue beaucoup trop grande; nous n'en voulons pour preuve que la multiplicité des compositions pulvérulentes introduites par la pharmacopée dans le traitement des coryzas. Elles conservent encore quelques indications spéciales. D'une façon générale, on peut leur reprocher d'être assez irritantes pour la pituitaire, tellement que leur usage prolongé peut déterminer l'anosmie. Aussi devra-t-on bannir d'une façon tout à fait rigoureuse toutes les formules à excipients insolubles qui présentent au plus haut point ces inconvénients et qui peuvent s'accumuler à la surface de la muqueuse, formant des poussières irritantes, véritables corps étrangers.

Les excipients solubles à employer sont : l'acide borique, le borate de soude, le sucre de lait.

Le principe de ces poudres pourra être caustique ou astringent, ou simplement excitant. Lorsqu'il est insufflé à l'état pulvérulent ou finement cristallisé, l'acide borique excite vivement la sécrétion des glandes pituitaires, décolle les croûtes, ranime la muqueuse atone. L'acéto-tartrate d'alumine à 2 p. 100, le tétraborate de soude à 5 p. 100, le nitrate d'argent à 2 p. 100 sont de bons antiseptiques, ou jouissent d'une action astringente sur la muqueuse nasale. Plusieurs formules peuvent être employées dans le coryza chronique, l'ozène, etc.

L'*administration de ces poudres* est des plus simple ; le malade n'a qu'à en *priser* une pincée de temps à autre. Toutefois, dans le fait de priser, la poudre suit le courant d'air inspiré et n'imprègne que certaines parties de la muqueuse, laissant les autres absolument intactes (ex. : queue du cornet moyen) (Paulsen).

Les *pulvérisations* à l'aide d'appareils spéciaux les projettent dans toute la cavité des fosses nasales. Le plus simple est l'auto-insufflateur, composé d'un simple tube de verre dans lequel le malade met la poudre à insuffler ; ce tube

est adapté à un tuyau en caoutchouc, à l'autre extrémité
duquel est un embout que le malade peut placer entre ses
lèvres ; il souffle lui-même la poudre dans les fosses nasales.
L'insufflateur de Kabierske (fig. 43) est très énergique ;
il envoie la poudre dans les moindres recoins des fosses
nasales.

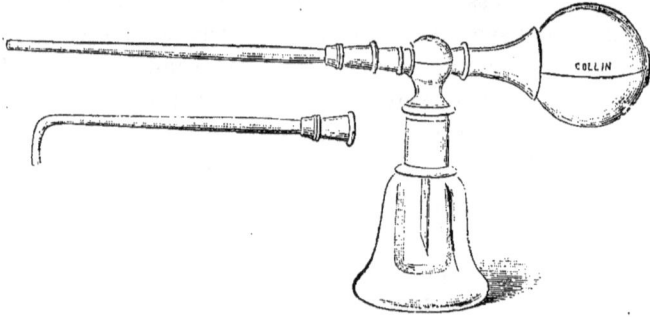

Fig. 43. — Insufflateur de Kabierske.

Mais, quel que soit le mode dont le topique est introduit
dans les fosses nasales, le plus favorable sera celui par lequel
il agit sur toute l'étendue de la pituitaire dans ses moindres
recoins. Le naso-pharynx et l'amygdale pharyngée sont
bien plus difficiles à atteindre. Nous donnerons la préférence,
au point de vue antiseptique, à la pommade qui, exactement reniflée, passe dans le naso-pharynx et aux pulvérisations huileuses, qui vont également très loin ; chez l'enfant
qui ne sait pas renifler, aux instillations huileuses avec
la cuiller ou la seringue de Marfan. Les inhalations, les
bains, les lavages ont des indications spéciales.

Anesthésie locale.

La pituitaire est une muqueuse d'une sensibilité exquise.
Nous avons vu avec quelle délicatesse il faut pratiquer
le simple toucher avec le stylet ; aussi, pour toutes les inter-

ventions intranasales et, même, dans certains examens, on devra recourir à l'anesthésie locale.

L'introduction de la cocaïne comme anesthésique local constitue un des plus précieux auxiliaires de notre spécialité, dont les progrès et les perfectionnements sont presque exclusivement basés sur son usage.

La cocaïne s'emploie généralement en solution aqueuse au 1/20, au 1/10 et même au 1/5. En l'additionnant d'un peu d'alcool à 90°, on la rend, semble-t-il, plus active (1 gramme d'alcool pour 40 grammes de solution). Ce n'est que rarement et sans grand avantage, du reste, lorsque l'on veut agir énergiquement sur un point déterminé, qu'on pourra l'employer en nature, en la portant à l'extrémité d'un stylet au contact de la muqueuse.

Les solutions de cocaïne devront être toujours *très fraîches*. Au bout de quelques jours, elles s'altèrent, donnant lieu à des produits éminemment toxiques et perdant une partie de leur pouvoir anesthésiant (1).

La meilleure méthode consiste à les préparer extemporanément. Dans un godet, verser, par exemple, 1 centimètre cube d'eau et, à l'aide d'une petite cuiller de contenance déterminée, ajouter 5 ou 10 centigrammes de cocaïne pour avoir une solution au 1/20 ou au 1/10.

L'*adrénaline* peut être associée à la cocaïne, dont elle augmente l'effet vaso-constricteur et anesthésique.

En particulier, la cocaïne, dont l'action est faible en tissu enflammé, agit beaucoup plus efficacement après addition de quelques gouttes d'adrénaline à 1/1 000.

Parmi les succédanés de la cocaïne, la stovaïnocaïne, l'alypine, qui est surtout employée en Allemagne, ou la novocaïne en solution à 1/10 ont le plus de succès.

Ces *succédanés* présentent l'avantage sur la cocaïne d'être bien moins toxique. C'est ainsi que la novocaïne,

(1) L'addition de quelques gouttes de solution phéniquée à 1/100 permet de les conserver plus longtemps.

en particulier, est cinq à sept fois moins toxique que la cocaïne. Mais ils agissent beaucoup plus lentement. Ils n'ont point les propriétés vaso-constrictives de la cocaïne, ce qui est dans certains cas un avantage, ne rétractant pas les queues de cornets que l'on a à enlever, par exemple. Mais cela, dans la plupart des cas, est un inconvénient notamment au point de vue de l'ischémie opératoire. On peut réaliser ce pouvoir vaso-constricteur en ajoutant quelques gouttes d'une solution d'adrénaline à 1/1 000 dans la solution de novocaïne, de stovaïne ou d'alypine.

La novocaïne, en solution à 1/100, mérite toutes nos préférences dans la méthode de l'*infiltration*, c'est-à-dire dans la méthode de l'injection sous-muqueuse ou sous-cutanée. Dans les résections de la cloison, dans la cure radicale du sinus maxillaire, elle peut être employée de façon plus large; elle amène une anesthésie parfaite et plus prolongée que la cocaïne ; elle se conserve mieux que celle-ci et se stérilise beaucoup plus facilement, supportant l'élévation de température sans altération. Certains auteurs conseillent l'addition de quelques gouttes de solution d'adrénaline à 1/1 000 à la novocaïne. Nous la déconseillons, en injection sous-cutanée, comme pouvant amener des phénomènes lipothymiques (dans la sphère du trijumeau).

TECHNIQUE DE LA COCAINISATION. — La cocaïne s'emploie, en rhinologie ou laryngologie, par le procédé de la simple application, de la pulvérisation ou par le badigeonnage en surface de la muqueuse à l'aide du porte-coton. L'injection sous-muqueuse est un procédé difficile à appliquer, que l'on n'emploie que dans certains cas déterminés, surtout dans les interventions chirurgicales.

Pratiquement, voici comment on doit opérer :

Position du malade. — Le malade devrait être, suivant le conseil du Pr Reclus, étendu ou couché pour éviter des accidents. Or, la plupart de nos examens ou de nos interventions ne sont guère possibles que dans la position assise. Pratiquement on n'observe que peu d'accidents, les *simples applications* de cocaïne étant bien moins dangereuses que les injections ; néanmoins on doit toujours se méfier, et, pour les opérations exigeant de grandes quantités d'anesthésiques, on opérera dans la position couchée.

La technique de la cocaïnisation est soumise à des règles bien déterminées :

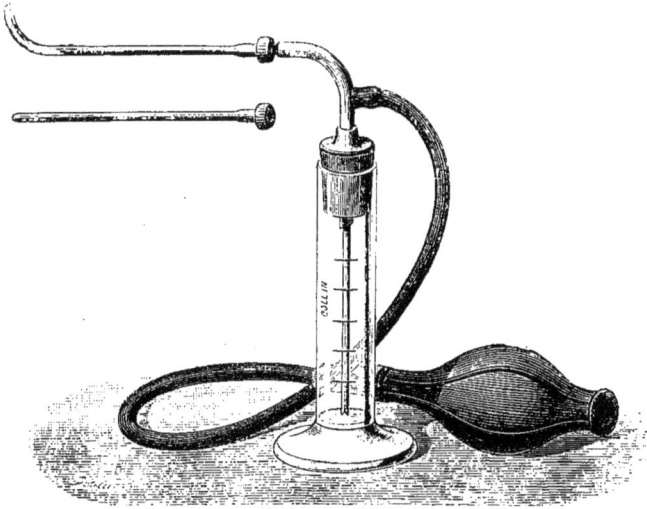

Fig. 44. — Pulvérisateur à cocaïne.

1° On commence par la *pulvérisation* (fig. 44) d'une solution faible à 1/50 qui insensibilise suffisamment l'entrée des fosses nasales pour permettre sans douleur le temps suivant de l'insensibilisation ;

2° On procède ensuite, après avoir attendu une ou deux minutes, à l'*application* de la solution active au 1/20 ou au 1/10 ; à l'aide d'une pince nasale, on porte sur le point que l'on veut insensibiliser un petit bourdonnet d'ouate imbibée de la solution active ; on le laisse en place pendant deux à trois minutes ; on le remplace par un autre qui reste appliqué pendant le même laps de temps, et lorsque l'on constate que la muqueuse est suffisamment rétractée et a passé du rouge vif au blanc rougeâtre, l'anesthésie locale est suffisante ;

3° Dans certains cas, on se trouve bien, si l'on veut agir rapidement et énergiquement, de recourir au *badigeonnage*. En frictionnant énergiquement la muqueuse à l'aide d'un porte-coton imbibé de solution, le principe actif pénètre de cette manière très profondément, et avec une dose moindre on obtient une anesthésie beaucoup plus parfaite. Ce procédé est seulement d'application un peu plus désagréable.

COMMENT AGIT LA COCAINE. — La cocaïne insensibilise l'extrémité des fines ramifications nerveuses de la pituitaire ; elle produit en outre, ainsi que nous l'avons déjà vu, une action vaso-constrictive énergique; elle anémie la muqueuse, qu'elle touche, et en produit la rétraction ; elle joint donc à ses propriétés anesthésiantes celle d'élargir les espaces dans lesquels nous devons voir et opérer. Cette deuxième action est pour nous très utile, tellement que, dans certains cas, nous jugeons bon de l'augmenter en y ajoutant quelques gouttes de solution d'adrénaline.

Ce double avantage de la cocaïne ne se retrouve pas dans les succédanés proposés dans ces dernières années (stovaïne, novocaïne), qui ne trouvent leur indication que dans certains cas d'intolérance de la cocaïne et lorsque l'on veut éviter la vaso-constriction, par exemple dans l'ablation des queues de cornets.

ACCIDENTS PRODUITS PAR LA COCAINE ET CONTRE-INDICATIONS. — La cocaïne est un *produit toxique* ; il faut savoir la manier avec la plus grande prudence. Il est certaines règles que le médecin doit avoir toujours présentes à l'esprit lorsqu'il l'administre. Le fait le plus commun que l'on observe dans notre spécialité, où on l'administre presque uniquement en badigeonnages ou en frictionss superficielles, consiste en la forme légère de l'intoxication. Le malade devient expansif, montre une loquacité toute particulière; il est en proie à une sorte d'ivresse (cocaïnique), puis survient de l'angoisse, avec sensation de froid, sueurs froides, état syncopal, nausées. Tous ces phénomènes peuvent s'amender et les choses rentrer dans l'ordre plus ou moins rapidement.

Cependant, si cet état se prolonge, la perte de connaissance peut devenir complète, l'état syncopal persiste, des convulsions envahissent les muscles de la face et les organes de la respiration, et les battements du cœur deviennent irréguliers; la pupille se dilate et la mort peut même survenir. Heureusement de semblables accidents sont tout à fait exceptionnels et ne s'observent guère lorsque l'on emploie la simple application en surface du médicament ; *toutefois* le médecin doit toujours avoir l'esprit en éveil. Dès que le malade pâlit, se plaint de nausées, de vertiges, ne perdez pas de temps, étendez-le à terre, débarrassez-le des vêtements qui le serrent, aérez la pièce où il se trouve, faites-lui respirer un peu d'éther ou d'acide acétique ; flagellez-lui la figure avec de l'eau fraîche. Une tasse de café très fort et non sucré enlève très bien les derniers symptômes d'intoxication.

La cocaïne agissant comme vaso-constricteur et convulsivant, il est indiqué, dans les cas graves, d'administrer des vaso-dilatateurs. Le nitrite d'amyle (V ou VI gouttes sur un peu d'ouate que l'on donne à respirer au malade) agit très bien comme vaso-dilatateur. On pourra lui adjoindre une injection narcotique de 1 ou 2 centigrammes de morphine. Une injection sous-cutanée de caféine ou de spartéine soutiendra le cœur.

On évitera, du reste, ces accidents si l'on se conforme à ces règles bien déterminées. Il faut tenir compte à la fois de l'état général du malade et être rigoureux dans sa technique. Chez certains malades, la cocaïne doit être employée avec une extrême prudence ; quelques-uns y sont très sensibles, et quelques centigrammes peuvent donner chez eux des accidents. Aussi conseillerons-nous, avant une opération avec anesthésie locale, de *tâter* pour ainsi dire la tolérance de son malade et de n'augmenter la dose que progressivement si l'on voit que rien ne survient. La dose moyenne de médicament peut varier de 5 à 10 centigrammes; ce n'est que chez les sujets déjà éprouvés que l'on sera autorisé à la dépasser. Nous recommandons la méthode des frictions chez les sujets sensibles, permettant d'employer pour une anesthésie égale une plus faible quantité de médicament (1).

Méfiez-vous de la susceptibilité de certaines régions (la caisse du tympan), où la cocaïne ne doit être introduite qu'avec la plus grande prudence, sans doute à cause de son voisinage avec les centres nerveux.

L'état général du malade sera pris en sérieuse considération : les aortiques, les cardiaques hyposystoliques, les cachectiques, les phtisiques avancés ne devront pas être cocaïnés ; la grossesse, l'âge avancé, l'extrême jeunesse (ne pas employer la cocaïne chez les enfants au-dessous de six ans) (Reclus), la grande nervosité du sujet seront également, sinon des contre-indications, du moins des invites à l'extrême prudence.

En tout cas, bien de ces inconvénients pourront être évités si l'on emploie des solutions fraîches en petite quantité et exactement dosées.

Une dernière recommandation : n'opérez jamais sous cocaïne un malade à jeun.

Anesthésie générale.

L'anesthésie générale est souvent nécessaire pour les opérations étendues ou faites dans de telles conditions que

---

(1) On se trouvera bien de faire prendre un peu de café avant toute intervention nécessitant l'emploi d'une certaine quantité de cocaïne.

l'anesthésie locale serait forcément insuffisante ou lorsque la cocaïne est contre-indiquée, en particulier chez les enfants.

Si l'anesthésie doit être prolongée, on s'adressera au chloroforme ou à l'éther. Toutefois, dans les opérations courtes, ne pouvant se pratiquer que dans la position assise, on peut avoir recours à des narcotiques à action rapide avec éveil presque instantané : le bromure ou le chlorure d'éthyle.

CHLOROFORME ET ÉTHER. — Le *chloroforme* et l'*éther* s'administrent de la façon ordinaire à l'aide de la compresse ou d'appareils spéciaux (appareil de Ricard, etc.).

Nous n'insisterons pas ici sur la technique habituelle de la chloroformisation; nous voudrions seulement recommander une anesthésie complète et profonde avant de commencer l'opération. Toutes les interventions sur la face, sur le cou, empêcheront la chloroformisation régulière dès que l'opération sera commencée. Le procédé de la compresse est seul applicable dans la plupart de nos opérations qui portent toujours sur la tête.

Si l'on opère sur les voies aériennes supérieures, le sujet sera placé la tête rejetée en arrière, en position de Rose, pour éviter la chute de sang dans le larynx. Un grand nombre d'éponges montées, de compresses seront à portée du chloroformisateur pour balayer le pharynx du sang qui y tombe ou des mucosités qui l'encombrent.

CHLORURE ET BROMURE D'ÉTHYLE. — Dans les opérations de peu de durée, le bromure ou le chlorure d'éthyle sont aujourd'hui couramment employés. Ces corps donnent rapidement une très courte anesthésie (deux à trois minutes). Contrairement à ce que l'on avait cru très longtemps, ils ne sont pas exempts de dangers, en particulier le bromure d'éthyle, et, pour les éviter, on devra les administrer suivant des règles bien précises.

GUISEZ.   5

Le bromure d'éthyle sera employé récemment préparé, en vase exactement clos, conservé à l'abri de la lumière, car il s'altère avec la plus grande facilité. Pour remplir les conditions voulues, il doit être incolore et répandre une odeur douce et non alliacée. Tout bromure impur ou altéré doit être refusé comme manifestement dangereux.

Le chlorure d'éthyle doit être conservé de la même façon, mais il s'altère beaucoup moins facilement.

Mode d'action. — Ces corps amènent une anesthésie rapide, sans phase d'excitation comme le chloroforme ; ils agissent en sidérant les centres nerveux et principalement le bulbe ; ils amènent une vaso-dilatation intense ; ils congestionnent le cerveau e permettent par conséquent les oprations assises sans crainte de syncopes.

Technique de l'anesthésie par le bromure. — Le malade sera à jeun, desserré de ses vêtements tout comme pour la chloroformisation ; on pourra opérer dans la position assise ou couchée indifféremment.

Le narcotique doit être administré à dose massive, 15 ou 20 grammes sur une compresse ou un masque, appliqués bien exactement sur le nez et la bouche du malade pour laisser passer avec les vapeurs la plus petite quantité d'air possible. Pour atténuer la sensation d'étouffement qui accompagne toujours le début de l'anesthésie, nous conseillons de retirer la compresse après la première seconde d'application et de la replacer ensuite dès qu'une large inspiration aura été de la sorte provoquée. Le malade se congestionne, la face devient rouge, il respire bruyamment ; après s'être raidi au début, il se relâche ; l'aide qui le tient sent mollir ses membres, la tête retombe inerte ; l'anesthésie est obtenue au bout d'un temps variant de vingt à trente secondes. Ne dépassez pas cette période, car alors une phase de contracture musculaire peut apparaître, gênante par la constriction des mâchoires, dangereuse par le spasme de la glotte.

L'anesthésie dure une ou deux minutes, temps suffisant pour pratiquer nos petites opérations courantes (adénoïdes, amygdales, etc.) ; le réveil se fait rapidement, et, après une période de quelques moments d'hébétude, la conscience renaît, il ne reste que peu de malaise.

Pendant toute l'administration, surveillez bien exactement la pupille. Lorsque l'on voit que celle-ci commence à se dilater, la conjonctive à s'injecter, on doit cesser l'anesthésie. L'apsychie est suffisante à ce moment pour opérer le sujet dans un état d'inconscience absolue (Texier).

Le bromure d'éthyle est plus dangereux que le chlorure d'éthyle.

CHLORURE D'ÉTHYLE. — Aussi, depuis quelques années, on tend à substituer de plus en plus au bromure d'éthyle le chlorure d'éthyle. Le chlorure d'éthyle donne une anesthésie parfaite avec une dose relativement moindre que le bromure : 2 à 4 grammes suffisent. Il joint en outre l'avantage de se conserver longtemps, à condition d'être simplement en vase scellé à l'abri de la lumière. Son action semble plus superficielle plus fugace que celle du bromure d'éthyle. Le réveil est très rapide ; c'est là, certes, un inconvénient ; mais on peut prolonger l'anesthésie par l'administration d'une nouvelle dose sans aucun danger, grâce à l'innocuité presque absolue du narcotique. Avec le *chlorure d'éthyle*, le réveil est rapide ; il n'y a ni nausées ni vomissements ; le malade peut s'alimenter quelques heures après sans inconvénient.

Toutes ces raisons font que l'on doit préférer généralement, aujourd'hui, le chlorure au bromure d'éthyle.

Dans ces tout derniers temps, certains appareils permettent de doser exactement la quantité de chlorure donnée utilement et d'obtenir une anesthésie parfaite avec des doses infimes (1 à 2 centimètres cubes de chlorure). Nous employons depuis trois ans l'appareil de Decolland, qui, d'un maniement très simple, nous a donné les meilleurs résultats (fig. 45), supprimant toute contracture et toute sensation d'étouffement si pénible du début.

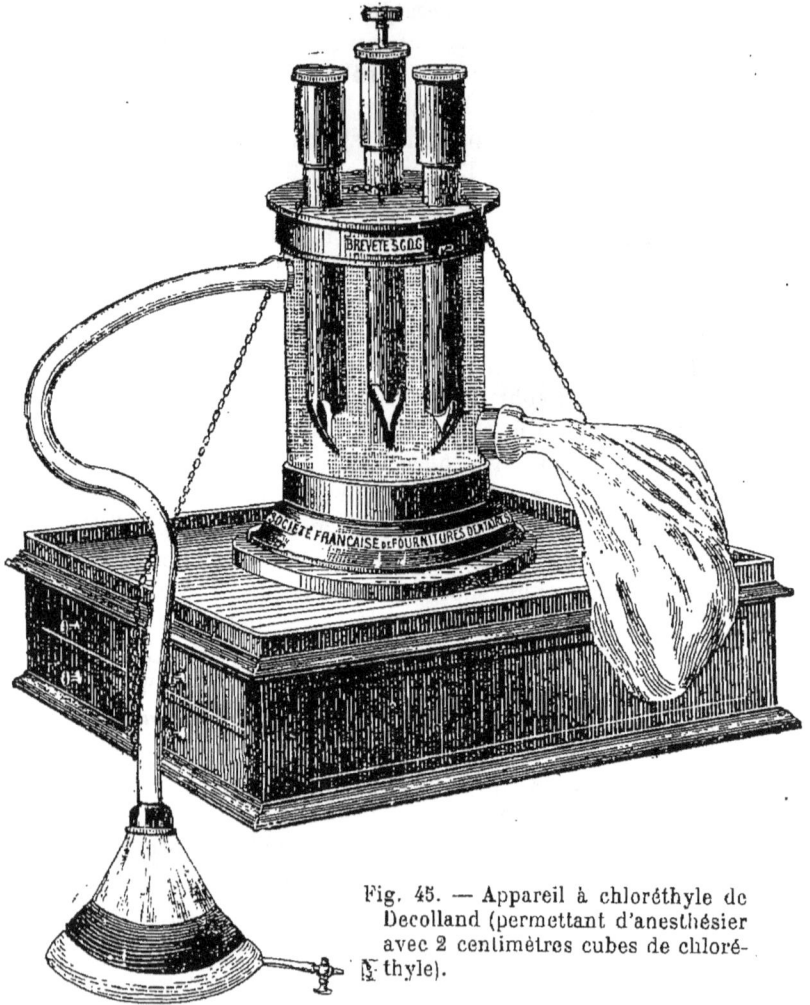

Fig. 45. — Appareil à chloréthyle de Decolland (permettant d'anesthésier avec 2 centimètres cubes de chloréthyle).

L'ampoule est brisée en chambre froide dans le réservoir A. Elle s'évapore ensuite progressivement.

Une ampoule suffit pour une anesthésie de courte durée (amygdales, adénoïdes).

Cet appareil possède l'avantage, sur les simples masques, et même sur certains masques à soupape, de permettre de poursuivre l'anesthésie pendant une demi-heure et plus.

Certains auteurs emploient des mélanges, en particulier le somnoforme (chlorure et bromure d'éthyle avec un peu de chlorure de méthyle).

II. — MALADIES DES NARINES.

A part les déformations congénitales consistant en oblitération plus ou moins complète des narines, bien peu d'affections de cette région peuvent intéresser le praticien. Nous ne parlerons ici que des malformations et des affections de 'a peau du vestibule, l'*eczéma*, la *fissure*, le *furoncle* de l'aile du nez, la *folliculite* avec sycosis.

I. — MALFORMATIONS DES NARINES.

Les deux principales sont : l'occlusion des narines ou des choanes et l'aspiration des ailes du nez.

Occlusion des narines ou des choanes.

L'occlusion des narines est tout à fait rare; elle est le plus souvent *acquise* ; à la suite d'une plaie, d'une brûlure, les narines se rétrécissent par la rétraction cicatricielle, jusqu'à l'oblitération. Lorsqu'elle est *congénitale*, l'oblitération est constituée par un diaphragme membraneux ; très rare au niveau de la narine, elle l'est moins au niveau de la choane.

Acquise ou congénitale, l'occlusion réclame un traitement identique : c'est l'incision de la membrane avec maintien de l'orifice obtenu à l'aide d'un drain en caoutchouc Dans plusieurs cas de rétrécissement très serré de la narine que nous avons eu à traiter, nous avons employé avec succès le pouvoir à la fois destructeur et rétractile des *pointes électrolytiques*.

Aspiration des ailes du nez.

La narine est naturellement maintenue béante par le cartilage de l'aile du nez et par quelques muscles qui viennent s'y insérer. Que ce système vienne à s'atroph'er, et l'aile du nez se rapproche de la cloison, cédant à la pression atmosphérique au moment de l'inspiration. La gêne est d'autant plus marquée que le malade respire plus vite et plus amplement, dans la course ou dans l'effort par exemple. Elle a pour cause, en général, la gêne survenant de bonne heure chez les adénoïdiens, chez les porteurs de malformations nasales, qui, débouchés tardivement, présentent une étroitesse générale des fosses nasales, qui n'ont pu se développer, et de l'atrophie de tout le système sustenseur des narines. Cliniquement elle se caractérise par l'affaissement de l'aile du nez au moment de l'inspiration.

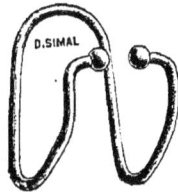

Fig. 46. — Dilatateur narinaire de Feldsbauch.

Il n'y a pas d'autre moyen thérapeutique contre cette affection que de maintenir l'aile du nez écartée à l'aide d'un instrument, comme celui de Feldsbauch (fig. 46). Dans les cas favorables, au bout d'un certain temps, le port de ce dilatateur ne sera plus utile, l'aile du nez ayant repris de la vigueur.

II. — AFFECTIONS DE LA PEAU
DU VESTIBULE.

De la folliculite, de l'eczéma avec fissures et crevasses et parfois des furoncles peuvent se développer dans la peau des narines.

Eczéma de l'aile du nez.

Il est assez fréquent. Il ressemble comme lésion et au point de vue thérapeutique à ce qu'il est ailleurs. Il est deux points qui particularisent cependant l'eczéma narinaire : il est presque toujours fonction d'une lésion intranasale, et il est remarquable par sa ténacité.

Le traitement devra donc viser à la fois la lésion proprement dite et sa cause :

a. La première indication consiste à *faire tomber les croûtes* qui recouvrent les p'aques eczémateuses, de façon à les décaper. Pour arriver à ce résultat, on applique pendant quelques heures de la ouate imbibée d'eau bouillie chaude ou d'infusion de camomille. Dès que les croûtes sont tombées, *il faut isoler les lésions* du contact de l'air à l'aide de pommades qui devront constamment les recouvrir ; on peut se servir de la formule suivante :

> Oxyde de zinc..................... 5 grammes.
> Vaseline......................... }
> Lanoline......................... } āā 15   —
> Essence d'amandes amères...... V gouttes.

On peut aussi employer de la *pâte de Lassar :*

> Acide salicylique................ 0gr,40
> Amidon.......................... }
> Oxyde de zinc.................. } āā 10 grammes.
> Vaseline........................ 20   —

Lorsque l'eczéma est ancien, on devra badigeonner les lésions avec une solution de nitrate d'argent au 1/20 ou même au 1/10.

b. Mais il convient de rechercher la *cause irritative*, qui est constituée par les écoulements intranasaux dans le coryza chronique, hydrorrhée nasale. Ce n'est qu'en guérissant ces affections des fosses nasales que l'on arrivera à bout des eczémas les plus rebelles.

Folliculite de l'aile du nez et de la moustache.

Ces deux affections trouvent leur place ici, car elles sont très souvent concomitantes et relèvent d'un trouble de la sécrétion nasale. C'est encore en dirigeant le traitement contre les lésions nasales que l'on arrive à bout de cette affection souvent très tenace. Elle est due à l'infection de follicules pileux par le staphylocoque doré ; elle est caractérisée par des pustules à la base des poils.

Il faut avant tout isoler ces lésions des liquides irritants issus du nez ; le malade doit se sécher exactement l'entrée des narines avec un peu de coton hydrophile chaque fois qu'il se sera mouché. Il sera nécessaire parfois aussi d'ouvrir les pustules une à une avec un fin bistouri ; on applique ensuite localement une pommade à l'ichtyol à 1/20, ou une pommade mercurielle suivant la formule :

Oxyde jaune de mercure........   1 gramme.
Vaseline .... } āā 10 grammes.
Lanoline....................... }
Essence de géranium...........   V gouttes.
(Lermoyez.)

Dans les formes rebelles et récidivantes, l'épilation du vestibule nasal sera indispensable.

Fissures ou crevasses.

Les *fissures* ou *crevasses* s'observent assez souvent dans le vestibule du nez; elles sont très douloureuses et se rattachent à l'eczéma narinaire, qu'elles compliquent. Elles siègent soit tout près du lobule du nez, dans la partie antérieure de la narine ou en bas et en arrière vers la commissure postérieure. Ces fissures sont très douloureuses, comme nous l'avons vu, s'accompagnent d'inflammation vive de la région voisine et semblent être le point de départ

de furonculose et quelquefois même d'érysipèle à répétition ; elles guérissent soit par le traitement habituel de
l'eczéma, soit par des cautérisations fortes au nitrate
d'argent avec une solution à 1 p. 5 ou à 1 p. 2, ou en
l'employant en nature sous forme de crayon ou de perle.
On aura soin ensuite de bien isoler la partie malade avec
une des pommades dont nous avons donné plus haut la
formule.

Furoncle.

Le furoncle est dû, comme la folliculite, à une infection
des glandes sébacées annexées aux vibrisses par le *staphylocoque doré*. Il siège le plus souvent vers le bord
postérieur de l'orifice narinaire; la peau est lisse, rouge,
tendue à son niveau, et tout autour il existe un gonflement
qui peut gagner la joue et la lèvre supérieure. Parfois il
siège près du lobule; il en augmente considérablement le
volume et le transforme en une masse rouge lisse.

C'est une affection très douloureuse spontanément et au
toucher ; le malade se dérobe à l'examen, se retire ins-
tinctivement dès qu'on l'approche. Il souffre de céphalée
souvent très vive, avec température vespérale à 39°.

Ces furoncles peuvent être multiples, évoluant successivement.

A cause de son siège à la face, de son voisinage avec les
origines de la veine faciale, le furoncle du vestibule peut
déterminer les thromboses septiques de la veine ophtalmique et des sinus de la dure-mère avec complications
encéphaliques mortelles, accidents rares il est vrai, mais
dont il faut être prévenu pour savoir les éviter par un traitement bien conduit.

Traitement. — Pendant toute la période de début, le
traitement aura uniquement pour but de calmer l'inflammation et la douleur. Pour atteindre ce but, on applique
sur la partie externe de la fosse nasale, sur la joue, des

compresses aussi chaudes que le malade pourra les supporter et fréquemment renouvelées. Dans l'intérieur du nez, on place des tampons imbibés d'une solution de sublimé à 1 p. 1 000, ou du mélange à parties égales de liqueur de Van Swieten et de glycérine. Toutes ces applications se feront aussi chaudes que possible, seront fréquemment renouvelées, la chaleur étant le meilleur sédatif de l'inflammation et de la douleur.

QUAND CONVIENT-IL D'INCISER LE FURONCLE? — Cela est assez difficile à déterminer; mais d'une façon générale nous ne sommes pas partisan, pas plus que pour le furoncle de l'oreille, d'une incision précoce ; ce n'est que lorsque le furoncle sera bien acuminé qu'il présentera à son sommet une pellicule jaunâtre, que l'on sera autorisé à détacher celle-ci et à cueillir pour ainsi dire le bourbillon avec une pince, après débridement ou non.

Une fois ouvert, on évitera la greffe dans les régions voisines, en maintenant un pansement antiseptique humide tout autour du foyer bourbillonneux, ou en appliquant une pommade antiseptique isolante ; exemple : pommade à l'argyrol à 1 p. 20.

Comme dans toute furonculose, on instituera un traitement général contre les troubles digestifs, on donnera de la levure de bière, enfin on recherchera le *diabète* comme cause prédisposante dans les cas récidivants. Dans ces derniers temps les injections intramusculaires ou même, dans les cas graves, les injections intraveineuses d'électrargol, de collargol, nous ont donné les meilleurs résultats.

III. — MALADIES DES FOSSES NASALES.

I. — ÉPISTAXIS.

Grâce à la rhinoscopie, il est démontré aujourd'hui que l'épistaxis est causée par une *lésion locale* de la muqueuse.

Pathogénie. — Étiologie. — L'état général du malade, qui autrefois passait au premier plan, ne doit plus être considéré aujourd'hui que comme *prédisposant* à l'hémorragie nasale ou épistaxis.

Sous cette dénomination, on ne doit comprendre que le saignement de nez survenant d'une *façon spontanée*. Nous laisserons de côté les *hémorragies traumatiques* pouvant se produire sous l'influence d'un choc, d'une plaie intranasale (chute ou coup sur le nez, fractures des os propres du nez, de la base du crâne), dont la pathogénie et le traitement ressortissent des différentes causes de traumatisme.

CAUSE DÉTERMINANTE. — L'épistaxis dite spontanée, qu'il y ait ou non une cause prédisposante (maladie de foie, maladie de cœur avec hypertension, altération des vaisseaux, affection du rein), a toujours comme cause l'ulcération d'un petit vaisseau de la pituitaire.

C'est particulièrement vers le tiers antérieur de la cloison que l'on constate la lésion déterminante. Si l'on examine, en effet, la partie antérieure de la fosse nasale en relevant seulement l'aile du nez, ou en introduisant très peu le spéculum nasal, on constate une sorte de petite érosion siégeant tout près du bord antérieur de la cloison ; elle est recouverte le plus souvent par une petite pellicule noirâtre ; d'autres fois, elle se présente sous forme d'un petit

piqueté rouge. Tout autour et en rayonnant pour ainsi
dire, partent une série de petits vaisseaux finement ra-
mifiés, friables au moindre contact : c'est l'érosion vari-
queuse, ou *tache vasculaire de la cloison* (fig. 47) (1).

Ce plexus de ramifications vasculaires, point de rencontre
des carotides externes et des carotides internes, est com-

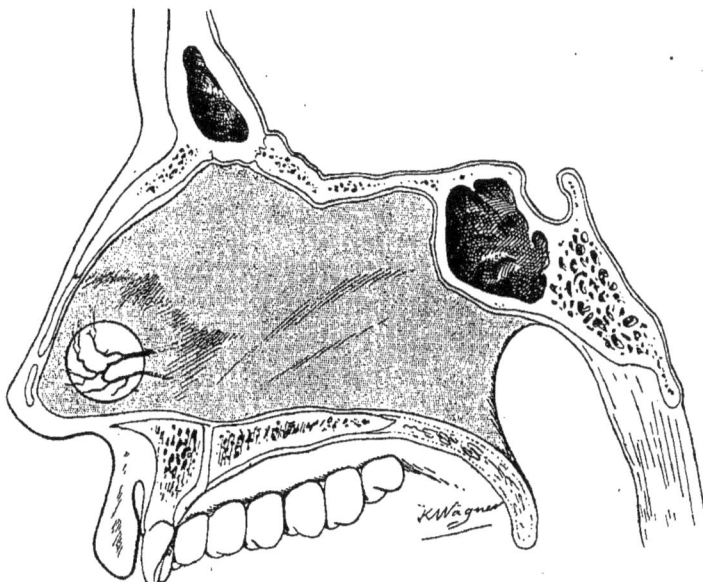

Fig. 47. — Tache vasculaire de l'épistaxis.

posé d'une véritable intrication de capillaires sanguins.
Toujours on sera frappé par la disproportion entre la
lésion quelquefois difficile à apercevoir et l'abondance de
l'épistaxis.

La fine arborisation, très apparente à l'examen, montre
combien ces capillaires à paroi mince seront facilement
exposés à se rompre.

(1) On a même donné à l'un de ces vaisseaux le nom *d'artère de
l'épistaxis* (par analogie avec l'artère de l'hémorragie cérébrale).

La lésion *siège* le plus souvent vers le tiers antérieur de la cloison; exceptionnellement on peut la rencontrer sur le plancher ou sur la tête du cornet inférieur.

CAUSES PRÉDISPOSANTES. — On se rend bien compte que toutes les *causes qui élèvent la pression sanguine*, dans les maladies du cœur (au début de la fièvre typhoïde), seront faites pour faciliter la production de ces hémorragies. Des hémorragies de suppléance à l'occasion des règles, par exemple, peuvent exister dans la pituitaire. Il en est de même des *altérations des parois des vaisseaux* : les épistaxis des artérioscléreux sont toujours abondantes et inquiétantes par leur répétition. Les *modifications dans la composition du sang* dans les affections du foie, les dyscrasies peuvent, pour leur part, contribuer à la genèse de ces hémorragies. Ce sont là autant de causes prédisposantes à la production de l'épistaxis ; mais une lésion locale est toujours nécessaire.

SIGNES CLINIQUES. — *Cliniquement*, l'épistaxis peut se produire sous deux modes différents, ou bien :

a. Il s'agit de petites hémorragies se reproduisant très fréquemment : chaque fois que le malade se mouche, il trouve du sang dans son mouchoir. Il vous dit aussi que plusieurs fois, en faisant des efforts sous une cause émotive, il a saigné quelques gouttes par l'une ou l'autre narine et que tout est rentré dans l'ordre rapidement.

b. D'autres fois l'hémorragie est bien plus abondante. Brusquement, sans aucune cause apparente, le malade se met à saigner du nez ; le sang coule goutte à goutte par l'une des narines. Mais il est souvent averti par quelques symptômes *prodromiques*, une sorte de pesanteur à la racine du nez ou par de la céphalée frontale avec sensation de tension et de sécheresse de la pituitaire.

Quoi qu'il en soit, le malade saigne abondamment, remplit de sang plusieurs mouchoirs ; il est très effrayé ainsi que son entourage et se trouve dans un état psychique tout particulier, doublé de la prostration due à la perte de sang qu'il vient de subir.

Traitement. — Les notions pathogéniques que nous avons rappelées brièvement nous montrent dans quel sens doit être dirigé le traitement. De deux choses l'une : ou bien le médecin sera appelé au moment de l'hémorragie, et il conviendra de la combattre sans tarder (traitement du saignement de nez), ou bien il sera consulté pour rechercher la cause des épistaxis à répétition et en empêcher le retour, et il verra le malade en dehors de toute hémorragie (traitement prophylactique).

1º *Traite ment du saignement de nez.* — Pour combattre l'hémorragie proprement dite, la conduite du médecin sera différente suivant l'abondance de l'épistaxis :

a. Si l'épistaxis est legére. — On pourra essayer tous les petits moyens pui pourront arrêter l'hémorragie momentanément, quitte à en rechercher la cause ultérieurement. Un simple tampon d'ouate imbibé d'un liquide hémostatique arrêtera souvent ces hémorragies ; on peut employer comme liquide hémostatique soit la solution d'antipyrine à 1 p. 10, soit l'eau oxygénée à 12 volumes, qui est un très bon hémostatique à action prolongée.

La gélatine sous forme de sérum gélatiné, employé sur des tampons ou en injections nasales, a un pouvoir hémostatique réel (Carnot) suivant la formule :

```
Gélatine................ ..........    50 à 100 grammes.
Sel marin.................. ....          5        —
Eau distillée.... ..........           1 000       —
```

Le sérum est fondu au bain-marie avant de s'en servir.

On a donné aussi, parmi les moyens destinés à combattre les légères épis axis, la pression des ailes du nez contre la cloison, entre le pouce et l'index ; on comprime, en effet, ainsi le point d'élection de la tache vasculaire, et l'on comprend que, si cette pression est exercée suffisamment longtemps, elle puisse être efficace.

Tout autre doit être notre conduite en présence d'une épistaxis grave, et l'on ne s'attardera pas à ces moyens.

b. **Que faut-il faire en présence d'une hémorragie nasale abondante?** — Le malade doit être couché s'il est affaibli par une grande perte de sang, sinon assis en position rhinologique ; il doit être desserré de ses vêtements.

Rien n'est plus facile que de reconnaître la narine d'où vient le sang ; toutefois, dans certains cas, le sang peut sortir par les deux narines en traversant la choane ; on pourra alors, en s'aidant du spéculum, découvrir le point qui saigne.

Un des premiers soins sera de débarrasser la fosse nasale des caillots qui l'embarrassent ; pour cela, il conviendra de faire moucher très fortement le malade en comprimant alternativement chacune des deux narines. Un lavage du nez avec un liquide tiède est encore la meilleure façon de le nettoyer complètement et rapidement. On se mettra ensuite en devoir de tarir l'hémorragie ; la compression par l'intermédiaire du tamponnement des fosses nasales est le moyen le plus rationnel pour arrêter sûrement l'hémorragie. Le *tamponnement* doit être *direct*, agissant immédiatement sur le point qui saigne.

Nous ne voulons parler ici que pour mémoire de ce que l'on décrit sous le nom de *double tamponnement des fosses nasales*; ce moyen, longtemps employé en chirurgie nasale, repose sur le principe suivant : à l'aide d'une sonde en gomme à l'œil de laquelle un fil est attaché, on fixe un bourrelet d'ouate sur la choane ; le fil qui lui est assujetti repassant par la narine est fixé sur un tampon antérieur qui obture la fosse nasale à son orifice narinaire. L'hémostase est produite *par l'emprisonnement d'un caillot* qui se trouve serré entre les deux bourdonnets d'ouate antérieur et postérieur.

Il s'agit là d'un procédé d'hémostase *médiat*. Le caillot ainsi enfermé dans un milieu septique ne tarde pas à s'infecter, à passer à la purulence ; il constitue un véritable bouillon de culture dans lequel les éléments microbiens pul ulent et se multiplient. Pour peu qu'on laisse le tamponnement un peu longtemps ou même d'une façon très précoce, ainsi que nous l'avons observé dans un cas, on peut voir se déclarer des phénomènes infectieux se portant soit vers les cavités sinusales, soit par l'intermédiaire de la trompe d'Eustache vers l'oreille moyenne, déterminant des sinusites et des otites avec toutes leurs conséquences. Dans un cas, nous avons dû opérer une sinusite maxillaire grave, consécutive à un double tamponnement, et nous avons trépané une mastoïdite qui avait la même cause. Toutes ces raisons font que ce procédé, qui figure au premier plan dans tous les livres de petite chirurgie, *doit être rayé des manuels de rhinologie*; pour qui sait se servir du spéculum nasal, il n'y a, dans l'état actuel de nos connaissances, que deux moyens auxquels on devra avoir recours en cas d'hémorragie nasale grave, c'est: 1° l'application de penghawar ; 2° le tamponnement antérieur étagé sous le contrôle du spéculum.

1° PENGHAWAR DJAMBI. — Le penghawar, introduit en France par Lubet-Barbon, dont les propriétés hémostatiques sont un peu analogues à celles de l'amadou, emprisonnant dans l'enchevêtrement de ses filaments la gouttelette de sang qui ne tarde pas à se coaguler, constitue à notre sens un agent hémostatique très précieux dans beaucoup de cas.

Pour l'appliquer, il suffit d'insinuer à l'aide d'une pince nasale une touffe de ce produit au contact du point qui saigne ; on attend quelques instants ; si l'hémorragie ne cesse pas, on la retire et on la remplace par une autre jusqu'à cessation de l'hémorragie. Il est inutile d'obturer complètement la narine, les touffes de penghawar agissant par simple présence. La respiration pouvant continuer à s'exercer, le malade n'est pas gêné comme dans le tamponnement. En outre, il mouchera lui-même le penghawar deux ou trois jours après l'application, sinon l'ablation des filaments avec la pince sera des plus simple.

GUISEZ.   6

Mais, dans bien des cas, ce moyen est inefficace, même méthodiquement appliqué. De l'avis même de ceux qui l'ont le plus vanté, il semble agir surtout dans le cas de plaie opératoire ou d'hémorragie peu abondante. Le penghawar est aussi très irritant pour la pituitaire, et, si quelques filaments restent inclus sous un lambeau de muqueuse, il peut se produire de véritables bourgeons inflammatoires, sortes de néoformations, véritables *tumeurs à penghawar* (décrites par Lermoyez).

2° TAMPONNEMENT ANTÉRIEUR ÉTAGÉ. — Le tamponnement antérieur, fait suivant des règles précises, est le moyen le plus rationnel et le plus sûr d'arrêter une hémorragie nasale ; en décrivant ce mode d'hémostase très simple, mais qui doit être très bien fait pour être efficace, nous aurons du même coup enseigné la façon de faire un *pansement après une intervention sanglante intranasale.*

Il repose tout entier sur le principe de la *compression directe* sur le point qui saigne ; mais, pour que ce but soit réalisé, il faut être rigoureux dans la façon de procéder.

Instruments. — Dans un plateau, l'opérateur dispose un spéculum du nez, une pince nasale, une paire de ciseaux, quelques petites bandelettes de gaze stérilisées ou iodoformées de 10 à 15 centimètres de longueur.

Technique. — La fosse nasale à tamponner est exactement vidée de tout son contenu, du mucus et des caillots qu'elle renferme, soit par un lavage sous faible pression, soit en faisant simplement moucher le malade.

Sous le contrôle du spéculum (fig. 48) et en s'éclairant avec le miroir frontal, on introduit une première mèche nasale, et on l'enfonce vers la voûte au point où celle-ci se réunit avec la paroi postérieure du pharynx. Puis, au-devant de cette mèche, on en place une autre tassée de la même manière ; on arrive ainsi, par étages successifs, à remplir toute la fosse nasale jusqu'à la narine ; aucun point de la muqueuse n'échappe à la compression. Le tamponnement prend des points d'appui solides sur la voûte, la cloison, la paroi externe des fosses nasales ; il agit donc d'une façon très énergique, et, pour notre part, nous n'avons jamais constaté qu'aucune hémorragie grave lui ait résisté.

On peut, si l'on veut, remplacer la gaze stérilisée par des gazes hémostatiques (gaze à la ferripyrine ou imbibée de perchlorure de fer), mais cela sans grand avantage, la compression étant le principal mode d'action du tamponnement.

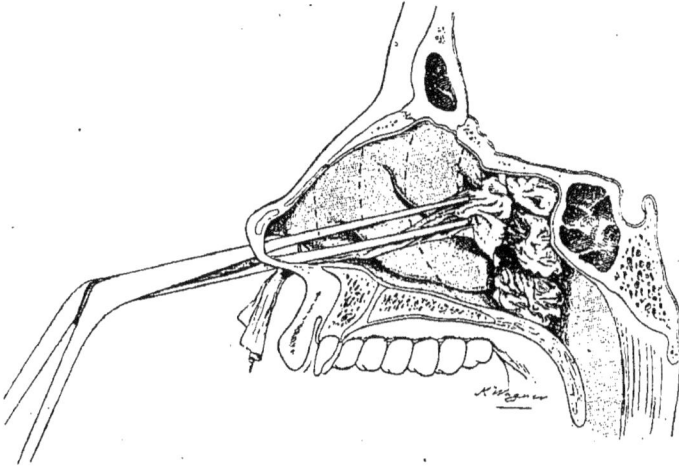

Fig. 48. — Tamponnement antérieur étagé (quatre tampons sont déjà placés dans la partie profonde de la fosse nasale).

Quoi qu'il en soit, les tampons seront enlevés le deuxième jour de leur application, en les mouillant pour les décoller avec de l'eau oxygénée par exemple, et, si l'hémorragie se reproduit, on la tarira de la même manière. Il est bien rare que deux applications ne soient pas efficaces.

Avec ce tamponnement direct, point de crainte d'infection ; il n'y a plus de caillots infectés ou infectants : c'est là un procédé simple, efficace, à la condition de le faire méthodiquement sous le contrôle du spéculum. Le seul reproche qu'on puisse lui faire, c'est d'être douloureux dans les heures qui suivent, par la compression qu'il exerce ; il est en tout cas beaucoup moins gênant que le double tamponnement. Lorsque l'hémorragie est moins abondante ou inquiétante, on peut remplacer la gaze par des bourdonnets d'ouate, qui sont beaucoup mieux supportés.

c. **Ce qu'il faut éviter.** — 1° En face d'une hémorragie grave, il ne faut pas s'attarder à tous les petits moyens qui sont de mise seulement dans les cas légers : ce sont, par exemple, l'application de corps froids sous la nuque, l'élévation du membre supérieur ; on perd ainsi un temps précieux pendant lequel le malade saigne.

2° Méfiez-vous aussi des agents dits hémostatiques, en particulier du perchlorure de fer, corps très irritant, brûlant la peau, dont l'action est difficile à limiter dans le nez.

3° Enlevez les tampons lentement en les imprégnant d'eau oxygénée, sinon vous ramènerez invariablement l'hémorragie.

Ne vous laissez pas tromper par l'ischémie facile à obtenir avec les solutions cocaïnées ou d'adrénaline à 1 p. 1000; on obtient ainsi sans doute une hémostase énergique grâce à l'action vaso-constrictive de ces médicaments; mais bientôt surviennent des phénomènes de *vaso-dilatation secondaire*, qui peuvent ramener l'hémorragie d'une façon d'autant plus fâcheuse que vous n'êtes plus là pour la combattre et qu'elle se reproduit plus fortement qu'avant votre intervention.

4° Enfin rayez de vos tablettes le double tamponnement longtemps classique, et ne l'employez que dans certaines hémorragies postérieures (queues de cornets), difficiles à atteindre par le tamponnement antérieur.

2° *Traitement prophylactique.* — L'épistaxis, relevant, comme nous l'avons vu, d'une lésion locale à siège presque constant et en tout cas très facile à trouver, on devra diriger le traitement vers cette cause locale et la supprimer. Accessoirement l'état général du malade devra entrer en ligne de compte, et on essaiera de le modifier par un traitement approprié.

a. Traitement local. — Le traitement local a essentiellement pour but la transformation en tissu cicatriciel de la tache vasculaire ou de la plaie qui saigne.

Ce but est parfaitement rempli par la cautérisation, qui détermine une escarre empêchant l'hémorragie de se reproduire et laissant à sa chute une cicatrice dans les mailles de laquelle les vaisseaux seront comme enserrés.

La cautérisation, pour être efficace, doit remplir les deux conditions suivantes : être profonde et adhérente.

La substance dont l'effet caustique semble le mieux remplir ces conditions, c'est l'*acide chromique*, que l'on emploie sous forme solide de la façon suivante : dans un flacon contenant des paillettes d'acide chromique, on plonge l'extrémité boutonnée d'un stylet nasal ; celui-ci revient chargé de quelques-unes de ces paillettes. On l'approche ainsi garni de la flamme d'une petite lampe à alcool, en le tenant de façon que cette extrémité soit dans un plan déclive. L'acide chromique fond et forme une *perle adhérente* à l'extrémité du stylet. Faites bien attention à la coloration de la perle d'acide chromique : elle doit être rouge vif, car, si elle était noirâtre, c'est qu'une trop grande chaleur aurait amené la formation d'oxyde de chrome brunâtre qui, lui, n'est pas caustique.

Sur la muqueuse cocaïnée au préalable, on passe légèrement le stylet garni de cette perle ; on répète cette manœuvre plusieurs fois de suite, en la laissant sécher dans l'intervalle. Il se produit sur la surface à cautériser une sorte de tache jaunâtre à contours bien nets. Un peu d'ouate est laissée à demeure pour sécher par imbibition l'excès d'acide chromique.

La *diffusion de l'acide* mis en excès dans le nez présente en effet des inconvénients. Des cas de destruction de la peau du vestibule nasal et de la sous-cloison, produits par l'usage maladroit et inconsidéré de ce caustique, ont été signalés. Nous-même avons observé un cas de ce genre où toute la sous-cloison était détériorée par la diffusion de l'acide chromique employé en excès. Aussi, lorsque la cautérisation est faite, on devra s'assurer, sous le contrôle du spéculum, que l'escarre est bien sèche. On pourra toujours limiter cette action diffusante en promenant sur ses contours un stylet garni d'ouate et trempé dans de l'eau bouillie, ou mieux dans l'eau oxygénée.

Dans les jours qui suivent, on recommandera au malade de ne pas se moucher du côté opéré. On le reverra cinq ou six jours après, au moment de la chute de l'escarre ; on se rendra compte à ce moment si la muqueuse de néoformation qui doit remplacer la tache hémorragique présente un tissu cicatriciel suffisamment solide. Sinon on procédera à une nouvelle application d'acide chromique, et cette seconde cautérisation sera toujours efficace.

Certains auteurs préconisent, dans un but analogue, le *nitrate d'argent fondu sous forme de perle* ou le *galvanocautère* porté au rouge sombre. La cautérisation obtenue par ces derniers moyens est beaucoup moins profonde que par la perle d'acide chromique ; toutefois elle est un peu moins douloureuse et semblerait indiquée chez certains sujets (enfants, vieillards) chez qui l'on pourrait craindre les quelques phénomènes d'intoxication, qui, très rarement du reste, ont été signalés consécutivement à l'emploi de l'acide chromique. Luc emploie avec succès l'électrolyse contre les taches vasculaires de l'épistaxis, en particulier dans les formes rebelles de cette affection.

Tel est, à notre sens, le traitement le plus efficace pour guérir radicalement la lésion productrice de l'épistaxis.

Mais, cliniquement, *à quel moment convient-il d'appliquer ce traitement ?* De deux choses l'une : ou bien le malade se présente au médecin en état d'hémorragie, ou il vient le con-

sulter en dehors de toute épistaxis, lui demandant d'en
prévenir le retour. Si le malade saigne, il est inutile
d'essayer de cautériser. Il faut appliquer un tamponnement antérieur, le laisser en place, ne serait-ce que quelques heures. Si, au détamponnement, aucune hémorragie
ne se reproduit, on pourra cautériser très aisément.

Il arrivera souvent aussi que le malade demandera conseil à son médecin *sur ce qu'il doit faire en cas de récidive
de l'épistaxis*. Recommandez-lui de garder simplement le
repos dans la position allongée et de s'alimenter de liquide
pour éviter les mouvements de mastication ; il pourra
aussi introduire dans la fosse nasale qui saigne un tampon
imbibé largement d'eau oxygénée, en attendant l'arrivée
du médecin si l'hémorragie ne cesse pas par ce moyen.

Parmi les moyens prophylactiques, recommandez-lui
aussi d'éviter de se moucher avec force, de se curer l'entrée
du nez avec son mouchoir, ni de se gratter machinalement
la partie antérieure des narines. Certaines substances ont
la propriété de favoriser la coagulation ; exemple : chlorure
de calcium dans une potion que l'on fera prendre par
cuillerée à soupe :

Chlorure de calcium....................	4 grammes.
Sirop thébaïque......................	20 —
Eau	100 —

(Garel.)

La gélatine sera prise à l'intérieur, associée à un sirop
(Carnot).

b. TRAITEMENT GÉNÉRAL. — Bien dirigé, il pourra prévenir dans une large mesure le retour de l'hémorragie.

En régularisant la circulation du sang, on enlève une des
grandes causes prédisposantes de l'épistaxis. Chez les cardiaques pléthoriques, on donnera des iodures ; contre les
épistaxis juvéniles, on prescrira les toniques, le quinquina,
l'arsenic. Chez les artérioscléreux, chez les vieillards, on
instituera le traitement habituel de cette dyscrasie. De

même les hépatiques, les brightiques seront soumis au traitement général approprié.

II. — CORYZAS. — RHINITES.

Coryza aigu simple.

Le coryza aigu ou *rhume*, comme on l'appelle vulgai-
rement, est causé par le catarrhe aigu de la pituitaire; il
atteint non seulement la muqueuse du nez, mais les parties
sous-jacentes, les glandes et les vaisseaux, ainsi que la muqueuse des cavités avoisinantes : sinus frontal ou maxillaire.

Classiquement, on distingue deux sortes de coryza, le
coryza aigu ordinaire ou *idiopathique* et le coryza *symptomatique* de certaines inflammations générales, exemple : la
grippe, la rougeole, la coqueluche.

Nous décrirons comme type le *coryza aigu idiopathique*;
les autres variétés lui ressemblent beaucoup au point de vue
symptomatique : l'étiologie et les phénomènes généraux
diffèrent seuls.

Étiologie. — Les *causes déterminantes* en sont banales :
le froid humide et souvent le passage brusque d'une température chaude à une autre beaucoup plus froide et humide.
L'élément infectieux joue également un grand rôle : tout
le monde connaît le caractère contagieux et même parfois
épidémique de cette affection.

Mais la *prédisposition* joue, elle aussi, un grand rôle dans
la genèse de cette affection : certains sujets sont constamment enrhumés, d'autres jamais. Les sujets lymphatiques
ou scrofuleux y sont particulièrement enclins. De même, les
malformations intranasales (polypes, rhinites hypertrophiques, éperons) semblent y prédisposer tout spécialement;
l'âge lui-même a une grande influence : très fréquent chez
l'enfant, dont les réactions vaso-motrices sont très marquées,

le coryza est plus rare chez l'adulte et chez le vieillard.

Pathogénie. — Un certain nombre de notions semblent éclairer aujourd'hui la pathogénie de cette affection. A l'état normal, on rencontre dans le mucus nasal de nombreux microorganismes pathogènes (pneumocoques, streptocoques, staphylocoques). Tant que le mucus nasal est sécrété normalement, il présente un pouvoir bactéricide considérable (Lermoyez), et les microbes n'y existent guère qu'à l'état de saprophytes.

Mais que, sous une influence quelconque, vaso-motrice ou autre, la sécrétion nasale vienne à se tarir, les moyens de défense naturelle se trouvent affaiblis, et les microbes redeviennent pathogènes et engendrent l'inflammation catarrhale de la muqueuse (1).

Le refroidissement, notamment, agirait par son action vaso-constrictive dans le sens que nous venons d'indiquer.

Symptomatologie. — SIGNES FONCTIONNELS. — Tout à fait au début, le malade ressent des chatouillements dans le nez, de la sécheresse dans l'arrière-gorge, de la céphalée frontale. Des accès d'éternuements avec besoin constant de se moucher surviennent : le rhume est déclaré. L'écoulement nasal apparaît bientôt ; séreux au début, il devient ensuite muqueux et muco-purulent ; cette sécrétion est abondante, le malade mouille et salit plusieurs mouchoirs par jour ; parallèlement survient l'enchifrènement nasal, l'obstruction pouvant être complète, d'où résultent l'anosmie et l'agueusie.

SIGNES PHYSIQUES. — Si on examine en effet au spéculum la muqueuse nasale d'un pareil malade, on verra que celle-ci est rouge, tendue, lisse, et si le coryza est un peu plus avancé, on constate une nappe muco-purulente qui tapisse

---

(1) Certains auteurs, Hajek, Klebs. ont voulu voir dans le coryza aigu une maladie microbienne spécifique contagieuse ; mais la contagion du coryza simple est loin d'être prouvée ; les essais d'inoculation de Friedreich et Haller sont restés négatifs.

les cornets et la cloison. La muqueuse du pharynx est rouge ; il coexiste même souvent de la laryngite ; le rhume est tombé sur la poitrine.

SYMPTÔMES GÉNÉRAUX. — Sans être très marqués, les signes généraux existent toujours ; il y a un léger mouvement fébrile pendant toute la phase aiguë, un état saburral du tube digestif.

Complications. — Le coryza aigu, surtout à sa phase purulente, est capable d'amener des complications, dont il est très facile de s'expliquer le mode de production.

a. Les unes sont dues à la *propagation de l'inflammation* aux cavités voisines du nez : ce sont, par exemple, les sinusites purulentes, l'otite moyenne catarrhale ou purulente, l'infection des voies lacrymales et souvent de la conjonctive ; l'adénoïdite suppurée est plus souvent une cause qu'une conséquence du coryza aigu, et il est très difficile, en réalité, de dire si c'est l'adénoïdite suppurée ou le coryza qui ont commencé.

b. Par *infection descendante*, le coryza aigu gagne facilement le larynx, les bronches, et il n'est souvent que la première étape de l'infection de ces cavités. Aussi voyons-nous le coryza aigu être à l'origine souvent des bronchites à répétition ou, chez l'enfant, des bronchopneumonies ; aussi enseigne-t-on généralement aujourd'hui que l'antisepsie du nez doit être effectuée strictement pour éviter des affections pulmonaires consécutives, par infection descendante.

Durée. — Le coryza aigu marche d'une façon cyclique ; vers le huitième ou le dixième jour, les phénomènes s'amendent, les sécrétions s'épaississent, l'enchifrènement diminue ; le rhume est terminé : telle est son évolution dans les cas habituels.

Traitement. — Certes il est très facile de dire qu'un rhume doit guérir tout seul, et il est une vieille formule généralement acceptée, que « tout ce que les médecins ont pu faire contre le rhume de cerveau, *c'est de l'appeler coryza* » ;

mais on oublie, en avouant à tort cette impuissance thérapeutique, que le rhume abandonné à lui-même peut très
bien passer à la chronicité avec toutes les conséquences
d'un pareil état et qu'aussi il peut amener des complications
plus ou moins graves par propagation aux muqueuses voisines ; aussi importe-t-il, chez un sujet prédisposé au
rhume de cerveau, de prévenir autant que possible le retour
de cette gênante affection.

a. Traitement préventif. — *Traitement général.* —
Chez les sujets délicats, capables de contracter un coryza
au moindre refroidissement, il faut autant que possible
les *habituer aux intempéries.* Les exercices au grand air,
le tub froid le matin avec l'éponge, les frictions sèches ou
à l'eau de Cologne aguerriront les enfants qui s'enrhument
à la moindre occasion.

On veillera à ce qu'ils n'aient pas froid aux pieds, et de
fortes chaussures et deux paires de chaussettes de laine ou
de soie seront prescrites. Il faut ne pas craindre de s'en-
quérir des moindres détails de l'habillement, exiger le port
de flanelle et de vêtements de laine pour éviter les refroidissements chez les sujets prédisposés.

Traitement local. — Les *lésions des fosses nasales* causant
de l'irritation locale seront exactement traitées ; la rhinite
hypertrophique, les polypes du nez, les végétations adénoïdes chez les enfants, les irrégularités de la cloison
(éperons, déviations) seront combattus par les moyens ordinaires dans l'intervalle des crises pour éviter toute récidive.

b. Traitements abortifs. — D'une pratique courante pendant longtemps, on a reconnu qu'ils donnaient très peu de
satisfaction. Ils sont irritants et propagent souvent l'inflammation aux muqueuses voisines. En tout cas, pour être
efficaces, ils doivent être appliqués très tôt, dans les
douze heures qui suivent l'apparition des premiers symptômes.

Comme moyens locaux, on a conseillé des inhalations,

l'usage de poudres : on connaît le remède classique, l'*inha-lation* de Brand, dont voici la formule :

Acide phénique pur.......	} āā 5 grammes.
Ammoniaque liquide.......... ...	
Alcool à 90°....................	10 —
Eau distillée....................	10 —

On fera respirer quelques gouttes de ce mélange toutes les heures, versées sur une feuille de papier buvard.

Lermoyez recommande la poudre suivante :

Chlorhydrate de cocaïne..........	0^{gr},50
Menthol...............	0^{gr},30
Salol..................	5 grammes.
Acide borique..........	15 —

Le traitement général donne, dans certains cas, de bons résultats : XV à XX gouttes d'alcoolature d'aconit dans une potion. Ruault a préconisé le benzoate de soude à l'intérieur, à la dose de 4 à 6 grammes par jour, comme pouvant arrêter le coryza une fois sur deux.

Certains moyens révulsifs, une sudation énergique, un bain de pieds très chaud, une boisson alcoolique chaude ou une potion à l'acétate d'ammoniaque (8 à 10 grammes), prise le soir avant le coucher, amèneront une transpiration abondante, pouvant très bien arrêter le rhume.

c. TRAITEMENT PALLIATIF. —Le traitement palliatif a pour but d'atténuer, dans la plus large mesure, les symptômes les plus pénibles de l'affection, savoir : l'obstruction nasale, la céphalée, et les symptômes généraux qui accompagnent toujours le coryza aigu.

Contre la céphalée, on prescrira l'antipyrine, la phéna-cétine aux doses habituelles.

Pour désenchifréner le nez, on pourra prescrire les pom-mades légèrement cocaïnées et mentholées, dont voici une formule :

Chlorhydrate de cocaïne..........	0^{gr},30
Menthol......................	0^{gr},15
Vaseline.....................	20 grammes.

ou mieux employer des pulvérisations d'huile mentholée gom nolée suivant la formule :

Huile d'olive stérilisée............	100 grammes.
Menthol.....	0gr,50
Goménol......................	1 gramme.

La pulvérisation se fait facilement, pénètre dans les moindres interstices à l'aide du petit pulvérisateur glymol atomiseur (fig. 43). Mais les solutions pénètrent mal de les fosses nasales à cause de l'obstruction nasale. Actuellement nous avons la cocaïne, qui, administrée auparavant, désobstrue rapidement le nez et permet au menthol de pénétrer et d'agir plus profondément. On la mêlera à de la poudre d'acide borique, par exemple :

Chlorhydrate de cocaïne..........	20 grammes.
Acide borique................	10 —

La cocaïne peut être également incorporée à des poudres légèrement antiseptiques et peu irritantes ; exemple : le malade prisera une pincée de la poudre suivante :

Chlorhydrate de cocaïne....... ..	0gr,50
Menthol	0gr,20
Salicylate de bismuth............	} āā 5 grammes.
Sucre de lait...................	

L'usage de ces poudres ne donne qu'un soulagement momentané et, à cause de l'obstruction des fosses nasales, elles pénètrent très difficilement.

Les bains nasaux très chauds désobstruent quelquefois bien les fosses nasales.

Contre les symptômes généraux : la courbature, la fièvre, on prescrira la quinine ; on évitera le refroidissement ; le séjour à la chambre sera prescrit si l'on veut hâter la guérison du coryza.

Coryza aigu des nouveau-nés.

Une mention toute spéciale doit être faite à cette forme de coryza. L'imperméabilité nasale est ici très rapidement complète, et, comme les nouveau-nés ne savent pas respirer par la bouche, la respiration est très défectueuse. Il survient de l'enchifrènement ; la respiration est bruyante ; les enfants asphyxient dès qu'ils sont couchés, avec même de véritables crises de dyspnée intense. Cette même gêne empêchera de téter et entravera au plus haut point leur alimentation ; aussi convient-il d'essayer de la combattre énergiquement.

Il faudra : 1º *moucher le nez* du petit malade, le débarrasser des mucosités qui l'encombrent à l'aide de la poire de Politzer, en aspirant avec cette poire munie d'un embout en caoutchouc, ou même en se servant de l'aspirateur d'Escat (fig. 38). On répétera cette petite manœuvre aussi souvent qu'il sera nécessaire, et en particulier après chaque tétée.

2º Le matin et le soir, on instillera dans chaque narine, à l'aide de la petite seringue nasale de Marfan, quelques gouttes de la solution suivante comme antiseptique et pour ramollir les croûtes dans chaque fosse nasale (1) :

Menthol......................	} āā 0ᵍʳ,50
Eucalyptol	
Huile d'olive pure..............	50 grammes.

Variot conseille simplement de la glycérine dissoute à 1 p. 10 pour ramollir les croûtes et faciliter leur expulsion.

3º On visitera le cavum, les végétations adénoïdes étant causes souvent de coryza aigu chez le nouveau-né, et on les enlèvera d'urgence dans certains cas.

Coryzas aigus secondaires ou spécifiques.

A côté du coryza aigu, que l'on pourrait appeler idiopathique, il existe des coryzas qui surviennent au début

---

(1) Le menthol a l'inconvénient d'être un peu irritant ; on l'a accusé de produire du spasme glottique chez les jeunes enfants. Les solutions fortes ont seules cet inconvénient ; aussi convient-il d'employer des solutions faibles à 1 p. 200 ou 1 p. 100.

ou pendant le cours des maladies infectieuses spécifiques. Ces coryzas symptomatiques présentent des caractères tout à fait particuliers et en rapport avec l'affection qui leur a donné naissance.

Nous croyons utile de dire quelques mots sur chacun d'eux, surtout au point de vue des complications auxquelles ils peuvent donner lieu dans les différents cas et du traitement qu'il convient de leur appliquer.

Dans la *rougeole*, le coryza est constant et fait partie du tableau normal de la maladie ; il s'accompagne de fièvre, de conjonctivite ; il disparaît ou s'atténue, en général, au moment de l'éruption, mais il passe facilement à la purulence, et il est souvent le point de départ, par le catarrhe nasal postérieur auquel il donne naissance, d'otite purulente et même de mastoïdite.

Dans la *scarlatine*, le coryza est généralement moins marqué ; cependant, Roger a signalé le coryza purulent à streptocoque, à forme particulièrement grave, pouvant amener une infection généralisée de tout l'organisme.

Dans la *grippe*, le coryza est souvent au premier plan de la maladie et devient rapidement purulent, amenant des otites presque constantes dans certaines épidémies. Le coryza grippal dure parfois très longtemps et cause des suppurations du nez interminables. Il se complique fréquemment de sinusite aiguë et particulièrement de sinusite frontale.

Dans la *variole*, le coryza aigu coïncide avec l'éruption ; il est toujours assez prononcé.

Dans l'*érysipèle*, le coryza est aussi de règle, et il est admis généralement aujourd'hui, que le point de départ de l'érysipèle est presque toujours une petite altération intranasale. Le coryza érysipélateux précède souvent l'envahissement de la face ou coïncide avec elle. La muqueuse pituitaire est fortement congestionnée, ainsi que la peau qui avoisine la narine. Le coryza est pour ainsi dire symptomatique de l'érysipèle de la face.

Dans certains cas même, on peut se demander s'il n'existe pas un coryza érysipélateux pur (Tissier), sans presque d'éruption de la face.

Dans tous ces cas particuliers de coryzas purulents, au cours des maladies infectieuses, Roger a préconisé des lavages avec de l'eau oxygénée à 12 volumes, coupée par moitié d'une solution de bicarbonate de soude à 2 p. 100, pour neutraliser l'acidité. Après le lavage, il applique une pommade antiseptique mentholée ou résorcinée.

Coryza diphtérique.

La diphtérie nasale survient en général comme complication *secondaire* de l'angine.

Mais elle peut être *primitive*, se caractérisant généralement par du jetage, écoulement de sanie purulente et souvent hémorragique par les narines, excoriation des fosses nasales et apparition de fausses membranes à l'ouverture narinaire ; avec cette ulcération, il existe des ganglions sous-maxillaires hypertrophiés. Les fosses nasales sont remplies de fausses membranes. Il existe, à côté de cette *forme à grand fracas*, qui apparaît comme telle principalement dans les *formes associées* de cette affection : strepto-diphtérie de Sevestre et Martin, une forme dite diphtérie nasale pure, qui est plus insidieuse et qui ne se traduit par aucun symptôme externe. Il n'y a guère que de l'enchifrènement, et le nez est obstrué par des fausses membranes blanches sans jetage ni gonflement.

Traitement. — La sérothérapie est l'indication la plus urgente et la plus pressante.

Localement, on peut recommander les lavages du nez avec des solutions antiseptique faibles, faits sous peu de pression : acide phénique à 1 p. 100 ; phénosalyl à 1 p. 200 ; eau oxygénée coupée de deux tiers d'eau bouillie alcaline.

A côté de cette forme, il existe une variété de *coryza
pseudo-membraneux, fibrineux et diphtérique* (ou rhinite
diphtéroïde), sorte d'inflammation locale aiguë de la pituitaire, sans tendance à la généralisation, avec seulement de
l'enchifrènement nasal et la présence dans les fosses nasales
de fausses membranes dont le microbe spécifique n'est pas
le Löffler, mais le streptocoque ou le staphylocoque. Cette
forme est contestée.

Rhinite chronique simple.

Sous le nom de rhinite chronique, on désigne l'infection
prolongée de la muqueuse nasale, constituée le plus souvent
par le passage du coryza aigu à la chronicité.

Cliniquement, elle est caractérisée par une obstruction
plus ou moins complète des cavités des fosses nasales et
par une hypersécrétion muco-purulente. C'est, en somme,
une affection bien distincte de la *rhinite hypertrophique*,
qui est constituée par une dégénérescence de la muqueuse
et de la *rhinite vaso-motrice*, qui est d'origine nerveuse.

Étiologie. — CAUSES PRÉDISPOSANTES. — Le coryza
chronique s'observe avec le maximum de fréquence dans
le tout jeune âge. Le sexe masculin y est particulièrement
sujet, l'homme étant exposé aux intempéries bien plus que
la femme. De mauvaises habitudes hygiéniques, en particulier l'abus du tabac à fumer ou à priser, l'alcoolisme,
certaines professions y prédisposent tout spécialement,
soit par les refroidissements auxquels elles donnent lieu, soit
par les poussières ou les vapeurs irritantes auxquelles elles
exposent la pituitaire (tailleurs de pierres, meuniers, ouvriers
cimentiers, doreurs, etc.).

Les *variations hygrométriques* de la température sont
également nuisibles ; c'est ainsi qu'à New-York, où le
thermomètre fait des sautes de 8 à 10°/ dans la même journée,
le coryza chronique est extrêmement fréquent.

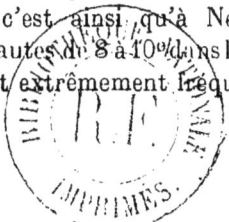

GUISEZ.   7

L'air poussiéreux et enfumé des grandes villes amène l'irritation et l'inflammation chronique de la pituitaire.

Des *lésions viscérales*, par la stase sanguine qu'elles déterminent dans la muqueuse pituitaire, amènent une prédisposition au catarrhe chronique. Les affections du tube digestif, la constipation habituelle, les lésions cardiaques, rénales, l'albuminurie, la néphrite interstitielle amènent cette hyperémie par action mécanique ou réflexe.

Les *maladies générales*, les mêmes qui prédisposaient au coryza aigu, appellent le coryza chronique : la scrofule chez les enfants, l'arthritisme et la goutte chez les adultes, l'anémie chez les jeunes femmes.

Certaines *lésions nasales* ou pharyngo-nasales constituent une prédisposition locale. On peut citer, en premier lieu, toutes celles qui favorisent la stagnation. L'étroitesse d'une des fosses nasales, qu'elle soit acquise comme dans les déviations ou les épaississements de la cloison, ou qu'elle soit congénitale (Stœrk) comme chez les sujets à type dolichocéphale, gênant la circulation sanguine, amènera la congestion et la prédisposition au coryza.

Chez l'enfant, les *végétations adénoïdes* du pharynx nasal sont une des plus grandes causes de coryza ; c'est d'elles que part l'infection, qui se propage ensuite à la pituitaire ; d'après Trautmann, en outre, elles détermineraient l'hyperémie veineuse par la compression qu'elles exercent sur les plexus de la pituitaire.

De même, chez l'adulte, *toute suppuration sinusale* entretient la rhinite purulente chronique.

Le coryza chronique succède généralement au coryza aigu ; un rhume semble en engendrer un autre ; le malade ne sort pas de cet état d'enchifrènement. Mais le coryza peut être *chronique d'emblée*, s'installer sournoisement, sans la phase cyclique qui caractérise le coryza aigu.

Symptomatologie. — Signes fonctionnels. — Tout comme le coryza aigu, l'*obstruction des fosses nasales* et l'*écoulement nasal* sont les deux symptômes qui gênent le plus le malade. Ils ne présentent pas le même caractère d'acuité que dans cette dernière affection, mais ils sont au fond à peu près les mêmes ; aussi nous ne les citerons que rapidement, nous réservant surtout d'insister sur les phénomènes connexes amenés par la chronicité de ces symptômes.

SIGNES SUBJECTIFS. — *a*. L'*obstruction nasale* est due à la tuméfaction de la muqueuse ; elle est essentiellement d'ordre hyperémique ; elle tient au gonflement en particulier du cornet inférieur. Le tissu érectile constitué par des lacs veineux se gonfle, par l'inflammation, en véritable érection sous des actes réflexes commandés par des nerfs vaso-moteurs, véritables *nervi erigentes nasi*. On explique de cette façon les caprices de l'obstruction nasale (Lermoyez) ; le nez est tantôt bouché, tantôt débouché sous l'influence des variations atmosphériques, par exemple ; d'autres fois, un réflexe nerveux intervient, une émotion vive, la peur du médecin. La position de la tête du malade a une certaine influence : dans le décubitus latéral, la narine se bouche du côté où le malade se couche, le sang se portant vers les parties déclives. Dans le décubitus dorsal, les deux côtés se débouchent à la fois ; du reste, le nez est plus fermé la nuit que le jour. L'obstruction peut changer de côté : c'est la *rhinite à bascule*, bien connue de tous les enchifrenés.

L'obstruction nasale ne tarde pas à entraîner, par sa persistance, une série de troubles du côté des organes voisins, du côté du pharynx et du larynx.

La respiration buccale est presque exclusive chez ces malades ; elle existe seule la nuit ; elle dessèche la gorge ; le malade a mauvaise bouche. La bouche est sèche le matin au réveil ; il est obligé de boire plusieurs fois dans la nuit. Du *catarrhe naso-pharyngien* survient au bout d'un certain temps. Le malade ressent une gêne dans le fond de la gorge ; il a là des mucosités collées qu'il a beaucoup de peine à détacher malgré les efforts de reniflement et de raclement.

Ce catarrhe peut passer au *larynx*, donnant lieu aux laryngites chroniques, qui constituent une des formes les plus fréquentes des pharyngo-laryngites qui ont leurs causes dans les fosses nasales. La voix devient sourde, morte, présentant les caractères de la rhinolalie close (Lermoyez).

Les troubles de l'*odorat*, intermittents pendant longtemps, et dus à l'hyperémie du cornet inférieur, deviennent ensuite définitifs par altération de la région olfactive.

Tous ces symptômes secondaires prennent à la longue une importance de plus en plus considérable, au point de gêner beaucoup le malade.

b. Les *sécrétions nasales* sont beaucoup plus abondantes ; le malade salit tous les jours deux ou trois mouchoirs d'un liquide séreux, ensuite muco-purulent. Dans le premier cas, la sécrétion nasale sort facilement, mais, lorsqu'elle est gluante, épaisse, le malade se mouche avec la plus grande difficulté. Le gonflement de la muqueuse nasale empêche l'issue par les narines de ces produits, qui se déversent alors dans le pharynx nasal, et le malade se plaint de cracher par la bouche ce qu'il devrait moucher.

SIGNES OBJETIFS. — L'examen au spéculum montre la muqueuse encombrée de muco-pus, surtout dans la région du plancher, endroit qui est le moins balayé par le courant d'air nasal. La muqueuse nasale est en général rouge, lisse, parfois mamelonnée. Si l'on vient à la toucher avec le stylet, elle donne une impression de mollesse particulière, et, lorsque l'hyperémie est simple, si l'hypertrophie n'est pas trop manifeste, le simple contact en amène la rétraction.

La *rhinoscopie postérieure* montre de la rougeur marquée, principalement vers les queues de cornets.

Pronostic. — Le coryza chronique est une affection peu grave par elle-même, mais il détermine une série de troubles qui retentissent sur l'état général, amenant l'hypocondrie, la neurasthénie.

Le catarrhe peut envahir, comme nous l'avons vu, les muqueuses voisines ; il est l'origine de la plupart des laryngites chroniques, sur l'étiologie desquelles il est impossible de mettre une autre étiquette. Par la trompe, il se propage dans l'oreille moyenne, amenant l'otite sèche adhésive avec surdité précoce chez de tout jeunes sujets.

Il détermine des névroses réflexes avec vertiges, toux spasmodique ayant pour point de départ l'irritation due au catarrhe chronique.

Aussi importe-t-il de diriger contre lui une thérapeutique très serrée, consolante du reste, puisque, si nous ne réussissons pas toujours à guérir les malades, nous savons toujours les soulager.

Traitement. — Ainsi que l'expose très bien Lermoyez dans un travail récent (1), le traitement du coryza doit comprendre deux indications principales ; il doit combattre : 1° la cause du coryza ; 2° lutter contre le symptôme primordial, qui est l'enchifrènement.

1° *Traitement de la cause.* — *a.* CAUSE GÉNÉRALE. — Il faut rechercher avec minutie pourquoi le malade s'enrhume facilement, voir dans sa *profession* s'il n'est pas sans cesse exposé aux refroidissements ; s'il ne respire pas dans une atmosphère enfumée ; s'il n'est pas obligé de vivre au milieu de poussières irritantes. Il est bien difficile, malheureusement, de lutter contre ces causes professionnelles ; toutefois, il sera toujours possible de lui ordonner des vêtements de laine, d'éviter le froid aux pieds ; il faut aussi surveiller l'*hygiène habituelle* du malade, proscrire tous le congestionnants : vin pur, alcool, tabac.

Les variations climatériques, les alternatives de froid et de chaud, d'atmosphère sèche et d'atmosphère humide, étant une cause de récidive de coryza, vous serez très souvent consulté sur la *station climatérique* à choisir. Un

_____

(1) *Annales des maladies du nez, de la gorge e .du larynx*, déc. 1906.

climat sec et tempéré, par exemple, celui du sud-ouest de la France, conviendra aux enchifrenés ; auxscroful eux on recommandera le bord de la mer. Pour ce qui est des stations minérales, les eaux sulfureuses et arsenicales conviendront aux scrofuleux ; les eaux du Mont-Dore sont indiquées pour les hyperémiques, et nous les avons vues guérir des restes de coryza qui avaient échappé à tous les traitements.

b. CAUSE LOCALE. — Du *côté des fosses nasales*, si le *spéculum* nous montre une déviation de la cloison, un polype du nez, qui agissent par action mécanique en congestionnant la muqueuse, de même si l'on constate des végétations adénoïdes qui ajoutent à cette cause un élément infectieux, on devra, avant d'instituer tout autre traitement, remettre les fosses nasales et le *cavum* à l'état normal.

2° *Traitement symptomatique local.* —L'*enchifrènement* est le symptôme primordial du coryza chronique; aussi est-ce contre lui que le traitement local devra être dirigé. Du même coup la respiration nasale étant rétablie, le malade pourra expulser les sécrétions qui embarrassent ses fosses nasales.

a. TRAITEMENT FAIT PAR LE MALADE. — Autrefois tout le traitement consistait à dire au malade de se faire des *lavages du nez*; on sait combien ce remède était devenu courant ; on prescrivait simplement : faire des lavages du nez sans s'inquiéter de la façon de procéder; alors, avec le siphon de Weber, le malade envoyait sous pression dans les fosses nasales un liquide médicamenteux. Sans doute il pouvait quelquefois momentanément ressentir certain soulagement du fait de la balnéation, mais le liquide, gêné dans son retour par l'hypertrophie des cornets, pouvait être dégluti ou passer dans la trompe d'Eustache, amenant des accidents du côté de l'oreille.

Il est beaucoup plus rationnel d'employer, pour désen-

chifréner le nez, la *balnéation des fosses nasales*. On ordonnera
au malade de se faire par jour deux ou trois bains dans le
nez. A l'aide d'un simple verre ou mieux du vase de Frænkel
ou de la pipette nasale, suivant la technique que nous avons
déjà indiquée, il versera le liquide dans les narines sans
aucune pression. Le bain nasal décongestionnant de la muqueuse nasale devra être employé très chaud. L'extrémité
arrondie de la pipette protégeant la peau de l'entrée des
narines, plus sensible que la muqueuse, contre une température trop élevée du liquide, permet d'employer des solutions à 44 et 45°. On se méfiera des antiseptiques irritants,
qui ont du reste peu d'action ; on emploiera les solutions
isotoniques de borate de soude à 2 p. 100, de chlorure
de sodium à 7 p. 100.

On conseillera, chez les sujets scrofuleux, des bains
locaux sulfureux avec la solution de monosulfure de sodium,
que l'on rend isotonique en ajoutant un peu de chlorure de sodium.

La formule suivante est commode à employer :

Monosulfure de sodium............	10 grammes.
Eau distillée.....................	50 —
Glycérine...............	150 — .

Une cuillerée à café pour un litre d'eau bouillie tiède,
contenant 2 p. 1000 de sel marin.

Les applications de *pommades* ou d'*huiles médicamenteuses*, finement pulvérisées à l'aide de l'atomiseur, sont les
meilleurs véhicules pour porter à la surface de la pituitaire
les substances antiseptiques ou modificatrices de la muqueuse. Les corps gras ont en outre l'avantage d'étendre
sur toute la surface de la muqueuse leur vernis protecteur.
Parmi les pommades, la vaseline faiblement mentholée et
fortement boriquée suivant la formule :

Vaseline......................	30 grammes.
Menthol......................	0gr,20
Acide borique.................	3 grammes.

constitue un moyen d'exciter la sécrétion du mucus
nasal qui est, comme on le sait, bactéricide et, par ce
même fait, décolle les sécrétions et permet leur expulsion
plus aisée. Le salol et la résorcine pourront être employés
au 50e et au 100e.

En Angleterre, on prescrit facilement les pulvérisations
liquides, légèrement antiseptiques, telle la solution de
Dobbel :

> Borate de soude................. ⎫ āā 7 grammes.
> Bicarbonate de soude............ ⎭
> Glycérine phéniquée à 1 p. 20.....   15   —
> Eau..........................   30   —

Le malade pourra pulvériser lui-même dans les fosses
nasales des solutions de nitrate d'argent à 1 p. 100 ou de
protargol à 1 p. 20.

b. Soins faits par le médecin. — Si les soins appliqués
par le malade ne suffisent pas, le médecin lui-même devra
faire *quelques pansements.*

Des badigeonnages seront répétés deux ou trois fois
par semaine dans les fosses nasales. Comme substance
active, on emploiera l'huile mentholée eucalyptolée à 1 p. 100,
qui désenchifrène très bien lorsque le coryza n'est pas trop
purulent. Sinon, on aura recours au nitrate d'argent à 1 p. 40
ou à l'argyrol à 1 p. 40. Ce traitement modifie rapidement
l'aspect de la muqueuse et lui rend sa coloration normale.
Dans les formes rebelles, atones, on emploiera la solution
iodo-iodurée, suivant la formule :

> Iode..........................   1 gramme.
> Iodure de potassium............   3 grammes.
> Glycérine pure..................   100   —
> Menthol.......................   0gr,50
>   (Lermoyez).

Ce traitement local fait par le médecin est très actif et
donne, à condition de rapprocher suffisamment les séances
(tous les trois jours au minimum), les meilleurs résultats,

qui, malheureusement, ne sont pas toujours durables.

On ne doit pas oublier que le coryza chronique est souvent la première phase de la rhinite hypertrophique et que le traitement se rapproche beaucoup, lorsqu'il en est ainsi, de celui de l'hypertrophie simple de la muqu use nasale. La *galvanocautérisation*, à l'aide d'une fine pointe de cautère suivant une technique bien déterminée (Voy. plus loin), se trouve en ce cas tout à fait indiquée. Elle lutte très bien contre l'élément congestif, empêche l'enchifrènement, rétracte les cornets et combat la rhinite hypertrophique dans ses débuts.

Rhinite hypertrophique.

La rhinite hypertrophique est une variété de rhinite chronique dans laquelle l'hypertrophie de la muqueuse nasale avec toutes ses conséquences constitue le caractère prédominant.

Ce te hypertrophie peut être de deux ordres, ou bien simplement *hyperémique* par congestion active ou passive de la muqueuse ; ou bien elle est due à une *hyperplasie* de la muqueuse avec dégénérescence myxomateuse.

Étiologie. — La rhinite hypertrophique succède très souvent à la rhinite chronique simple ; aussi retrouvons-nous parmi les causes prédisposantes et déterminantes, toutes celles que nous avons énumérées à propos de cette affection.

Parmi les causes générales, citons : l'arthritisme, la scrofule, qui sont celles qui y prédisposent le plus. Tout ce qui peut irriter localement la pituitaire, l'air respiré dans certaines professions, les poussières, les fumées irritantes, a une influence sur l'hyperémie d'abord et ensuite sur l'hypertrophie de la pituitaire.

Nous savons le rôle des végétations adénoïdes, des maladies du cœur et de l'appareil digesti: sur l'inflammation chronique de la muqueuse.

Anatomie pathologique et pathogénie. —Comme nous l'avons vu, la pituitaire présente une structure analogue à celle des corps caverneux : ses couches profondes renferment de véritables sinus vasculaires. On comprend que, sous une influence irritative ou réflexe, ce tissu s'hyperémie d'une façon passagère d'abord, permanente ensuite. Bientôt à cet état congestif vient se joindre de la dégénérescence des couches profondes de la muqueuse.

On voit donc qu'au point de vue anatomo-pathologique il existe deux sortes de rhinites hypertrophiques.

a. La première, simplement congestive, *hyperémique*, d'aspect rouge lisse, dure, c'est l'*hypertrophie dure vaso-motrice* ;

b. La seconde, caractérisée par de la mollesse, de l'irrégularité de la surface muqueuse, c'est l'*hypertrophie molle* avec *hyperplasie* de la muqueuse. Ce serait, ainsi que les recherches de Ruault l'ont démontré, le premier stade de la dégénérescence polypeuse des cornets.

Il est très utile, selon nous, d'établir nettement cette distinction, car le pronostic et le traitement de ces deux variétés d'hypertrophie sont tout à fait distincts.

L'hypertrophie porte principalement au niveau des cornets inférieurs. Elle peut être généralisée à tout le cornet inférieur ou seulement à une partie de celui-ci (*tête* de cornet, *queue* de cornet).

Symptomatologie. — 1º Signes fonctionnels. — Cliniquement la rhinite hypertrophique présente des symptômes fonctionnels qui sont ceux du coryza chronique mais, parmi eux, deux sont très marqués, l'*obstruction nasale* avec ses conséquences et les accidents réflexes auxquels elle donne lieu.

L'obstruction nasale est le symptôme qui amène le plus souvent le malade à notre consultation. Celui-ci se plaint d'avoir le nez bouché des deux côtés ou d'un seul côté. Cette obstruction est *variable*, plus marquée le matin ou le soir dans la position déc.ive que dans la position couchée, par les temps humides que par les temps secs ; elle passe souvent d'un côté à l'autre suivant le décubitus, mais parfois sans aucune cause appréciable, donnant lieu à ce que l'on appelle la *rhinite à bascule*.

Comme conséquence de l'obstruction nasale, le malade se plaint de sécheresse de la gorge marquée le matin, surtout au réveil ; l'odorat et le goût sont diminués ou même supprimés lorsque la gêne nasale est bilatérale.

L'obstruction nasale entraîne aussi un certain nombre de *phénomènes réflexes* qui atteignent, lorsqu'ils se développent sur un terrain prédisposé, chez certains nerveux hyperesthésiques, une intensité telle qu'on les a décrits sous le nom de *névroses réflexes d'origine nasale*.

Ce sont des phénomènes de dyspnée pouvant surprendre le malade à un moment quelconque de la nuit ; d'autres fois de véritables crises, et l'*asthme nasal* est aujourd'hui admis par tous les auteurs : chez un asthmatique, il faudrait ne jamais oublier d'examiner les fosses nasales.

Parmi les accidents réflexes, on peut ranger les *accès d'éternûment*, les quintes de *toux* pouvant aller jusqu'à la suffocation.

Des phénomènes *céphaliques* se rencontrent très fréquemment chez de pareils malades ; ils se traduisent par de la céphalée à prédominance frontale, des vertiges, des migraines, des névralgies dans la sphère du trijumeau. Des nausées et des vomissements peuvent également se produire.

L'*écoulement nasal* est presque toujours augmenté ; dans certains cas même, surviennent de véritables crises d'hydrorrhée. Il est alors séreux ; quelquefois cependant il devient muco-purulent, ou purulent, tout comme dans le coryza chronique. L'épistaxis, généralement peu abondante, s'observe quelquefois ; elle est due à la congestion intense de la muqueuse nasale.

2° Signes physiques. — La rhinoscopie antérieure nous montre le plus souvent une *hypertrophie du cornet inférieur* (fig. 49); celle-ci, comme nous l'avons vu, peut être généralisée ou localisée à l'extrémité antérieure ou postérieure du cornet; lorsque la tête du cornet est très augmentée de volume, elle masque tout le contenu des fosses nasales, se présentant sous la forme soit d'une tumeur rouge lisse dans la forme d'hypertrophie dure congestive, soit d'aspect irrégulier grisâtre dans la forme pseudo-polypeuse.

La rhinoscopie postérieure doit compléter cet examen; elle nous montre des queues de cornets qui auraient passé inaperçues à l'examen par les narines.

Celles-ci se présentent souvent sous la forme d'une tumeur lisse, de la grosseur d'une petite cerise; elles ont quelquefois l'aspect framboisé : ce sont surtout elles qui gênent la respiration nasale. Essentiellement variables d'un moment à un autre, parfois mobiles, elles sont poussées au moment de l'expiration par le courant d'air nasal, fermant la fosse nasale à la façon d'un bouchon; elles se soulèvent au contraire pendant l'inspiration et gênent beaucoup moins celle-ci.

L'examen doit être complété par le *toucher intranasal au stylet*; lui seul nous renseigne sur l'état de mollesse ou de dureté de la muqueuse, sur la part qui revient à l'hyperplasie ou à l'hyperémie simple.

Marche, évolution et pronostic. —La rhinite hypertrophique évolue d'une façon essentiellement chronique; elle s'accentue de plus en plus, reste souvent stationnaire, arrivée à un certain degré ; mais elle ne rétrocède jamais spontanément.

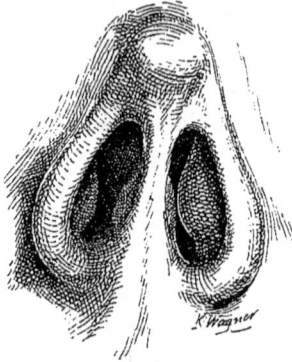

Fig. 49. — Rhinite hypertrophique (le cornet inférieur gauche est hypertrophié).

Des poussées aiguës surviennent de temps à autre, au cours desquelles les différents symptômes s'exagèrent et acquièrent des caractères souvent très inquiétants.

Le pronostic, sans être grave, est, comme on le voit, quelquefois sérieux, à cause des complications que nous avons énumérées, des poussées aiguës très fréquentes, de la ténacité des lésions, de la pharyngite chronique et du *catarrhe tubo-tympanique*, qui en est souvent la conséquence. Il est amélioré du reste par un traitement toujours efficace.

Diagnostic. — *a. Diagnostic différentiel.* — Le diagnostic de la rhinite hypertrophique est aisé ; les symptômes fonctionnels, en particulier les phénomènes réflexes, peuvent cependant, dans certains cas, faire errer et égarer le médecin ; l'examen du nez au spéculum tranchera tous les doutes.

Il est impossible de confondre l'hypertrophie simple des cornets avec les *polypes*, les localisations syphilitiques ou tuberculeuses dans les fosses nasales ; il en est de même des *déviations, tumeurs, éperons de la cloison*, etc. Nous ferons une mention cependant pour les *végétations adénoïdes*, qui font penser souvent, chez les adultes, à de la rhinite hypertrophique simple, d'autant qu'elles coïncident presque toujours avec celle-ci. La rhinoscopie postérieure montre que l'obstacle siège principalement dans le cavum et que ce sont les reliquats de végétations qui empêchent la respiration tant par elles-mêmes que par la congestion que leur présence détermine dans le système vasculaire de la pituitaire.

b. Diagnostic de la variété. — La cocaïne est un précieux adjuvant pour établir le diagnostic des formes *congestives simples* ou des formes *hyperplasiques*. Dans l'hypertrophie dure hyperémique, la muqueuse se rétracte, le cornet reprend son volume primitif ; au contraire, dans les formes molles avec dégénérescence myxomateuse, la cocaïne ne modifie point l'épaississement de la muqueuse. Cette distinction est très utile à établir pour instituer un traitement approprié.

Traitement. — Le traitement de la rhinite hypertrophique comporte deux indications principales : 1º celui de la rhinite chronique, qui en est la cause et l'accompagne presque toujours ; 2º celui de l'obstruction nasale, qui est le symptôme le plus pénible et le plus constant de cette affection.

Le traitement de la rhinite chronique a été fait en détail au chapitre précédent, nous n'y reviendrons pas. Nous n'insisterons ici que *sur le traitement de l'hypertrophie proprement dite.*

Sans nous attarder à la description de procédés qui n'offrent plus aujourd'hui qu'un intérêt historique, on peut dire que le traitement de la rhinite hypertrophique est uniquement chirurgical. Le massage vibratoire, la dilatation avec des bougies, les pulvérisations de liquides astringents sont maintenant complètement délaissés. Il n'y a plus que deux procédés qui jouissent à juste titre de la confiance des spécialistes pour le rétablissement de la perméabilité nasale, ce sont :

a. La cautérisation linéaire ;

b. L'ablation des parties hypertrophiées.

Chacune de ces deux méthodes comporte des indications précises.

1º *Cautérisation.* — La cautérisation peut se faire à l'aide de caustiques chimiques ou de la galvanocaustie.

Caustiques chimiques. — Les caustiques employés autrefois, le nitrate d'argent, l'acide chromique ou l'acide trichloracétique, ont comme principal inconvénient la tendance à la diffusion, des réactions inflammatoires vives et une action trop superficielle ; aussi sont-ils généralement délaissés.

Galvanocaustie. — Comment agit une galvanocautérisation ?

Son action est double : *par la destruction* qu'elle apporte dans les tissus et surtout *par la rétraction qu'amène la cicatrice qu'elle laisse à sa suite.*

Pour qu'une cautérisation agisse, il faut qu'elle soit *profonde*, qu'elle prenne un point d'appui solide sur l'os qui constitue le squelette du cornet.

Il y a deux façons d'atteindre ce but :

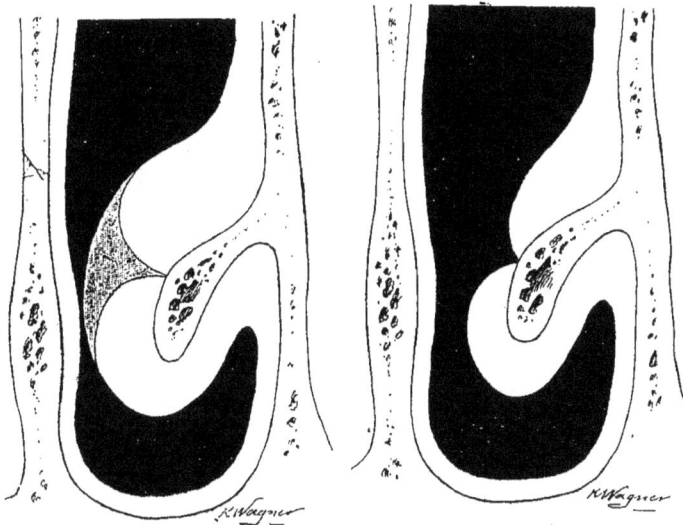

Fig. 50. — Schéma de la raie de feu au moment de l'intervention sur le cornet.

Fig. 51. — Effet définitif de la raie de feu sur la muqueuse.

La première c'est de faire des sortes de *piqûres profondes* avec la pointe du galvanocautère. Mais on a reproché à juste titre à cette méthode de créer dans la muqueuse hypertrophiée des clapiers, l'escarre étant plus étendue dans la profondeur qu'à la surface des tisuss que l'on veut réduire. Il peut en résulter des phénomènes de gonflement, de réaction douloureuse de la pituitaire avec fièvre, douleur, et même abcédation des régions avoisinant l'escarre. Ce procédé ne doit être employé que dans les hypertrophies très circonscrites du cornet inférieur. Il vaut mieux employer la galvanocautérisation linéaire.

Galvanocautérisation linéaire. — C'est le procédé de choix pour réduire les cornets hypertrophiés; mais, pour être efficace, elle doit être faite suivant une technique bien déterminée.

Instruments. — On se sert de cautères qui ont la forme soit de couteaux, soit de pointes plus ou moins fines. Nous accordons à ces dernières nos préférences dans les grosses hypertrophies, laissant peu de place pour le passage de l'instrument.

Technique. — La cocaïnisation du cornet est faite au préalable à l'aide d'une solution de cocaïne à 1 p. 10 qu'on laisse à demeure pendant cinq à six minutes (l'insensibilisation devant être la plus complète possible, la sensation de chaleur étant la dernière à disparaître). Nous conseillons d'ajouter à la solution de cocaïne quelques gouttes d'adrénaline à 1 p. 1000, qui augmente le pouvoir anesthésique et rétractile de la cocaïne et donne plus de jour pour agir dans la cavité nasale, toujours très réduite en cas d'hypertrophie.

Lorsque l'anesthésie est jugée suffisante par la coloration toute spéciale blanche de la pituitaire, on amène le cautère au rouge sombre; on le porte vers la partie postérieure du cornet à cautériser. On l'appuie fortement sur la muqueuse hypertrophiée, jusqu'à ce que l'on ait la sensation d'un plan résistant qui indique que l'on est arrivé à l'os. On le ramène lentement vers soi, en lui faisant décrire de petites oscillations en mouvements de scie, de façon à effectuer une sorte de raie profonde dans l'épaisseur de la muqueuse. Une deuxième raie, parallèle à la précédente, sera faite sur le même cornet, si on le juge nécessaire. Une ou deux applications seront suffisantes pour réduire les cornets les plus volumineux.

Dans une même séance, on ne cautérisera qu'un seul

cornet, à cause des phénomènes réactionnels consécutifs à l'opération. Il survient, en effet, parfois, dans les jours suivants, du gonflement, de l'obstruction narinaire, des croûtes qui gênent le malade. Il atténuera ces inconvénients en aspirant plusieurs fois par jour un peu de vaseline stérilisée ou mieux de pommade à l'argyrol (1).

La cautérisation du côté opposé pourra être faite quelques jours après la précédente, avant que la cicatrisation n'en soit complète; mais, si l'on doit intervenir de nouveau sur un même cornet, on ne devra le faire qu'au moins dix jours après la première cautérisation, lorsque les croûtes auront totalement disparu.

La galvanocautérisation ainsi pratiquée donne de très bons résultats, mais elle n'a d'action vraiment effective que dans les formes hyperémiques et congestives (Voy. p. 106). Elle a en outre l'inconvénient de donner assez souvent des réactions inflammatoires assez vives avec hyperémie et croûtes. Elle ne doit être employée que lorsque l'hypertrophie congestive n'est pas trop accentuée. De même dans les formes *hyperplasiques molles* avec début de dégénérescence polypoïde, *elle n'amène que des résultats très médiocres* ; bien plus, par l'inflammation dont elle s'accompagne, elle semble donner un coup de fouet à l'hyperplasie néo-conjonctive. Il n'y a qu'une seule façon de rétablir la perméabilité nasale dans ces formes, c'est l'ablation.

2° *Ablation de la muqueuse hypertrophiée.* — Elle sera faite de deux façons différentes suivant qu'on aura affaire à une forme circonscrite ou à une forme diffuse.

1° FORME CIRCONSCRITE. —L'hypertrophie porte, comme nous l'avons vu, sur la *tête* ou la *queue* du cornet.

(1) Voici une bonne formule :

Argyrol........................	0gr,50
Goménol.......................	0gr,30
Vaseline.......................	40 grammes.

Instruments. — Le seul instrument que l'on soit autorisé à employer, c'est le serre-nœud.

Que l'on emploie l'anse froide ou l'anse chaude, cet instrument a l'avantage de n'enlever que la partie hypertrophiée, laissant autant que possible intact le squelette du cornet. En effet, la trop grande largeur des fosses nasales donne lieu à une sorte d'ozène artificiel ; aussi conviendra-t-il d'être très parcimonieux dans toutes les

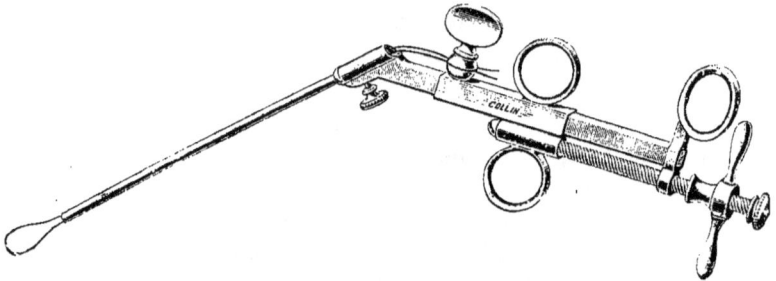

Fig. 52. — Serre-nœud pour les fosses nasales.

résections qui visent le rétablissement à la normale de la capacité des fosses nasales.

Nous donnerons la préférence à l'anse froide, qui a sur l'anse cha de l'avantage de donner bien moins de phénomènes réactionnels douloureux et congestifs. L'anse froide qui enserre la partie hypertrophiée sera presque aussi hémostatique que l'anse galvanique, à condition que l'on tourne le pas de vis du serre-nœud lentement et progressivement ; on écrase ainsi les tissus en même temps qu'on les sectionne, et l'hémostase se trouve par là même assurée.

Technique. — Pour réséquer une *tête* de cornet hypertrophiée, on passe simplement une anse autour de celle-ci, en appuyant le tube guide-anse solidement sur la paroi externe pour prendre un point d'appui bien fixe ; en tournant la vis, on ferme ensuite l'anse progressivement, et la

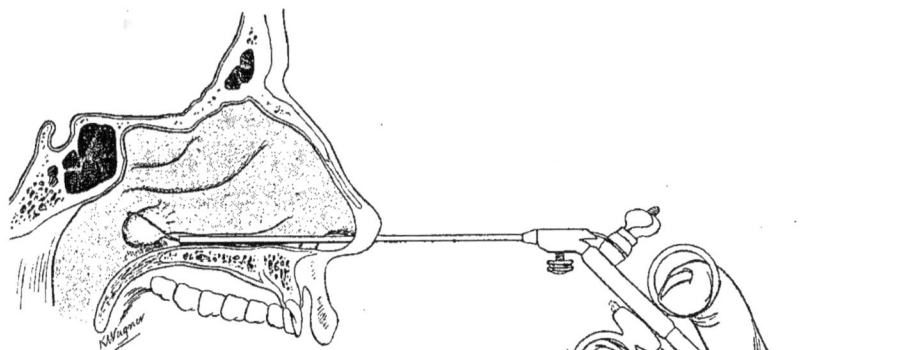

Fig. 53. — Ablation de cornet à la pince de Laurens.

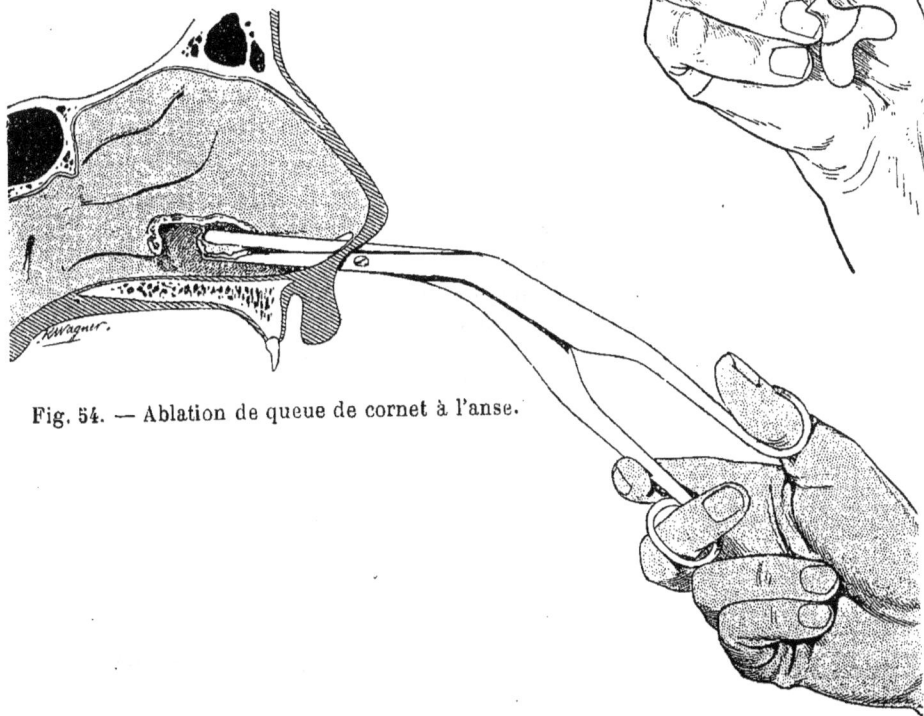

Fig. 54. — Ablation de queue de cornet à l'anse.

tête de cornet se trouve réséquée. La technique est la même, qu'il s'agisse du cornet inférieur ou du cornet moyen, mais, pour le cornet moyen, l'anse chaude sera tout à fait proscrite, les phénomènes réactionnels à la suite de la cautérisation étant dangereux dans cette région à cause du voisinage de la lame criblée.

L'ablation d'une *queue de cornet* est une petite intervention très délicate et souvent peu aisée à pratiquer. Il est très difficile de voir ce que l'on fait dans cette région très postérieure des fosses nasales, la voie nasale étant la seule autorisée pour réséquer convenablement cette portion de cornet (fig. 54).

La première condition pour l'aborder aisément avec l'anse est d'avoir un accès large vers cette région ; aussi conviendra-t-il d'enlever dans un premier temps les saillies, éperons de la cloison, de diminuer la tête de cornet si elle est hypertrophiée. L'anse qui sert à réséquer la queue du cornet sera introduite le long du plancher jusque dans le pharynx. On lui aura donné une courbure en haut et en dehors, avant son introduction. L'anse étant élastique se met dans la rectiligne pendant son passage à travers la fosse nasale étroite ; elle reprend sa courbure une fois arrivée dans le cavum. Il suffit alors de la ramener à soi, en l'inclinant en dehors pour accrocher la queue du cornet, puis de tourner le pas de vis lentement ou de faire passer le courant, si l'on emploie l'anse chaude.

Il faut être prévenu de ce fait que les queues de cornet se réduisent beaucoup sous l'influence de la cocaïne et dans les formes congestives en particulier on est tout à fait trompé, lors de l'extraction, sur le volume que la rhinoscopie postérieure aurait pu leur assigner. Nous conseillerons de cocaïner ou même d'adrénaliser toute la muqueuse des deux tiers antérieurs du cornet, en ayant soin d'éviter que la cocaïne n'atteigne la queue du cornet proprement dite ; l'opération est un peu plus douloureuse ; mais ainsi on s'est créé une route la plus large possible vers la partie à réséquer.

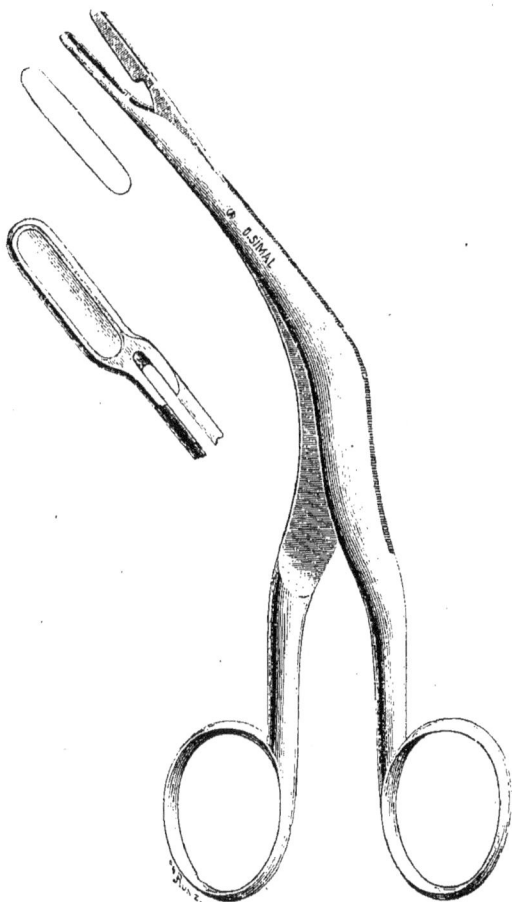

Fig. 55. — Pince emporte-pièce de Laurens.

2o FORME DIFFUSE. — *Lorsque l'hypertrophie est diffuse,* étendue à tout le cornet, comment devra-t-on procéder ? On se servira de préférence toujours du serre-nœud.

Dans un premier temps, on réséquera la tête et dans un deuxième la queue du cornet.

L'usage des pinces de Martin-Laurens (fig. 53) ne sera autorisé que dans les cas de fosses nasales particulièrement étroites, où l'on n'a pas à craindre leur élargissement trop accentué et les complications sur lesquelles nous avons attiré plus haut l'attention (ozène).

Ce qu'il faut éviter. — En résumé et pour conclure, il y a deux choses que le praticien devra avoir présentes à l'esprit, c'est de bien diagnostiquer la forme d'hypertrophie à laquelle il a affaire : l'hypertrophie dure n'étant pas justiciable du même traitement que l'hypertrophie molle. *Il devra éviter* de porter un cautère sur une hyperplasie molle, car, bien loin de la réduire, la cautérisation ne fera que lui donner un coup de fouet.

Il est d'autre part une chose qu'il faut respecter absolument, à de rares exceptions près, si l'on ne veut pas tomber dans l'excès inverse et amener chez le malade la production de l'ozène secondaire, *c'est le squelette des cornets.*

Hypertrophie du cornet moyen (maladie ethmoïdale).

L'hypertrophie du cornet moyen produit des troubles tout à fait particuliers et, à juste titre, on a décrit l'ensemble de ces troubles sous le nom de *maladie ethmoïdale* (Garel).

Le cornet moyen, en s'hypertrophiant, se trouve enserré entre la paroi externe et la paroi interne des fosses nasales et amène bientôt des symptômes tout à fait particuliers; l'hypertrophie du cornet moyen supprime la fente olfactive et compromet souvent, plus ou moins complètement, l'odorat. D'autres fois, s'il y a sinusite concomitante, les sécrétions s'écoulent plutôt en arrière, par suite du changement de direction de la gouttière de l'infundibulum, et tombent dans le naso-pharynx : c'est là l'explication de ces sinusites sans mouchage de pus et une des principales causes du catarrhe nasal postérieur.

Mais les troubles les plus accusés sont constitués par de la céphalalgie et les symptômes réflexes ; la cé, halée est constante ; elle est due à la compression du cornet, qui est pris entre le cornet et la cloison.

Au nombre des troubles réflexes, il faut placer en premier lieu les *vomissements*. Nous avons eu l'occasion d'examiner deux jeunes malades qui souffraient de nausées, de vomissements presque quotidiens depuis trois ans, lesquels ont disparu simplement à la suite de l'ablation du cornet moyen. A s gnaler encore, comme troubles réflexes de la toux, les phénomènes a hmatiques.

L'hypertrophie du cornet moyen porte principalement sur son extrémité antérieure ; elle est la plupart du temps osseuse. L'os subit une dilatation mpullaire au niveau de sa partie antérieure, et cette dilatation peut atteindre quelquefois un volume considérable (bulle du cornet moyen).

Le traitement de cette hypertrophie, lorsqu'elle est bien caractérisée, doit être uniquement chirurgical ; c'est l'extirpation à l'anse froide qui doit avoir toutes les préférences. Il est tout à fait interdit de faire aucune cautérisation sur le cornet moyen ; celles-ci sont dangereuses à cause du voisinage de la dure-mère, et des accidents ont été signalés à la suite de cette pratique.

Rhinites purulentes.

1º FORME AIGUE. — La rhinite purulente *aiguë* peut être d'origine *blennorragique* par contamination chez l'adulte par les mouchoirs, le linge, les mains du sujet infecté.

Mais c'est chez le nouveau-né que cette forme s'observe

le plus souvent, coexistant ou non avec l'ophtalmie purulente et présentant la même pathogénie. La nature gono-
coccique est démontrée par l'analyse du pus et la recherche
du diplocoque.

La rhinite purulente aiguë est aussi, dans certains cas,
symptomatique de maladies infectieuses : scarlatine, rougeole, variole, fièvre typhoïde, etc.

Dans cette forme de rhinite, le nez rougit, se gonfle. La
lèvre supérieure elle-même se gonfle.

2° FORME RHINITE PURULENTE CHRONIQUE. — A côté
de cette forme aiguë, spécifique ou non, de la rhinite
purulente, il existe une forme chronique de cette affection.

Sans parler ici du coryza purulent, qui est consécutif aux
traumatismes, à l'introduction d'un corps étranger, il
existe très fréquemment, chez les enfants et chez les ado-
lescents, de ces écoulements purulents sans grande réaction inflammatoire qui coïncident ou non avec de la sinusite,
qui, dans d'autres cas, sont le stade prémonitoire de l'atrophie de la muqueuse pituitaire. C'est ainsi que la plu art
des ozéneux ont été morveux dans leur enfance. C'est
surtout chez les enfants porteurs de végétations adénoïdes
et chez les enfants lymphatiques que l'on remarque le
plus ces catarrhes purulents chroniques.

L'écoulement du nez est toujours très abondant ; il
tache le mouchoir en jaune verdâtre, donnant lieu à des
sécrétions d'odeur fétide, amenant de l'inflammation, de
l'excoriation de la lèvre supérieure, du pourtour des
narines, tout cela ne s'accompagnant point d'hypertrophie proprement dite, mais d'inflammation intense de
la muqueuse pituitaire. Ces rhinites purulentes s'accompagnent, très facilement on le conçoit, de sinusites, d'otites,
et par infection descendante de bronchites chroniques, et
de même aussi de troubles intestinaux.

Traitement. —Chez les enfants, les rhinites purulentes

bànales disparaissent complètement la plupart du temps par la suppression des végétations adénoïdes. On administrera concurremment les antiseptiques que nous avons signalés auparavant (instillation d'huile goménolée, mentholée, bains de nez antiseptiques, pulvérisations) et ne point oublier de traiter en même temps l'état général par des préparations iodurées, ferrugineuses, séjour au bord. de la mer, etc.

Si le coryza purulent est spécifique, blennorragique, on ordonnera à l'intérieur des fosses nasales des instillations d'argyrol ou de protargol à 1 p. 100.

Coryza spasmodique, rhume des foins.

Sous le nom de coryza spasmodique ou rhume des foins, on entend une affection, survenant à date à peu près fixe, caractérisée par une inflammation aiguë se présentant sous forme d'accès périodiques et accompagnée de symptômes oculaires et même bronchiques. Suivant la prédominance de telle ou telle manifestation, on aura affaire à la forme *oculo-nasale*, ou, si elle s'accompagne de crises de dyspnée simulant l'asthme vulgaire, à la forme *bronchique de l'affection*.

Étiologie et pathogénie. —CAUSES OCCASIONNELLES. — Bien des théories ont été émises pour expliquer la cause du coryza spasmodique. On admet généralement aujourd'hui l'action toute spéciale sur la muqueuse nasale de particules solides en suspension dans l'atmosphère. Le pollen de certaines plantes, des graminées en particulier, qui fleurissent en mai et juin, se répendant dans l'atmosphère, détermine à la surface de la pituitaire une irritation réflexe qui amène les crises de rhino-bronchite spasmodique. Cette théorie est aujourd'hui étayée solidement par des faits expérimentaux et par le traitement par la sérothérapie

institué par Dunbar. Elle cadre bien avec les particula-
rités étiologiques que présente le coryza spasmodique, son
apparition à époque fixe au moment où fleurissent les
graminées. Toutes les autres théories proposées par différents auteurs, telles que la *théorie réflexe*, par laquelle une
lésion endonasale serait à l'origine de la production des
crises (théorie de Hack), la *théorie atmosphérique* de Bostock,
ou la *théorie diathésique* de Gueneau de Mussy, ne semblent
pour ainsi dire que compléter la *théorie pollinique* ; elles
ne tiennent compte que des causes accessoires et prédisposantes.

CAUSES PRÉDISPOSANTES. — Les lésions nasales (polypes, éperon, rhinite hypertrophique) semblent un point
d'appel pour la production du réflexe, par les zones d'hyperesthésie ou d'irritation qu'elles créent à la surface de la
muqueuse nasale.

Les sujets de souche arthritique y sont particulièrement
prédisposés; c'est ainsi que ce coryza est très fréquent en
Angleterre et en Amérique, où les manifestations arthritiques (goutte, gravelle, migraine) sont tout à fait communes (*ay fever*). Il constitue un véritable *arthritisme de
la pituitaire*.

Aussi est-ce une maladie des gens de la classe aisée, une
affection de la clientè e plus que de l'hôpital.

Les nerveux, gens *à réflexes*, lui fournissent un sérieux
contingent.

Il frappe principalement les jeunes gens, les hommes
l'âge adulte et à l'âge mûr, jamais les vieillards.

Symptomatologie. — Le coryza spasmodique évolue
toujours sous la forme de *crises*. Sans cause bien appréciable,
le malade est pris brusquement de phénomènes nasaux
avec manifestations conjonctivales.

Du côté du nez, il ressent des sortes de picotements, de
chatouillements amenant de nombreux *éternuements*, qui se
répètent dix, quinze fois de suite. Il existe une sorte d'écou-

lement nasal séreux, très abondant, avec sensation d'enchifrènement et de gêne respiratoire très marquée.

Tous ces phénomènes sont plus accentués le jour, en particulier au soleil, et cessent la nuit. Il en est de même des manifestations conjonctivales, qui marchent de pair avec les symptômes nasaux. Les conjonctives sont le siège d'un prurit intense ; elles sont rouges, tuméfiées ; il coexiste souvent de l'épiphora.

Vient-on à examiner le nez au spéculum, on constate que l'intérieur en est rouge ; les cornets sont tuméfiés.

On remarque souvent de petites lésions de la muqueuse (éperon, polypes), et le stylet révèle des zones d'*hyperesthésie*, en particulier sur le cornet inférieur, dont l'excitation ramène de véritables crises.

Lorsqu'il coexiste des manifestations bronchiques, il survient de véritables *crises de dyspnée* avec inspiration cou te et expiration très prolongée, tout comme dans l'asthme essentiel. Le tableau est souvent complété par l'existence de râles sibilants et l'apparition de crachats perlés.

Les crises se succèdent à intervalles plus ou moins rapprochés au début, survenant plusieurs fois par jour. Au bout de quelques semaines, elles s'éloignent de plus en plus et disparaissent comme elles s'étaient installées, sans laisser aucune trace de leur passage, les fonctions nasales se rétablissant comme si rien n'était.

L'*hay fever* s'installe au début de l'été et dure environ un mois. Il se reproduit tous les ans à la même époque pendant de longues années, dix, vingt, trente ans quelquefois ; il guérit spontanément sans cause bien appréciable.

Le pronostic, sans être grave, est celui d'une affection très désagréable, entravant pendant quelques semaines la vie de relation, et il n'est guère amélioré par le traitement, qui se borne souvent à être symptomatique.

Traitement. — Le traitement *curatif* de cette pénible affection est souvent impossible à réaliser, et il faudra se borner, la plupart du temps, à instituer un traitement *palliatif* et *prophylactique.*

1º *Traitement prophylactique.* — Rien ne semble plus facile *a priori* que de soustraire le malade à l'influence qui détermine l'accès. Il faut qu'à la saison des foins il fuie la campagne; il doit éviter de sortir quand il fait du soleil, porter des lorgnons fumés, rechercher le bord de la mer, qui lui sera tout à fait favorable. Toutes choses qui ne sont pas toujours compatibles avec les nécessités de la vie. Lermoyez conseille des pulvérisations d'huile destinées à former à la surface de la muqueuse un vernis protecteur contre les poussières irritantes.

Le neuro-arthritisme étant pour ainsi dire toujours à la base de cette affection, on luttera contre cette prédisposition par les alcalins ou les antinerveux (valérianate d'ammoniaque). Le Mont-Dore, Néris, Royat, suivant les indications, pourront compléter le traitement de la diathèse.

2º *Traitement curatif.* — NASAL. — L'examen des fosses nasales renseigne sur les lésions que l'on peut supposer être la cause de l'affection. On réséquera l'éperon, on supprimera les polypes, on réduira les cornets hypertrophiés.

Avec le stylet, on recherche les zones hyperesthésiques et on les détruit au galvanocautère par des raies de feu, larges et profondes.

Dans certains cas même, les cautérisations de la pituitaire, sous forme de raie de feu le long du bord du cornet inférieur, semblent agir en dehors de toutes lésions et ont donné des résultats appréciables.

GÉNÉRAL. — Dunbar a pu isoler du pollen des graminées une sorte de toxine soluble dans le sérum, les larmes, le mucus nasal. Il a pu expérimentalement reproduire les accès de rhinite spasmodique chez les sujets prédisposés, en l'introduisant dans les fosses nasales ou les yeux.

En injectant la substance active à des cobayes, des chèvres et des chevaux, il a obtenu un sérum (la *pollentine*), qui confère une immunité réelle aux malades atteints de fièvre des foins et les met à l'abri de nouvelles crises. La pollentine se prend en prises dans les fosses nasales et, pour les yeux, se dépose au pinceau en dedans de la paupière inférieure abaissée. Son action n'est pas constante, et cette médication n'a point donné tout ce que l'on pouvait en attendre.

3° *Traitement palliatif.* — Il peut seul être mis en usage lorsque l'accès est déclaré.

La cocaïne en pulvérisations intranasales à 1 p. 100, ou en poudre associée à différentes poudres inertes, par exemple :

Chlorhydrate de cocaïne.......... $0^{gr},50$
Sucre de lait.................... 20 grammes.

que l'on fait priser au moment des accès, amène un réel soulagement.

Mais l'usage prolongé en amène rapidement l'abus, et la *cocaïnomanie* a souvent cette origine.

L'adrénaline en solution à 1 p. 2 000 et pulvérisée dans les fosses nasales au moment des accès n'expose pas aux mêmes inconvénients, quoique toxique également, si l'on en prolonge l'usage, mais donne des résultats variables.

A l'intérieur, certains auteurs se sont adressés à l'atropine. Lermoyez préconise la formule :

Sulfate neutre d'atropine.......... $0^{gr},005$
   —   de strychnine .... $0^{gr},02$ à $0^{gr},04$
Sirop d'écorces d'oranges amères.. 400 grammes.
2 à 4 cuillerées à café par jour.

Les médications calmantes antidyspnéiques (XX gouttes de teinture de belladone), antispasmodiques (valérianate d'ammoniaque), l'antipyrine, le bromure ou même une piqûre de morphine, dans les formes très graves, ne seront que des palliatifs bien infidèles, mais auxquels on sera forcé d'avoir recours dans les cas graves.

Hydrorrhée nasale.

L'hydrorrhée nasale est un syndrome caractérisé par l'écoulement profus et persistant de liquide aqueux par les orifices des fosses nasales.

C'est un symptôme commun à beaucoup d'affections, causes de cet écoulement.

La sécrétion peut provenir : soit du *nez* lui-même, c'est la *rhino-hydrorrhée* ; soit des *cavités voisines*, du *crâne*, *cranio-hydrorrhée*, des sinus, *sinuso-hydrorrhée* (Molinié).

Les *cranio-hydrorrhées* sont produites grâce à l'écoulement par le nez de liquide céphalo-rachidien souvent à la suite d'un *traumatisme*.

Les *sinuso-hydrorrhées*, dues à l'hypersécrétion de la muqueuse des sinus, sont, tout comme les précédentes, rares et difficiles à reconnaître. Il importe seulement de savoir qu'elles existent pour les diagnostiquer à l'occasion.

Les *rhino-hydrorrhées* sont de beaucoup les plus fréquentes et méritent de retenir notre attention, constituant une affection des plus curieuse.

Symptomatologie. — La caractéristique de cette affection est un écoulement abondant de liquide clair transparent, légèrement visqueux, pouvant, par sa quantité, atteindre jusqu'à près d'un litre par jour et durer plusieurs heures consécutives, procédant par véritables crises, mais survenant à n'importe quel moment, contrairement au rhume des foins. L'écoulement est précédé par de l'enchifrènement et du gonflement intranasal, accompagné de sensations de fourmillement, de chatouillement et aussi de tension, de céphalée frontale.

La *rhinoscopie* montre une muqueuse généralement pâle, plissée et comme lavée ; elle paraît trop large pour le cornet qu'elle recouvre.

Quelquefois même, dans les cas anciens, elle est épaissie, mollasse et a subi la dégénérescence polypoïde. Le toucher avec le stylet révèle de la diminution de la sensibilité. Le contact avec l'instrument paraît comme émoussé.

Lorsque l'affection est très marquée, l'écoulement très abondant, il peut en résulter de la prostration et l'affaissement de l'état général. Elle épuise complètement les malades. Tels les malades de Morgagni et de Bosworth, qui rendaient tous les jours près d'un litre de liquide rhinorrhéïque.

Étiologie. — Pathogénie. — Rien n'est plus obscur que la cause et la pathogénie proprement dite de cette pénible affection.

Les troubles nerveux, l'émotion, l'impression du froid semblent être à l'origine des crises, chez les sujets prédisposés, nerveux ou arthritiques. Mais la pathogénie de l'hydrorrhée nasale vraie est très discutée.

Bosworth, admettant que le trijumeau et le sympathique cervical ont une action modératrice sur la sécrétion nasale, attribue l'hydrorrhée à la paralysie de ces nerfs.

Avec Fink, Lermoyez pense qu'il s'agit là d'une hypersécrétion glandulaire résultant d'une excitation anormale des filets vaso-moteurs et sensitifs contenus dans la pituitaire et issus du nerf maxillaire supérieur. Mais cette théorie ne va pas avec l'atrophie glandulaire constatée au microscope dans toutes ces muqueuses.

Plus vraisemblable semble être la théorie de Molinié, qui admet l'hypothèse d'une exosmose séreuse, due à une vasodilatation par la paralysie des vaso-constricteurs dépendante d'une lésion des ganglions de Meckel ou des nerfs qui en émanent.

Traitement. — Le traitement se rapproche beaucoup

de celui du rhume des foins ; il est vrai de dire qu'il est tout
aussi peu constant dans son efficacité.

a. Au moment de l'accès. — On essaiera de l'enrayer
par l'usage de médicaments vaso-constricteurs : la cocaïne,
le chlorhydrate d'adrénaline n'ont une action réelle que si
on en répète l'application et sont alors encore d'un usage
dangereux.

b. Dans l'intervalle des crises. — Tous les vaso-
constricteurs donnent des résultats. L'atropine, par son
pouvoir modérateur sur la sécrétion, est à recommander.

Lermoyez recommande l'association à l'atropine de la
strychnine, qui excite les vaso-constricteurs :

Sulfate d'atropine.................	0gr,005
— de strychnine.............	0gr,04
Sirop d'écorces d'oranges amères..	400 grammes.

Une cuillerée à soupe par jour.

c. Du côté des fosses nasales. — Il convient de les
examiner soigneusement pour dépister to᷉es les causes
productrices. Enlevez les polypes, les excroissances. Les
cautérisations linéaires sur la muqueuse molle et flasque,
la décortication des cornets proposée par Molinié donnent
quelquefois des résultats et devront être essayées.

Enfin on n'oubliera pas que le terrain neuro-arthritique
est souvent le point d'appel de cette maladie : une hygiène
sévère, un exercice modéré, le massage et tous les moyens
habituels devront être mis en jeu.

Rhinite atrophique (ozène).

On donne le nom d'ozène à une affection caractérisée
par des lésions atrophiantes de la muqueuse avec production de croûtes à odeur toute spéciale et causée par un
microorganisme, le *diplocoque de Lœwenberg*.

Autrefois, le mot ozène servait à désigner toute mauvaise
odeur du nez, qu'il s'agisse d'un coryza syphilitique, d'un

corps étranger des fosses nasales, etc. Maintenant et depuis la découverte du microbe spécifique, l'affection est bien déterminée, et l'odeur présente, du reste, des caractères qu'on ne trouve dans aucune affection similaire (*c'est la punaisie*).

Étiologie. — 1° CAUSES PRÉDISPOSANTES. — L'ozène se développe dans certaines conditions d'âge, de sexe, sur une muqueuse préparée par des maladies antérieures et par l'hérédité.

Age. — L'*âge* du sujet a une grande importance ; l'ozène se développe vers l'âge de la puberté, de dix à quinze ans, quelquefois plus tôt, rarement après vingt ans.

Sexe. — C'est *chez les jeunes filles* surtout, dans la proportion de 3 à 1, que l'on rencontre cette pénible affection. Les jeunes filles jolies, à peau très fraîche, sont quelquefois atteintes d'ozène.

État pathologique antérieur. — L'*état pathologique antérieur* peut y prédisposer, ainsi que toutes les maladies qui déterminent, par leur localisation nasale, la production d'un coryza chronique, celui-ci étant la meilleure cause d'appel pour le développement du bacille de Lœwenberg. La rougeole, la scarlatine, la variole et surtout les adénoïdes chez les jeunes enfants, s'accompagnant de coryza purulent, sont de grandes causes de développement de l'ozène. Les mal nourris, les sujets de la classe pauvre lui apportent le plus grand contingent. La scrofulose et la syphilis héréditaire agissent dans le même sens.

En général, *tous les enfants morveux dont le nez coule sont des candidats à l'ozène.*

Hérédité. — L'influence de l'*hérédité*, est manifeste, puisque, dans beaucoup de cas, on voit des familles entières d'ozéneux.

Certains auteurs ont recherché la cause de l'ozène dans des modifications histologiques de la muqueuse pituitaire. Volkmann, Krause ont signalé des transformations de l'épi-

GUISEZ. 9

thélium qui, de cylindrique, devient pavimenteux ; pour d'autres auteurs, la fétidité prendrait origine dans une sécrétion anormale des sinus de la face, qui, déversée dans le nez, donnerait naissance aux croûtes fétides (Viessens, Volkmann).

L'aplatissement des os du nez amenant l'élargissement de la partie antérieure des fosses nasales entretient, pour Boyer et Guy Patin, la rétention du mucus nasal et sa décomposition purulente.

Delacour, dans un travail récent (1), donne à l'hypertrophie de la muqueuse nasale et à l'atrophie de celle-ci une origine commune : les troubles trophiques des glandes adénoïdes et muqueuses étendus à tout l'intestin, au pharynx et aux fosses nasales. L'insuffisance thyroïdienne serait la cause première de ces troubles trophiques.

2° CAUSES DÉTERMINANTES. — Nombreuses ont été, comme on le voit, les théories émises sur les causes productrices de l'ozène ; nous ne les énumérons pas toutes, la plupart n'ayant qu'un intérêt historique, la pathogénie de l'ozène ayant été nettement élucidée depuis les dernières recherches bactériologiques et thérapeutiques.

Il est démontré aujourd'hui que la trop grande largeur des fosses nasales est une des causes déterminantes de l'ozène. En enlevant au courant d'air expiré son rôle spécial de balayer les sécrétions nasales, elle en facilite la stagnation ; c'est la théorie émise par Zaufal qui se trouve vérifiée par les faits suivants :

a. Si des deux fosses nasales l'une est plus large que l'autre, c'est dans la première que l'ozène est plus marqué ;

b. La seule thérapeutique vraiment efficace par les injections prothétiques de paraffine à froid démontre aussi que l'ozène peut avoir comme cause prédisposante cette largeur exagérée des fosses nasales.

(1) DELACOUR, Syndrome adénoïdien, 1906.

Pour notre part, il nous semble que, depuis la découverte du microbe spécifique, la *théorie microbienne* doive être la seule admise. Mais le bacille encapsulé de Lœwenberg demande pour se développer un terrain préparé par certaines conditions anatomiques spéciales, telles : la trop grande largeur des fosses nasales, l'aplatissement des os du nez et tous les catarrhes chroniques de l'enfance.

Étant donnée l'origine nettement infectieuse de l'ozène, il semble *a priori* que cette maladie doive être *contagieuse*, et, en effet, des travaux récents montrent que la contagiosité est un fait assez fréquent. Lermoyez, Perez (de Buenos-Ayres) (1) ont rapporté des cas très nets de contagion d'ozène.

Symptomatologie. —1° SYMPTÔMES FONCTIONNELS. — Le signe primordial pour lequel le malade vient vous consulter, ce qui le gêne le plus dans la vie ordinaire et vous fait faire le diagnostic dès qu'il pénètre dans votre cabinet, c'est la *fétidité de l'haleine*. On est frappé par une odeur fade spéciale *sui generis* de punaise écrasée (*punaisie*). Il suffit d'avoir senti une fois cette odeur pour ne plus s'y méprendre ; elle est due à l'accumulation des croûtes dans les fosses nasales ; aussi sera-t-elle chez un même sujet plus marquée le matin au réveil avant le mouchage ou le lavage, ou lorsque les croûtes seront particulièrement abondantes à l'occasion d'un rhume, de même chez la femme à la période cataméniale.

Si les malades sentent eux-mêmes cette mauvaise odeur dans la période de début, l'anosmie par atrophie des papilles survenant ensuite, ils ne s'aperçoivent plus de ce symptôme pénible que par la répulsion qu'ils inspirent à leur entourage. Quand l'odorat est conservé, ils semblent s'accoutumer eux-mêmes à leur mauvaise odeur.

(1) *Annales de laryng.*, janv. 1907. Perez a reproduit expérimentalement l'ozène chez le chien. Il a décrit un cocco-bacille, unique cause de l'ozène chez l'animal. Il admet même que l'ozène est d'origine canine, transmissible à l'homme. Nombre d'enfants seraient contagionnés par la maladie des jeunes chiens.

Les *sécrétions nasales* sont, d'une façon générale, peu abondantes ; visqueuses au début, elles deviennent, chez les
scrofuleux en particulier, muco-purulentes; puis le sujet
n'expulse plus tous les deux ou trois jours qu'une grosse
croûte gris verdâtre, qu'il arrache à grand'peine.

Bien que le nez soit très large, les malades se plaignent
invariablement *d'obstruction nasale*. Si les croûtes s'accumulent dans les fosses nasales, ce n'est jamais au point de
les boucher; c'est donc là une fausse sensation qui provient
de ce que le courant d'air, dans les fosses nasales trop
larges, n'a plus la force suffisante pour expulser les sécrétions et empêcher cette sensation d'enchifrènement. En
outre l'air, en traversant les narines, ne s'y réchauffe pas
et ne s'y humidifie pas pour acquérir ses qualités physiologiques (Lubet-Barbon).

Le malade se plaint aussi de *sécheresse des fosses nasales*, de
l'arrière-nez et de la gorge, sensation très marquée surtout
le matin au réveil. La *céphalée frontale* rebelle au traitement,
la *toux* d'irritation sont des symptômes concomitants.

2° SYMPTÔMES PHYSIQUES. — a. *Aspect extérieur du nez.*
— La conformation du nez chez les sujets strumeux constitue ce que l'on appelle le *nez camard*, qui est large, aplati,
déprimé à sa racine; d'autres fois, le nez présente les déformations dites : *en selle, en trompette*. Bien souvent aussi,
surtout lorsque l'ozène commence tard, le nez extérieur est
tout à fait normal.

b. *Examen rhinoscopique.* — Le nez se montre encombré
de mucosités épaisses et de croûtes verdâtres adhérentes,
tapissant toute la muqueuse. Mais si avec la pince on le
débarrasse de ses croûtes, on est frappé tout de suite par
l'atrophie des cornets ; le cornet inférieur est particulièrement réduit, tellement qu'il faut le rechercher sur la
paroi externe. L'atrophie du contenu nasal est telle que
d'emblée on aperçoit la voûte des fosses nasales et la paroi
postérieure du pharynx.

La cavité nasale paraît très agrandie. La muqueuse atrophiée est grise, dépolie, *sèche*, saignante au point où les croûtes adhéraient le plus ; elle ne présente aucune ulcération. Le pharynx est sec ; il existe de grosses mucosités verdâtres adhérentes que le sujet expulse avec grand'peine et qui, dans le miroir, à la rhinoscopie postérieure, apparaissent collées à la voûte. Le cavum semble agrandi. Les fossettes de Rosenmuller sont très larges.

3° SIGNES GÉNÉRAUX. — Une pareille affection ne va pas sans altérer l'état général ; les *troubles digestifs* sont constants cher les ozéneux, soit par déglutitions septiques, soit par propagation de l'ozène aux voies digestives.

L'ozène peut également se propager aux régions voisines ; les voies *lacrymales* peuvent être envahies, donnant lieu à des dacryocystites, à des conjonctivites, qui, d'après Terson et Cuenod, seraient dues à l'infection ascendante par le diplocoque de Lœwenberg.

La muqueuse des *sinus* de la face, en particulier des sinus maxillaire et sphénoïdal, les cellules ethmoïdales, sont régulièrement envahies par l'ozène à une certaine période.

Du côté de l'*appareil auditif*, le catarrhe tubaire, l'otite moyenne catarrhale sont des complications fréquentes et souvent difficiles à guérir.

La propagation se fait aussi souvent au *larynx* et à la *trachée*, donnant lieu aux *laryngo-trachéites ozéneuses* bien décrites par Luc. L'examen laryngoscopique révèle sur la région aryténoïdienne des croûtes verdâtres. La muqueuse qui les supporte est pâle, décolorée ; les cordes vocales sont épaissies, mal tendues ; la voix est rauque. La trachée est tapissée également de croûtes épaisses verdâtres.

Marche, durée. — L'ozène est une affection qui évolue progressivement et qui met des années à accomplir son cycle. Il commence nettement, et la chose est admise aujourd'hui, par un stade d'*hypertrophie* ; l'atrophie ne devient complète qu'au bout de plusieurs années. Après dix ans, vingt ans, lorsque la muqueuse est complètement détruite, que les glandes sont complètement atrophiées, les croûtes ne se reproduisent plus par suite du défaut d'éléments sécréteurs ; la guérison spontanée de l'ozène survient lorsque tout est détruit dans les fosses nasales ; mais, pendant cette très longue période, on voit combien est pénible cette affection qui, pendant longtemps, a résisté à toute thérapeutique.

Diagnostic. — La *punaisie* est le principal des signes de l'ozène ; elle devra donc être diagnostiquée de toutes les mauvaises odeurs que l'on retrouve dans d'autres affections de la muqueuse nasale.

Dans les *sinusites*, il existe de la fétidité nasale, mais, contrairement à ce que l'on observe dans l'ozène, celle-ci est plus nettement aperçue par le malade lui-même que par son entourage (*cacosmie suggestive*).

Dans la *syphilis tertiaire* avec nécrose, il existe une odeur également repoussante ; mais ici le stylet fait découvrir des points nécrosés, des séquestres causes de la fétidité.

Rappelons pour mémoire l'odeur qui peut accompagner les *coryzas caséeux*, les *corps étrangers* des fosses nasales, les *rhinolithes* qu'un simple examen au spéculum fera reconnaître aisément.

Traitement. — Jusque dans ces dernières années, l'ozène était considéré comme une affection incurable, et tous les traitements proposés comme radicaux n'étaient en réalité que palliatifs.

1° *Traitement curatif.* — Nous avons vu que la théorie pathogénique la plus admise aujourd'hui consistait à regarder la trop grande largeur des fosses nasales comme une des causes prédisposantes les plus favorables au développement du diplocoque de Lœwenberg. En tout cas, lorsque cette affection est déclarée, si on n'y remédie pas, du fait de l'atrophie, les fosses nasales s'encombrent de croûtes ; elles ne sont plus assez étroites pour expulser les sécrétions anormales qui s'y accumulent.

L'idée est venue à certains auteurs (Moure, Brœckaert) que, si l'on pouvait rétrécir la cavité trop large des fosses nasales, on aurait du coup supprimé la grande cause de l'ozène.

On sait que, dans ces dernières années, la *paraffine* a été introduite en thérapeutique, en particulier dans un but esthétique, pour combler certains méplats, refaire certaines saillies. Moure et Brindel ont pensé que, dans l'ozène, il était

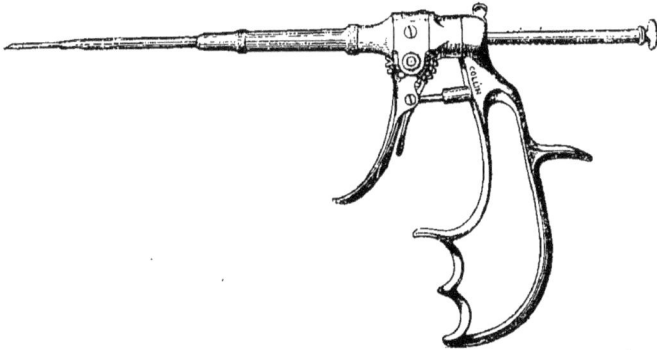

Fig. 56. — Seringue à paraffine de Mahu.

possible de refaire les cornets atrophiés, à l'aide d'injections de paraffine sous la muqueuse, rendant aux cornets leur forme et leur volume primitifs. Jusqu'en ces derniers temps, on injectait de la paraffine fusible ramollie à 50 ou 55°, sous l'influence de la chaleur. L'opération était difficile à cause du refroidissement fatal dans les manipulations; elle était dangereuse même et permise seulement entre des mains très expertes. Si on ne limitait pas exactement le champ d'action, la paraffine pouvait fuser vers les régions voisines et déterminer des accidents plus ou moins graves (thrombose de la veine faciale, de la veine ophtalmique, sinus caverneux, fusion vers la joue).

Aujourd'hui, ces inconvénients n'existent plus, car on se sert de paraffine *ramollie sous pression.* Dans des seringues de formes diverses et qui partent toutes du même principe (seringues de Lagarde, de Mahu, de Brœckaert, de Gault), on glisse des tubes de paraffine stérilisée. Par un

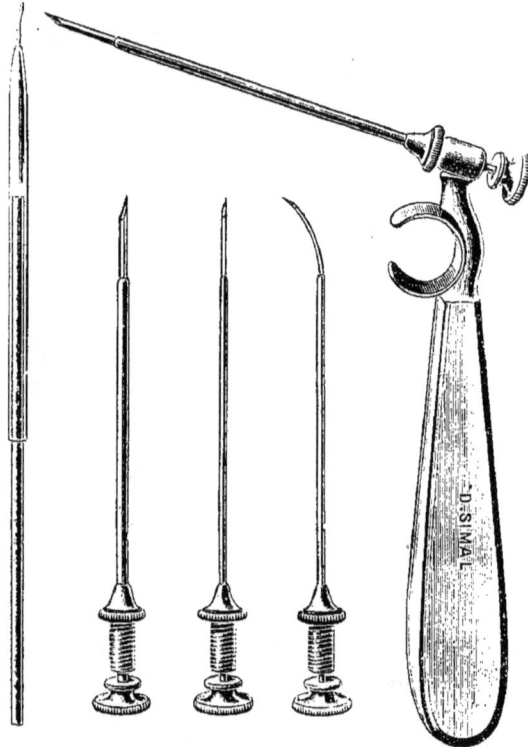

Fig. 57. — Seringue à paraffine de Gault.

système de levier ou de pas de vis, la paraffine sort de la seringue, passe dans l'aiguille tout à fait molle et peut être injectée et modelée sous la muqueuse. La pression l'a simplement ramollie; elle ne peut diffuser comme lorsqu'elle est injectée à chaud ; elle se solidifie du reste très rapidement.

La technique de ces injections est très simple : après

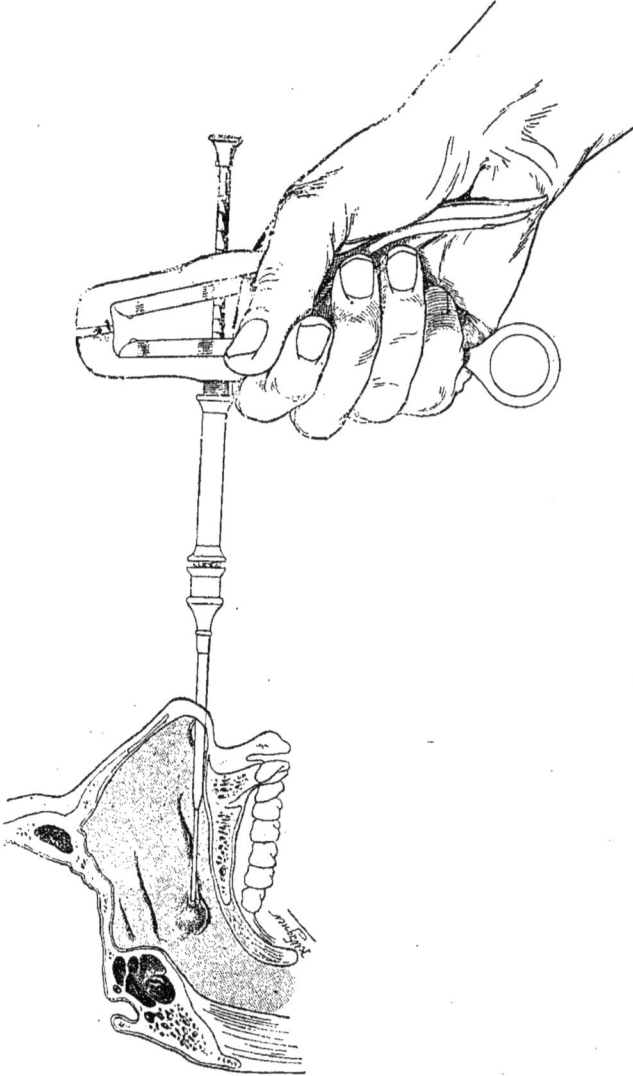

nettoyage des fosses nasales et ablation des croûtes, on cocaïnise la partie de la muqueuse où l'on veut agir. On pique l'aiguille franchement en décollant légèrement la muqueuse parallèlement à sa surface. On injecte la paraffine et, dès que la muqueuse paraît assez soulevée, on retire l'aiguille. On refait ainsi très facilement les cornets et, par une technique analogue, on crée des éperons artificiels, rétrécissant ainsi d'autant la cavité nasale trop large.

La paraffine, en effet, s'enkyste, pénètre même et s'incorpore dans l'intimité même de la muqueuse. Ainsi que l'ont démontré les recherches récentes de Brœckaert, elle aurait une action directe sur la muqueuse elle-même. Quoi qu'il en soit de ce mode d'action, il n'en existe pas moins ce fait que 75 p. 100 des malades soignés par cette méthode guérissent (1).

Les causes d'échec tiennent à l'ancienneté du mal ; il est évident que, lorsque la muqueuse est complètement atrophiée, on ne peut essayer ce traitement (2). Mais, lorsque le processus n'est pas trop avancé, la guérison est de règle. C'est là le seul et véritable traitement curatif de l'ozène à l'heure actuelle.

2° *Traitement palliatif.* — Tous les autres traitemens préconisés autrefois comme curatifs ne sont que des palliatifs ; il est très utile, néanmoins, que le praticien les connaisse, car, nous venons de le voir, dans environ un quart des cas, l'affection est trop avancée pour que le traitement prothétique puisse être appliqué ; en outre, celui-ci nécessite une technique un peu spéciale que le médecin non spécialiste n'aura peut-être pas l'occasion d'acquérir. Il faudra avoir le recours de lutter ou même de supprimer chez l'ozéneux momentanément les symptômes les plus pénibles, en particulier la mauvaise odeur. Qu'est-ce qui donne la fétidité à l'haleine ? Ce sont les *croûtes*. Donc, si par un

(1) C'est la proportion que nous avons observée chez les malades que nous avons paraffinés (32 guérisons sur 43).
(2) Voy. GUISEZ, Ozène et son traitement *Bulletin médical*, 23 mai 1906, et *Journal des praticiens*, avril 1907).

moyen quelconque on l'en débarrasse, on aura supprimé du même coup le symptôme le plus pénible de cette affection.

a. Au *malade*, on prescrira des lavages du nez, qui, faits sous une certaine pression, décollent les croûtes et amènent leur expulsion par les voies naturelles. En raison de ce fait, on emploiera la seringue anglaise ou le bock assez élevé. On n'a pas à craindre ici pour les trompes, étant donnée la largeur des fosses nasales, les inconvénients des lavages sous pression. Les lavages seront faits le matin et le soir avec de l'eau bouillie tiède, à laquelle on ajoutera soit un peu de borate de soude (2 p. 100), soit un peu de phéno-salyl (1 p. 1 000), ou de résorcine (1 p. 200). Les solutions alcalines, bien que moins antiseptiques, ramollissent et décollent les croûtes plus facilement. Les injections devront être très abondantes, 1 à 2 litres chaque fois. Pour ramollir les croûtes et en faciliter le décollement, on peut ordonner de la vaseline boriquée mentholée, ou mieux pulvériser plusieurs fois par jour, à l'aide du *glymol atomi-seur*, des corps gras ou glycérinés ; voici deux bonnes formules :

Glycérine.......	50 grammes.
Borate de soude.................	20 —
Eau distillée....................	50 —

Vaseline liquide..........	30 grammes
Salol...........................	1 gramme
Essence de géranium.	V gouttes.
	(Lermoyez.)

Ces pulvérisations fines ont l'avantage de pénétrer partout dans les cavités agrandies des fosses nasales ; elles humidifient la muqueuse très sèche et ramollissent les concrétions.

L'usage des *poudres* doit être recommandé dans l'intervalle des lavages ; on ne doit employer que des poudres solubles, ainsi que nous l'avons déjà dit (Voy. *Thérapeutique générale*), légèrement antiseptiques. Elles devront être surtout excito-sécrétoires. On se servira de poudre d'acide borique finement pulvérisée ou cristallisée (Lubet-Barbon). Prisé ou mieux insufflé dans l'heure qui suit le lavage, l'acide borique provoque une hypersécrétion qui ranime la muqueuse atone et amène le décollement des dernières croûtes. L'iode ou l'iodol sont conseillés par beaucoup d'auteurs, de même l'acéto-tartrate d'alumine ; ces substances seront données associées avec l'acide borique, par exemple :

Iodol........................	10 grammes.
Sucre de lait.................	20 —
Acide borique.................	30 —

ou bien :

Acéto-tartrate d'alumine..........	2 grammes.
Acide borique..................	30 —

On pourra prescrire l'ordonnance de la façon suivante :

1° Faire matin et soir un lavage avec le bock ou la seringue anglaise, en employant 2 litres d'eau bouillie tiède, contenant soit du borate de soude, soit du phénosalyl ;

2° Dans l'intervalle des lavages, priser trois ou quatre fois par jour la poudre antiseptique ;

3° Une demi-heure avant le lavage, renifler la pommade boriquée mentholée, ou pulvériser une huile légèrement antiseptique.

Ce traitement très simple devra être continué pendant très longtemps ; il amène une grande amélioration et peut faire que les croûtes disparaissent momentanément. Mais dans aucun cas il ne peut guérir définitivement l'ozène. Il a du moins l'avantage de débarrasser le malade de la fétidité.

b. Le *médecin* pourra aider le malade dans ce traitement palliatif par des pansements appropriés. Une ou deux fois par semaine, après avoir débarrassé le nez de ses croûtes à l'aide de la pince, il pourra faire des badigeonnages de la muqueuse avec des solutions iodées :

Iode métallique.................	1 gramme.
Iodure de potassium.............	4 grammes.
Menthol.........................	0^{gr},20
Glycérine.......................	40 grammes.

Les pansements au nitrate d'argent avec des solutions à 1 p. 20 ou même à 1 p. 10 modifient l'état de la muqueuse et rendent, dans les cas peu avancés, les sécrétions plus fluides.

C'est tout ce que nous conseillerons au médecin de faire dans un but palliatif. Le traitement curatif n'est obtenu, selon nous, que par les injections de paraffine. Tous les autres procédés : massage vibratoire de Braun et Garnault, électrolyse interstitielle, photothérapie, conseillée par Dionisio (de Turin) (1), n'ont donné de succès que dans les mains de ceux qui les ont prônés.

3º *Traitement général.* — Le traitement général tonique sera conseillé. Aux jeunes femmes, on prescrira : l'hydrothérapie, le séjour à la campagne et les préparations ferrugineuses. Cauterets a souvent un effet stimulant. Les enfants scrofuleux prendront de l'huile de foie de morue, du sirop iodo-tannique ; on les enverra au bord de la mer ou à Salies-de-Béarn.

III. — POLYPES DU NEZ.

Sous la dénomination de polypes du nez, on désignait autrefois des tumeurs bénignes, plus ou moins pédiculées, et que l'on regardait comme constituées par du tissu myxomateux.

Disons tout de suite qu'après les travaux de Jacques et Durand, Ruault, il est tout à fait démontré aujourd'hui qu'il ne s'agit plus là de véritables tumeurs, mais de *productions œdémateuses de la muqueuse*, avec dégénérescence plus ou moins accentuée.

(1) Congrès de Madrid, 1903.

Anatomie pathologique. — Les polypes du nez présentent une *couleur* blanc grisâtre ou opaline, translucide, quelquefois rougeâtre sous l'influence de l'inflammation.

Nombre. — Ils sont généralement multiples, et les polypes solitaires sont exceptionnels. Leur nombre peut être considérable, dépasser 80 (observation de Naquet et Brown), et l'on est souvent très étonné de voir la quantité de polypes que peut contenir une même fosse nasale. Il est très difficile d'apprécier leur nombre exact d'après le simple examen au spéculum, et ils apparaissent successivement dès que les premiers sont enlevés.

Forme. — Ils présentent la forme de petites tumeurs arrondies, lisses, avec pédicule en grain de raisin. Mais par les pressions réciproques, en se développant, les polypes se déforment, s'aplatissent, se moulent les uns sur les autres et sur les parois des cavités nasales.

Volume. — Leur volume est variable, souvent en raison directe de leur nombre ; les polypes nombreux atteignent rarement le volume d'une noisette. Quand il n'en existe que deux ou trois, ils peuvent être beaucoup plus gros.

Siège, insertion. — Le pédicule des polypes prend son origine au niveau ou autour des orifices, dans les sinus maxillaire et frontal, c'est-à-dire dans le méat moyen, souvent aussi au niveau du cornet moyen, dont la muqueuse peut subir la dégénérescence polypeuse ; c'est en somme dans la *portion ethmoïdale* de la fosse nasale qu'ils prennent surtout naissance.

Des auteurs en ont cependant signalé sur la muqueuse de la cloison (Luc, Natier, Chiari). Nous en avons observé 3 cas, dont 2 chez de jeunes enfants.

Ils peuvent naître dans l'intérieur du sinus et faire saillie dans la fosse nasale : ce sont les *polypes sinusaux*, symptomatiques des vieilles sinusites.

Certains polypes ont un développement tout à fait postérieur. Ils prennent leur origine au pourtour des choanes, à la partie postérieure du méat moyen et des cornets moyens et inférieurs. Leur poids les fait basculer dans le cavum, où, n'étant point gênés dans leur développement, ils peuvent prendre un volume considérable (œuf de poule). Ce sont les *polypes choanaux*, qui présentent une symptomatologie et une constitution un peu spéciales.

Structure. — Une membrane basale tapissée d'épithélium cylindrique à cils vibratiles entourant un réseau de faisceaux conjonctifs plus ou moins embryonnaires dans les mailles duquel est renfermée de la mucine : telle est la structure des polypes du nez. Comme on le voit, il y a là toute une analogie avec le tissu muqueux, d'où le nom de *myxomes* sous lequel on les désigne généralement.

Mais Zuckerkandl a démontré que le contenu des aréoles conjonctives était non point de la mucine, mais de la sérosité albumineuse résultant de troubles circulatoires dans les capillaires. Les polypes sont non des myxomes, mais le résultat de l'infiltration séreuse de la pituitaire et constituent de simples *dégénérescences œdémateuses de cette muqueuse.*

Les polypes sont pauvres en vaisseaux; ils saignent peu quand on les sectionne. Ils sont dépourvus de filets nerveux; aussi s'enlèvent-ils sans grande douleur.

Pathogénie. — Nombreuses ont été les théories pathogéniques des polypes du nez; les uns, comme Woakes, les considèrent comme une conséquence de la *nécrose* de l'ethmoïde, donnant à ces polypes une étiologie analogue à celle des polypes de l'oreille ; d'autres admettent qu'il s'agirait là de phénomènes d'*ordre angio-neurotique* amenant de l'œdème avec infiltration de la muqueuse, etc.

Pour nous, il nous semble que c'est souvent dans l'altération de la muqueuse elle-même que l'on doit trouver l'origine du polype.

Diverses causes peuvent amener la production de cette altération : au premier rang, le catarrhe chronique de la pituitaire amène des altérations qui, à la longue, déterminent sa dégénérescence polypeuse.

L'inflammation et la suppuration des sinus sont également, par les lésions de voisinage qu'elles déterminent dans la muqueuse nasale, la cause d'œdème aigu inflammatoire, amenant ainsi la production de polypes.

Étant donné le siège, le point d'implantation de ces tumeurs, l'inflammation des cellules ethmoïdales, la carie de cet os sont une des causes les plus fréquentes des polypes. Il nous semble que l'on n'a pas assez *insisté* sur cette notion pathogénique, et que l'*évidement ethmoïdal* devrait être plus souvent proposé dans la cure radicale des polypes du nez.

Étiologie. Fréquence. — Les polypes du nez sont extrêmement fréquents, puisque Nattier et Ripault ont pu déterminer que, sur cent autopsies prises au hasard, trois ou quatre fois on rencontrait des polypes.

C'est à l'âge adulte, principalement, entre vingt et trente ans, que les polypes se développent le plus souvent ; ils sont plus fréquents chez l'homme que chez la femme.

Les causes prédisposantes, sauf peut-être celles déterminées par le neuro-arthritisme qui amène des troubles circulatoires et nerveux à l'intérieur même de la muqueuse, s'effacent devant les phénomènes locaux d'irritation chronique.

Les causes déterminantes locales, ainsi que nous l'avons vu plus haut, doivent être rangées au premier plan.

Symptomatologie. — 1° Signes fonctionnels. — C'est pour de l'*obstruction nasale* que les malades viennent nous consulter ; mais quelquefois la respiration nasale reste possible pendant très longtemps, en particulier tant que la partie inférieure de la fosse nasale reste libre ; aussi les polypes peuvent-ils être latents et découverts simplement par hasard, lors de l'exploration de la fosse nasale pour une tout autre cause

La *sécrétion nasale* est tantôt séreuse, p'us ou moins abondante, lorsqu'il y a simplement coryza chronique, tantôt purulente s'il y a en même temps sinusite.

L'imperméabilité nasale amène de l'irritation et du dessèchement du pharynx ; la voix est nasonnée (c'est la *rhinolalie*).

Les tumeurs sont une cause, surtout lorsqu'elles sont volumineuses, de céphalée à prédominance frontale, de somnolence, d'hébétude : c'est l'*aprosexie nasale* rendant tout travail intellectuel difficile ou même impossible.

Par leur extension, les polypes peuvent donner naissance à des compre sions du *canal lacrymo-nasal*, d'où épiphora, dacryocystite. Par l'inflammation, propagée à la *trompe*, ils amènent des phénomènes auriculaires : surdité, bourdonnement . Enfin, comme toutes les causes d'obstruction nasale, ils peuvent donner lieu à des phénomènes réflexes, à de la dyspnée, avec accès paroxystiques simulant l'asthme, à des névralgies faciales cardiaques et, en un mot, à toutes les névropathies d'origine nasale.

2º SIGNES PHYSIQUES. — Les polypes abandonnés à eux-mêmes peuvent se montrer à l'orifice des narines, déformant plus ou moins le nez, refoulant en dehors les os propres du nez, les disjoignant. Plus rarement ils élargissent les narines, en soulevant les ailes du nez. C'est surtout vers la partie moyenne du nez que porte cet élargissement.

Ils peuvent refouler la cloison, amener des déviations.

Mais, le plus souvent, c'est le *spéculum* qui fait découvrir ces tumeurs grises, bleuâtres, plus ou moins pédiculées, mobiles sous le stylet, implantées dans la région du méat moyen. L'exploration au stylet fait trouver leur point d'implantation, leur nombre et leur volume.

La *rhinoscopie postérieure* doit compléter l'examen narinaire ; elle fait découvrir les *polypes choanaux*, qui se présentent avec une forme lisse, un long pédicule amenant

GUISEZ.   10

des phénomènes de ballottement rétro-nasal. Mais cet examen postérieur renseigne aussi sur l'existence de polypes des fosses nasales proprement dites; il permet même d'en apprécier le nombre, bien plus que l'examen antérieur.

Diagnostic. — Il faut non seulement savoir reconnaître les polypes du nez, mais il est nécessaire aussi, pour en établir le traitement et le pronostic, de savoir diagnostiquer leur cause, leur siège, leur nombre.

Le diagnostic de la tumeur polypeuse est très facile; c'est, comme dit Lermoyez, le pont-aux-ânes de la spécialité. Elle se présente avec de tels caractères que toute confusion est impossible.

La *dégénérescence myxomateuse*, l'*hypertrophie molle du cornet* ont un aspect analogue, mais le stylet ne donne point cette mobilité toute spéciale, ni la consistance du polype. Les *néoplasmes* peuvent être confondus avec les polypes rouges irrités et enflammés, mais, malgré tout, 'aspect n'est pas le même; ils ne saignent pas aussi facilement, la douleur est plus vive dans le cas de sarcome ou d'épithéliome. L'examen microscopique tranchera toujours le diagnostic dans les cas douteux.

Les polypes choanaux, de par leur siège, pourront, chez les jeunes sujets, faire penser aux *fibromes naso-pharyngiens*; mais ceux-ci sont durs, s'insèrent sur la voûte, saignent facilement.

De volumineuses *queues de cornets* ressemblent parfois à des polypes de la choane, mais ils sont moint mobiles. L'erreur du reste est sans importance, puisque le traitement est le même.

Certaines conditions anatomiques peuvent rendre difficile la constatation des polypes, telles : l'hypertrophie de la tête du cornet, les déviations de la cloison. La solution de cocaïne-adrénaline, dont nous avons souvent parlé, rétractant la muqueuse nasale dans ses parties antérieures, donne du jour sur les régions profondes de la fosse nasale;

on n'oubliera jamais de l'employer pour établir le diagnostic dans tous les cas.

Il est très important aussi de savoir diagnostiquer, au point de vue thérapeutique, le *nombre*, le *siège* des polypes ; avec le stylet, il sera facile de soulever les masses polypeuses antérieures et de voir s'il en existe d'autres derrière celles-ci. On pourra également, de cette façon, voir où s'insèrent leur pédicule. En règle générale, c'est toujours dans la région ethmoïdale que les polypes prennent leur insertion. La rhinoscopie postérieure aide beaucoup pour établir à la fois et le nombre et le siège des polypes développés dans les profondeurs de la fosse nasale.

Il est nécessaire de reconnaître quelle est la *cause* primitive de ces formations polypeuses, s'il existe quelque catarrhe chronique ancien, ce dont nous renseigne l'état de la muqueuse avoisinante ou de la fosse nasale opposée. Il faut savoir reconnaître s'ils ne sont point symptomatiques de suppurations des sinus, qui très souvent sont latentes.

Les polypes, dans les sinusites, sont rouges, de moyen volume, saignent facilement; ils sont peu ou pas pédiculés et baignent dans le pus. L'éclairage par transparence, tous les autres signes de sinusites permettront d'établir le diagnostic si important de la cause.

Marche, pronostic. — Les polypes du nez ont une évolution lente; leur début est insidieux, et souvent ce n'est qu'après des années que le malade vient nous consulter. La *guérison spontanée n'existe pas*, et la durée de cette affection est indéfinie.

Quelques auteurs ont signalé l'expulsion spontanée de polypes à longs pédicules dans l'acte de se moucher ou dans l'éternuement. Mais on aurait tort de compter sur cette éventualité exceptionnelle.

On a signalé, surtout chez les gens âgés, *leur transformation en tumeurs malignes*. La dégénérescence sarcomateuse est notée dans les observations de Bayer, Cozzolino, Gérard-Marchant et par nous-même dans un cas que nous avons suivi chez un homme de quarante ans.

Les irritations prolongées, les opérations incomplètes prédisposent à cette dégénérescence.

Sans être graves par eux-mêmes, les polypes peuvent s'accompagner de troubles qui rendent cette affection très pénible. La facilité avec laquelle ils récidivent jette également une note sombre sur cette affection ; en outre, il ne faut pas oublier qu'ils sont souvent symptomatiques de sinusites suppurées, qui, elles, sont toujours graves. Mais le pronostic est très amélioré par le traitement qui va permettre de débarrasser de façon définitive le malade de ses polypes.

Traitement. — Le traitement n'est plus aujourd'hui que chirurgical ; les traitements médicaux sont tous abandonnés comme inefficaces, illusoires ou même dangereux.

Au point de vue médical, on se bornera à conseiller un traitement antiseptique préalable, permettant de réduire l'inflammation des polypes et d'opérer avec un minimum d'hémorragie et dans toutes les conditions d'asepsie possible dans une pareille région.

Le traitement sera curatif et prophylactique.

1° *Traitement curatif.* — Ce traitement doit être *rhinologique*. En s'aidant du spéculum du nez, le médecin doit enlever les polypes en voyant exactement ce qu'il fait et en maniant ses instruments sous le contrôle de la vue.

Les polypes prennent leur insertion dans la région ethmoïdale, quelquefois très haut vers la voûte de la fosse nasale, au voisinage de la lame criblée, c'est-à-dire dans la région dangereuse de la fosse nasale; aussi convient-il de les enlever avec toutes les précautions voulues.

L'ancienne méthode chirurgicale, consistant en l'arrachement du polype absolument à l'aveugle, doit être tout à fait condamnée, comme incomplète, et exposant aux plus graves dangers. On doit agir sous le contrôle de la vue, à l'aide d'instruments donnant le minimum d'hémorragie.

Instruments. — Le simple *serre-nœud* est l'instrument de choix pour l'ablation des polypes ; il permet, par l'anse, de sectionner en écrasant la racine du polype, d'opérer sans presque de sang, la tumeur étant d'ailleurs très peu vasculaire. L'anse froide doit être préférée à l'anse galvanique à tous les points de vue : elle est plus facile à manier, plus légère, beaucoup moins douloureuse pour le malade ; en outre, la section galvanique laisse à sa suite une inflammation par brûlure toujours dangereuse dans la zone de l'ethmoïde, par la rétention purulente à laquelle elle expose.

Le serre-nœud (fig. 52) se compose d'une tige porte-anse montée sur un manche qui sert de poignée. Le manche doit être muni d'anneaux, pour être bien en main ; vous le choisirez avec trois anneaux. L'un d'eux le termine, pour le pouce. Sur lui se promène un chariot curseur sur lequel se fixent d'un côté les fils, tandis que des deux côtés se trouve un anneau pour l'index et l'annulaire qui vont faire la section. Ce manche doit être en outre coudé comme tout instrument nasal, pour ne pas gêner la vision à l'intérieur du nez ; la tige en est rigoureusement droite, pour faciliter l'introduction et le glissement du fil. Le porte-anse est divisé en deux par une cloison médiane. Le fil passant par ses deux chefs dans l'un et l'autre de ces canons se replie à l'extrémité et forme une anse dont on règle la grandeur suivant le volume du polype à enlever. La cloison séparatrice du tube guide-anse doit s'arrêter à 1 millimètre en deçà de l'extrémité distale du tube, pour permettre la section complète par écrasement du pédicule. Les serre-nœuds de Schelsch, de Lermoyez remplissent toutes ces conditions.

Le fil doit être choisi à la fois élastique et résistant pour

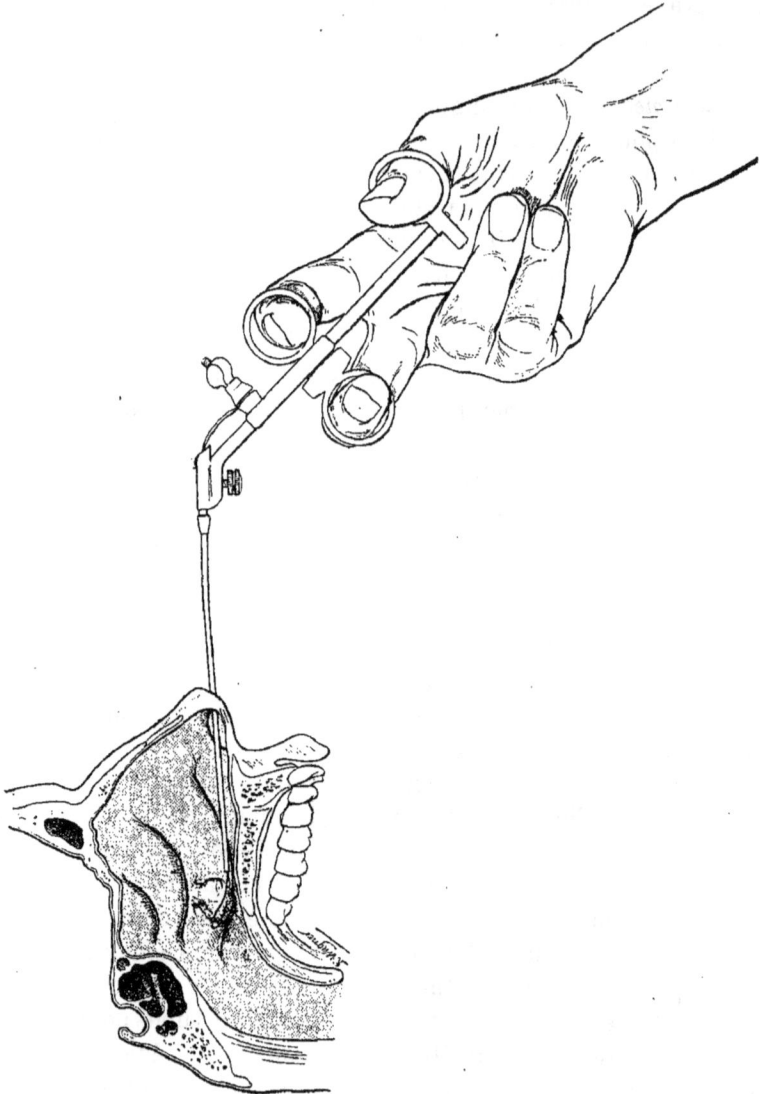

Fig. 59. — Ablation de polype à l'anse (1er temps).

que l'anse puisse reprendre exactement la forme qu'on lui a

donnée, tout en s'insinuant dans la fosse nasale. Le fil d'acier

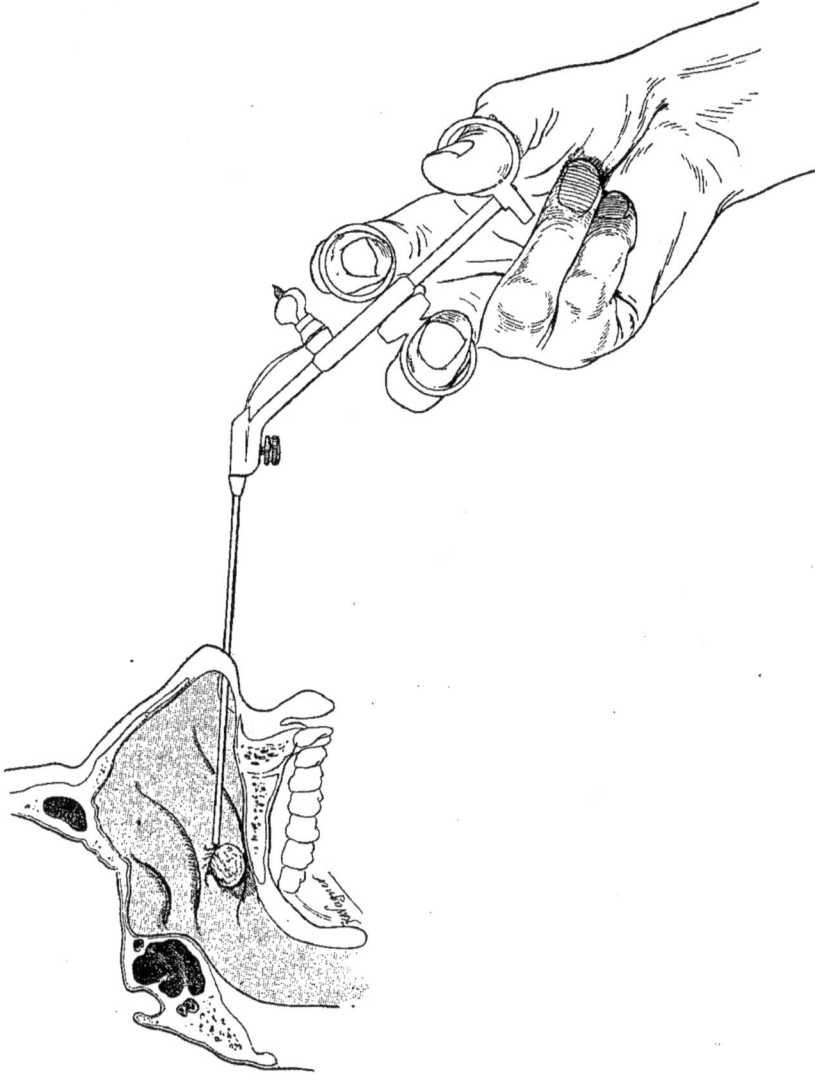

Fig. 60. — Ablation de polype à l'anse (2e temps).

élastique et suffisamment fin sera employé de préférence
(demander le n° 5 ou 6).

Pour monter l'anse, il faut fixer sur la vis de serrage que porte le chariot mobile les deux chefs du fil métallique auquel on a fait traverser le tube conducteur.

Les serre-nœuds demandent un entretien tout particulier, car c'est de leur bon fonctionnement que dépend tout le succès de l'intervention. Il faut 1° éviter : de les laisser rouiller ; 2° en ménager le canon de la grande anse en montant et démontant les fils.

Technique opératoire. — La cocaïnisation devra être faite au préalable avec une solution de cocaïne à 1 p. 20 et de petits tampons que l'on insinuera entre les différents polypes et le long de la cloison pour l'anesthésier. On aura à renouveler cette insensibilisation plusieurs fois au cours de l'intervention, au fur et à mesure de l'ablation des polypes. On place dans un plateau et à sa portée une pince nasale, un spéculum nasal fendu et les polypotomes que l'on a stérilisés en les plongeant quelques minutes dans une solution alcaline bouillante.

Le malade est assis vis-à-vis du médecin, dans la position rhinologique.

Il faut commencer par introduire le spéculum de la main gauche dans les fosses nasales, se renseigner aussi exactement que possible à l'aide du stylet sur le point d'implantation du polype, condition essentielle de toute bonne prise. Tenant le serre-nœud horizontal de la main droite, les doigts étant passés dans les annaux, insinuer l'anse verticalement le long de la cloison, de façon à la faire passer entre celle-ci et le polype.

Ensuite, faisant exécuter à l'anse un léger mouvement d'inclinaison, on la dirige de telle sorte qu'elle enserre le polype. On la relève jusque vers son pédicule, puis, par des petites tractions antéro-postérieures, on s'assure que la masse tout entière y est bien engagée.

Le polype ainsi saisi peut être enlevé de deux façons différentes, ou par section, ou par arrachement.

L'arrachement est le procédé d'exception ; il est douloureux, sanglant, expose à des lésions ethmoïdales, à l'ablation de lamelles osseuses ; il ne doit être de mise que lorsque l'on n'a pu saisir le polype au niveau de son pédicule, lorsque l'on a été gêné dans la manœuvre, soit par son trop grand volume, soit par son insertion trop haut située.

L'hémorragie est rarement abondante et cesse rapidement : un bourdonnet d'ouate imbibé d'eau oxygénée aura vite fait de l'arrêter. Si l'on étrangle bien le pédicule du polype, et si l'on serre très lentement, elle sera réduite au minimum.

Si les polypes sont multiples, on devra, dans une première séance, en enlever le plus possible, tant que l'hémorragie permettra de continuer l'intervention, en voyant bien exactement ce que l'on fait.

On renvoie le malade à une séance ultérieure sans aucun pansement, car l'hémorragie cesse d'elle-même.

Plusieurs séances sont souvent nécessaires, espacées à une huitaine de jours, jusqu'à ce que la fosse nasale soit complètement évacuée de son contenu.

2° *Traitement prophylactique.* — Mais un pareil traitement *ne met pas à l'abri des récidives.* Aujourd'hui on admet que ce ne sont point les tumeurs enlevées qui repoussent au niveau de la racine, mais de petites granulations qui se développent et donnent naissance à de nouveaux polypes ; aussi convient-il de les enlever complètement si on veut les éviter.

Deux procédés s'offrent à nous : la cautérisation et le curettage. La *cautérisation* doit être condamnée comme douloureuse et dangereuse par l'inflammation qui peut se propager à l'ethmoïde.

Le *curettage* doit être seul employé. Il se pratique à l'aide de curettes fenêtrées, telle la curette de Lermoyez (fig. 61 et 62). Il doit être fait profondément sous *cocaïnisation* et doit enlever les portions attenantes de la muqueuse.

La pince de Grunwald et surtout la pince plate de Luc
seront employées avec efficacité dans ce curettage. La pince
de Luc saisit très bien les polypes, les arrache avec leur
racine et rend pour le curettage de signalés services. La
résection du cornet moyen est presque toujours néces-

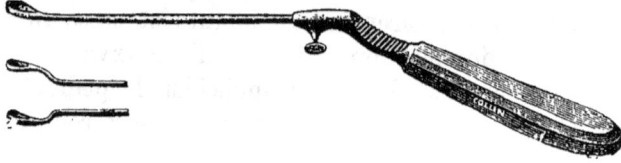

Fig. 61. — Curette nasale.

saire pour aborder largement et curetter le méat moyen.

La meilleure prophylaxie consistera aussi, si l'on pense
à une sinusite, à diriger les soins contre cette affection, qui
engendre au premier chef les polypes. L'ethmoïdectomie

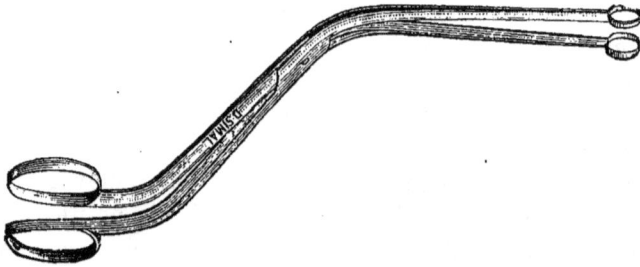

Fig. 62. — Pince de Lange.

par voie nasale ou par voie orbitaire, suivant la technique
que nous avons indiquée (1), s'imposera même dans les
cas d'ethmoïdite purulente.

Les *polypes choanaux* sont généralement d'une extraction plus difficile. Si le polype n'est pas trop volumineux,
et qu'il proémine dans la fosse nasale, une anse froide

(1) Guisez, Thèse de Paris, 1902.

poussée très loin dans la fosse nasale ou la pince à anneaux de Lange (fig. 62) pourront aussi en étreindre le pédicule.

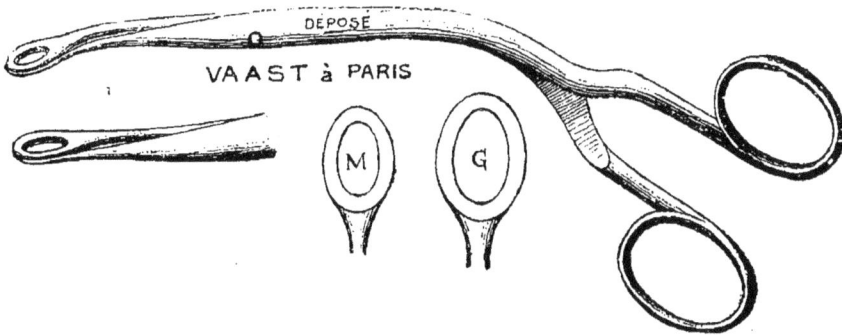

Fig. 63. — Pinces plates de Luc.

Mais, s'il présente un développement considérable et s'il a un développement surtout buccal, l'extraction sera

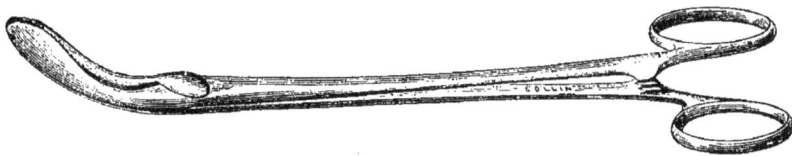

Fig. 64. — Pince courbe pour polype choanal.

plus facile par la bouche, à l'aide de pinces de courbure appropriée (fig. 64).

Tumeurs bénignes des fosses nasales.

A part les polypes, il peut exister des tumeurs (Voy. chapitre de l'*Ethmoïdite*), qui sont alors de véritables raretés. Nous ne pouvons guère que les citer, en insistant cependant sur certains de leurs caractères pour qu'on puisse les reconnaître.

Papillomes. — On peut rencontrer dans le nez des papillomes. Les papillomes siègent, la plupart du temps, sur la cloison ou sur le cornet inférieur ; ils présentent un pédicule, généralement très net, tout comme les polypes, mais leur consistance plus ferme et leur aspect gris rougeâtre les rendent tout à fait distincts des polypes.

Au point de vue *diagnostic*, c'est plutôt au *cancer* au *début* que ces tumeurs ressemblent le plus ; mais leur siège est toujours le même, dans la partie antérieure des fosses nasales, au niveau de la cloison ou du plancher. Dans les cas de doute, l'examen biopsique apportera la preuve histologique.

Dans les fosses nasales, on peut encore rencontrer des *ostéomes*, sorte d'exostoses qui sont formées aux dépens des régions ethmoïdales ou frontales, ou des kystes osseux qui siègent principalement sur le cornet inférieur, au niveau de la tête du cornet ou du côté de la bulle ethmoïdale.

Enfin, dans le nez, on a signalé encore des *enchondromes*, des *adénomes*, etc.

IV. — TUMEURS MALIGNES DES FOSSES NASALES.

Les tumeurs malignes des fosses nasales sont généralement *primitives* ; elles prennent naissance cependant quelquefois dans les cavités sinusales voisines, ne faisant que *secondairement* issue dans les fosses nasales.

Anatomie pathologique. — Les néoplasmes se présentent sous deux modalités différentes : ce sont des *sarcomes* et des *épithéliomes*.

Les sarcomes, ici comme dans toutes les régions du corps, se montrent chez les tout jeunes sujets (deux ans dans les cas de Schmiegelow, Moure).

L'épithélioma ne se développe guère qu'après quarante-cinq à cinquante ans, prenant naissance soit sur le revêtement cutané des narines (épithélioma pavimenteux), soit sur la muqueuse proprement dite (épithélioma cylindrique).

Symptômes. — 1º SIGNES FONCTIONNELS. — *De l'obstruction nasale* avec douleur souvent très vive dans toute la moitié correspondante de la tête par compression des branches du trijumeau ; de l'anosmie, une rhinorrhée purulente très fétide et des *épistaxis* fréquentes et précoces, tels sont les principaux signes qui incommodent le patient et qui l'amènent à nous consulter.

2º SIGNES PHYSIQUES. — La rhinoscopie antérieure montre au début une tumeur rouge, fongueuse et friable dans les épithéliomes, plus ferme et élastique dans les sarcomes, saignant au moindre contact et d'une façon persistante, tellement que l'examen au stylet doit être très prudent. Bientôt cette masse s'ulcère, se recouvre de sanie purulente très fétide.

Ces tumeurs ont la plus grande tendance à augmenter de volume ; non seulement elles refoulent les os voisins, mais souvent elles les envahissent (Duplay) ; elles dilatent les narines, donnant un facies particulier (nez de grenouille). Des prolongements se logent dans les sinus, dans les cavités orbitaires, vers la boîte cranienne, pouvant amener des complications méningo-encéphaliques ou même la mort subite.

Diagnostic. — Dans un grand nombre de cas, les épistaxis, l'aspect bourgeonnant rouge, sanieux, de la tumeur, les douleurs céphaliques font faire le diagnostic.

L'insertion sur la cloison sera synonyme de tumeur maligne, puisque, sauf certains angiomes et papillomes, ce sont à peu près les seules tumeurs que l'on y rencontre.

Les *polypes* du nez, lorsqu'ils sont enflammés, ou baignant dans le pus fétide sinusal, peuvent faire errer le diagnostic, mais ils sont plus lisses, moins fongueux.

Le *fibrome*, l'*ostéome*, l'*enchondrome*, tumeurs rares, présentent ici comme ailleurs des caractères particuliers qui permettent de les reconnaître ; ce sont des tumeurs lisses, arrondies, à consistance dure ou élastique.

La *syphilis nasale* présente des caractères tout particuliers, comme nous le verrons plus loin.

Le *lupus* nasal, par son aspect granuleux, saignant facilement, ressemble parfois à un cancer au début.

Reconnaître une tumeur maligne au début peut être de

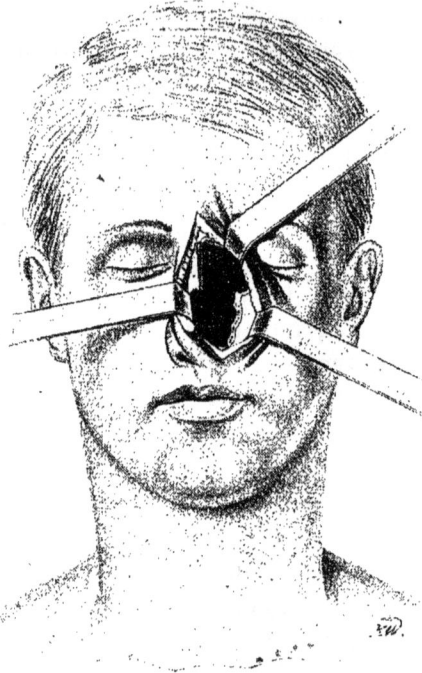

Fig. 65. — Opération de rhinotomie latérale pour tumeur
maligne du nez.

la plus grande utilité. Dans tous les cas douteux, un examen histologique bien fait tranchera le diagnostic.

Traitement. — Si la tumeur est pédiculée, suffisamment
petite, pour pouvoir intervenir par les narines, une
ablation à l'anse et une cautérisation pourront enrayer
radicalement le mal à ses débuts.

Mais souvent une intervention plus large est nécessaire

et une voie artificielle doit être créée soit par incision sous-labiale comme dans l'opération de Rouge, soit par ostéotomie verticale bilatérale, soit par voie orbito-maxillaire combinée, comme dans le procédé de rhinotomie latérale.

Procédé de rhinotomie latérale (procédé de Faure-Moure). — L'opérateur incise l'aile du nez dans toute sa hauteur jusqu'à l'angle interne du sourcil. Il met à nu à la rugine la branche montante du maxillaire, l'os propre du nez et l'épine nasale du frontal ; il découvre l'unguis et l'os planum en rejetant en dehors les parties molles de l'orbite. La résection porte ensuite sur l'os propre, la branche montante, l'épine nasale du frontal et la partie antérieure de l'unguis. On crée de la sorte une large ouverture qui permet l'ablation de la tumeur. Comme précédemment, on remplit la fosse nasale de gaze stérilisée ou iodoformée, et on suture (fig. 65).

Dans les cas inopérables, la *morphine* à haute dose calme les douleurs. Les applications d'adrénaline sembleraient avoir un peu arrêté la marche de ces néoplasmes (Mahu). Le radium n'a pas ici d'action bien efficace.

Ce qu'il ne faut pas faire. — Ce sont des opérations incomplètes qui exposent à des hémorragies graves et à la diffusion de l'affection. Mieux vaut s'abstenir de toute intervention active et se borner à un traitement uniquement palliatif, lorsque l'on suppose une ablation complète impossible.

V. — TUMEURS RARES DU NEZ.

1° *Rhinosclérome.* — Le nez peut être le siège d'affections rares ou presque inconnues chez nous, en particulier le rhinosclérome, et en France on n'en connaît guère que quelques cas publiés par Castex et Audry. C'est surtout d'après les travaux d'Alvarez, qui a pu en réunir vingt-deux cas, qui ont servi aux recherches microscopiques de Cornil et de Babès, qu'on connaît cette affection.

Le rhinosclérome frappe uniquement la jeunesse, entre cinq ans et vingt-cinq ans. On ne l'a jamais observé au delà de trente ans.

Son début, marqué uniquement par du coryza chronique, est tout à fait insidieux. Les fosses nasales sécrètent du muco-pus jaunâtre, à odeur très fétide ; plus tard, le nez augmente de volume, présente un aspect œdémateux, avec une peau tendue, dure et résistante. Tout d'abord lisse, la peau est envahie par des nodosités dures, d'aspect cuivré ; plus tard elle s'ulcère, laissant des plaies avec croûtes noirâtres, recouvrant un fond séro-purulent ; la lèvre supérieure, le voile du palais, le pharynx, le larynx peuvent être successivement envahis. Cette affection est facile à diagnostiquer pour quiconque a pu en voir, et le diagnostic est vérifié par la recherche du bacille décrit par Cornil et Alvarez.

La guérison de cette tumeur donne naissance à des cicatrices rétractiles, brillantes, à aspect chéloïdien.

Traitement. — Le traitement consiste à enlever la tumeur par l'anse galvanique, ou simplement par des pointes de feu. Certains auteurs ont recommandé des attouchements des ulcérations avec l'acide lactique presque pur ou par l'acide salicylique, qui semble avoir une action spécifique sur le bacille.

2° *Actinomycose.* — L'actinomycose peut envahir les fosses nasales ou plutôt le sinus maxillaire et secondairement les fosses nasales. Le champignon pénètre par une dent cariée dans le sinus maxillaire, donne lieu à une variété d'écoulement contenant les grains jaunes caractéristiques, qui, au microscope, sont constitués par des actinomycètes. C'est du reste uniquement sur la présence de ces grains qu'est basé le diagnostic. Le Pr Poncet a signalé une observation d'actinomycose du sinus maxillaire ouvert largement dans la bouche.

Traitement. — Le traitement consiste dans un curettage très étendu des lésions avec administration à l'intérieur d'iodure de potassium, qui est, comme on le sait, spécifique de cette affection.

VI. — CORPS ÉTRANGERS DES FOSSES NASALES.

Les corps étrangers des fosses nasales sont assez fréquents ; ils amènent à leur suite toute une série de troubles dont l'un des plus curieux est la production du *rhinolithe*, constitué par des dépôts de matières minérales incrustant le corps étranger et le recouvrant d'une série de couches calcaires.

Étiologie. — C'est presque toujours chez l'enfant qu'on observe les corps étrangers par la fâcheuse habitude qu'ils ont de porter vers les orifices naturels (nez, oreille, bouche) les petits objets, boutons, noyaux, haricots qu'ils peuvent avoir entre les mains.

L'introduction par les narines de ces corps étrangers est en effet le mode de beaucoup le plus fréquent. Dès que l'accident est arrivé, le petit malade ou quelqu'un de son entourage veut le retirer avec le doigt et ne réussit qu'à l'enfoncer plus profondément, et à le caler entre le cornet inférieur et le plancher (siège de prédilection du corps étranger).

La muqueuse irritée se gonfle, devient granuleuse, et le corps étranger est définitivement enclavé.

Très rarement les corps étrangers pénètrent dans les fosses nasales par la voie des choanes (vomissement), ou par voie artificielle, sinusale, orbitaire (balles, éclats d'obus).

Symptômes. — 1° SIGNES FONCTIONNELS. — Une fois introduit dans la fosse nasale, le corps étranger donne lieu immédiatement à des *phénomènes réflexes* (éternuement, céphalée, larmoiement).

GUISEZ.   11

Puis il est toléré pendant plus ou moins longtemps, suivant sa nature, son volume et le plus ou moins de septicité à laquelle il donne lieu.

Rarement nous avons la chance de voir l'enfant à cette phase de début ; il cache sa faute à son entourage.

Lorsqu'on nous l'amène, trois signes ont apparu qui, réunis, sont pathognomoniques ; ce sont : 1º l'*obstruction* nasale unilatérale ; 2º l'*écoulement fétide* par une seule narine ; 3º la *céphalée frontale* avec douleurs névralgiques dans la moitié correspondante de la tête.

Chez les tout jeunes enfants en particulier, il n'y a guère d'autre cause qui donne naissance à de pareils troubles, les sinusites, les séquestres syphilitiques sont exceptionnels à cet âge ; il n'y a que les corps étrangers qui entretiennent ce suintement fétide, quelquefois sanguinolent, persistant malgré les soins antiseptiques prolongés ; aussi devra-t-on, en présence de ces symptômes, se munissant d'un spéculum du nez, aller à leur recherche.

2º SIGNES PHYSIQUES. — Si le corps étranger n'est pas trop ancien, il sera aperçu dans la partie inférieure de la fosse nasale, entre le plancher et le cornet inférieur, plus rarement dans la zone du méat moyen.

Si l'accident remonte à quelque temps, le corps étranger est masqué par des débris sanieux, par des grumeaux de pus et des fongosités de la muqueuse. Le stylet permet parfois de sentir à travers ces masses qui le cachent le corps du délit. Il nous renseigne sur son siège, sa nature, son degré d'enclavement, mais seulement lorsque le corps étranger est dur, donnant une sensation spéciale sur le bout de l'instrument.

C'est dans les cas de ce genre qu'il importerait que le praticien sache faire un examen au spéculum et ne laisse point s'éterniser des corps étrangers avec l'étiquette de coryza chronique ou syphilis héréditaire. Abandonnés à eux-mêmes, ils exposent à des complications : eczéma, sinusite, méningo-encéphalite, tandis que leur ablation amène la cessation immédiate de tous les accidents.

Traitement. — L'extraction du corps étranger, dès que le diagnostic en est fait, tel doit être l'acte primordial vers lequel on doit viser.

1º Si le corps étranger est mobile, de petit volume, on peut essayer de l'enlever :

Soit par une douche d'eau faite avec le bock sous faible pression, soit par une douche d'air administrée avec la poire par la fosse nasale saine, suivant le procédé de Politzer (le même que l'on emploie pour les oreilles).

2º Mais si le corps étranger est ancien, plus ou moins enclavé, un seul mode est de mise, c'est l'extrac-

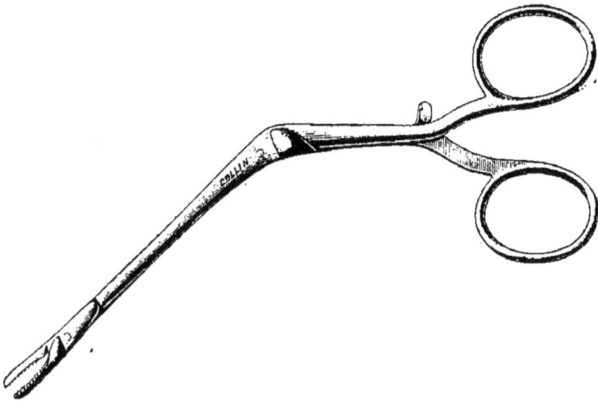

Fig. 66. — Pince du Dr Gourdet pour les corps étrangers.

tion sous le contrôle de la vue à l'aide soit du crochet, soit d'un stylet simplement recourbé, ou à l'aide d'une pince à cuiller (fig. 66) ; facilement on le ramène vers l'orifice narinaire, après l'avoir mobilisé au préalable. S'il est trop volumineux, on pourra essayer de le morceler.

Chez l'enfant, si l'on suppose que le corps étranger sera difficile à extraire, *l'anesthésie générale doit être de règle.*

Chez l'adulte, la cocaïnisation locale suffit ; jointe à un

peu d'adrénaline, elle rétracte et permet plus facilement l'extraction du corps étranger.

Les soins consécutifs sont insignifiants; ils se bornent à faire renifler un peu de pommade boriquée ou un peu d'eau salée.

Si ces moyens échouent soit par enclavement, soit par trop gros volume du corps étranger, une opération externe est indiquée, à la condition de ne pas être mutilante, par exemple : rhinotomie par voie labiale (Rouge) avec relèvement de l'auvent nasal.

Ce qu'il faut éviter. — Ce sont les extractions faites à l'aveugle à l'aide de crochets, pinces, introduits dans les

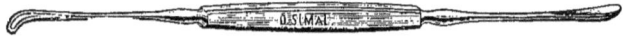

Fig. 67. — Curette à corps étrangers.

fosses nasales sans spéculum, exposant à des lésions, des hémorragies, qui masquent tout l'intérieur des fosses nasales et rendent toute recherche impossible.

C'est aussi l'usage de lavages ou de douches d'air sous pression qui peuvent chasser le pus dans les cavités voisines, oreille moyenne, sinus (otites moyennes et sinusites). Ne pas essayer d'opérer les enfants sans anesthésie générale.

Rhinolithes.

L'histoire des rhinolithes ou *calculs des fosses nasales* est rattachée étroitement à celle des corps étrangers, attendu qu'ils en sont le plus souvent la conséquence. Les rhinolithes sont des amas de substances minérales que l'on rencontre dans les fosses nasales ; ils sont la plupart du temps *secondaires* et constitués par l'incrustation d'un corps étranger qui leur sert de noyau.

Il y aurait aussi des rhinolithes *primitifs*, mais leur pathogénie est assez difficile à expliquer. Il semble plus logique d'admettre que le corps étranger existe toujours au début, mais qu'il peut disparaître, en particulier lorsqu'il est organique, étouffé par les sels calcaires qui l'enrobent petit à petit.

Généralement unique, il présente une forme des plus irrégulière, de coloration grise, blanchâtre, de volume variant d'un pois à une noisette, et quelquefois plus ; il a une consistance friable et est composé surtout de phosphates, carbonates de chaux, sels, qui prédominent dans le mucus nasal et les larmes.

Leur diagnostic se fait à l'aide du spéculum.

Leur traitement se confond avec celui des corps étrangers ; le morcellement s'impose dans les cas où le rhinolithe est trop volumineux pour être extrait d'un seul bloc.

VII. — SYPHILIS NASALE.

La syphilis peut se localiser dans les fosses nasales, donner naissance à des accidents *primaires, secondaires* et *tertiaires.*

Mais c'est surtout à la période tertiaire que les manifestations de la syphilis sont les plus fréquentes : « la gomme aime le nez », dit le Pr Fournier.

CHANCRE DU NEZ. — Il est assez rare, puisqu'on compte les observations publiées et où le diagnostic a été rapporté d'une façon précise.

a. Il se développé soit *extérieurement* sur les ailes du nez, mais le plus souvent sur le tiers antérieur de la cloison, sur la tête du cornet inférieur, c'est-à-dire dans le vestibule des fosses nasales, portion la plus accessible à la contamination (par les doigts, le baiser, etc.).

Si le chancre envahit le tégument, il s'accompagne de rougeur, de gonflement très marqué soit de l'aile du nez, soit du lobule, suivant le point où il se développe, avec adénopathie sous-maxillaire précoce.

Dans un cas que nous avons observé, la tuméfaction et la rougeur avaient envahi la lèvre supérieure.

L'ulcération présente les caractères ordinaires de l'ulcère chancreux ; elle siège sur une base indurée ; elle est peu profonde, recouverte de sécrétions sanieuses.

b. Les *chancres intranasaux* nettement diagnostiqués sont de véritables raretés ; ils se manifestent par de l'obstruction nasale unilatérale avec coryza.

L'examen au *spéculum* révèle simplement un peu de tuméfaction de la muqueuse, donnant une sensation élastique et ferme sous le stylet. Un peu plus tard, on distingue une exulcération superficielle coiffant le sommet de cette tuméfaction, qui saigne facilement au moindre contact.

L'adénopathie est plus rare dans cette forme.

Le diagnostic en est, on le conçoit, très difficile à établir.

MANIFESTATIONS SECONDAIRES DE LA SYPHILIS. — Elles sont également rares ou plutôt passent inaperçues, l'examen des fosses nasales n'étant pas fait à cette période secondaire, les symptômes auxquels elles donnent naissance étant peu accentués.

C'est le plus souvent du *coryza* banal, mais très tenace, parfois unilatéral comme les lésions qu'il engendre, qui attire l'attention du côté des fosses nasales.

Au vestibule on constate sur la peau, à l'orifice des narines, de petites *érosions* recouvertes de croûtelles, des *fissures* siégeant à l'angle postérieur de la narine. Ces lésions cutanées sont très douloureuses, s'accompagnent de poussées lymphangitiques amenant du gonflement et de la rougeur, qui envahissent l'aile du nez et même la lèvre supérieure.

La muqueuse est atteinte des deux côtés, ou plus souvent d'un seul, de plaques isolées ou confluentes d'une rougeur spéciale : l'*érythème vermillon*, qui est tout à fait caractéristique. Les *plaques muqueuses* sont rares dans les fosses nasales ; elles sont en tout cas peu nombreuses et peu étendues. Elles s'entourent d'une muqueuse **rouge cuivré** et sont recouvertes d'un exsudat blanc jaunâtre, qui, détaché, laisse des ulcérations tout à fait superficielles.

Les tumeurs condylomateuses, qui ne sont que des curiosités très peu observées, appartiennent également à ce stade de la syphilis.

SYPHILIS TERTIAIRE. — Les manifestations tertiaires de la syphilis doivent nous arrêter plus longuement ; elles sont en effet de beaucoup les plus graves et les plus fréquentes.

D'après les statistiques de Wakly, Grebert, elles représentent 3 p. 100 des accidents spécifiques tertiaires. Elles méritent d'attirer l'attention du médecin par la gravité toute particulière des lésions abandonnées à elles-mêmes, gravité qui tombe devant un traitement institué d'une façon précoce, lorsque le diagnostic a pu être établi en temps utile.

Celui-ci est en effet difficile à poser à cause du début particulièrement insidieux des lésions tertiaires dans les fosses nasales. Les malades ne ressentent, en effet, aucune douleur, aucun signe gênant, et cependant, si l'on pratique un examen au spéculum, on constate que la gomme s'installe.

Les gommes se produisent généralement sur la cloison osseuse ; le plancher est souvent atteint. L'union du bord inférieur du vomer avec les lames horizontales des palatins et du maxillaire supérieur (Lannois) jouit à ce sujet d'une évidente prédisposition. On peut les rencontrer aussi sur le cornet inférieur et les os propres du nez.

Symptômes. — 1° SIGNES FONCTIONNELS. — C'est pour de *l'obstruction nasale unilatérale* que le malade vient demander conseil ; la gêne respiratoire est très marquée, même à une époque précoce et, comme nous le verrons, elle n'est pas toujours en rapport avec l'obstacle qui siège dans la fosse nasale : la sécheresse du nez, l'existence de croûtes contribuent à entretenir cette gêne respiratoire.

L'ÉCOULEMENT NASAL, clair et transparent tant que la
tumeur n'est pas ulcérée, devient ensuite muco-purulent,
sanieux, épais ; il se concrète sous forme de croûtes gris
noirâtre, exhalant de la mauvaise odeur. Cette fétidité,
toute spéciale, qui est toujours très prononcée, est per-
çue à la fois par le malade lui-même et par son entourage. Elle est due à la fois aux croûtes, mais aussi, comme
nous le verrons plus loin, aux séquestres.

Parfois il n'y a pas de douleurs ; d'autres fois, le malade se
plaint de céphalée plus ou moins vive à exacerbations
nocturnes, de douleurs névralgiques du côté correspondant
de la face, avec douleurs sinusales frontale ou circum-
orbitaire.

2º SIGNES OBJECTIFS. — *Gomme.* — Elle peut apparaître
à la simple inspection du nez ; elle peut être *extranasale*,
envahissant les ailes ou le lobule nasal ou les os propres du
nez. Dans ce dernier cas, ceux-ci sont le siège d'une tuméfaction lisse qui garde l'empreinte du doigt, dont la pression
est douloureuse. Garel considère à juste raison cet *œdème*
comme caractéristique de la syphilis tertiaire.

Lorsque son développement est *intranasal*, le spéculum
nous fait constater au début du développement de la gomme
une sorte de gonflement, de coloration rouge vif, diffusant
sur les parties voisines. La limite en est mal dessinée ; le stylet y révèle une consistance ferme, élastique. La tumeur continuant à évoluer, sa consistance devient plus molle, et
bientôt elle s'ulcère.

Ulcération. — L'*ulcération gommeuse* présente ses caractères ordinaires avec sa perte de substance creusée en cratère, ses bords éversés et déchiquetés, son magma bourbillonneux. Elle sécrète des amas muco-purulents épais qui
se concrètent sous forme de croûtes brunâtres qui
encombrent les fosses nasales ; il faut les enlever à la pince
une à une pour reconnaître les lésions sous-jacentes.

Le toucher au stylet fait constater au fond du cratère

un point osseux, dénudé, caractéristique de la lésion syphilitique tertiaire. Plus tard, cet os nécrosé se mobilise sous forme de *séquestre*.

Séquestre. — L'histoire de ces séquestres occupe une grande place dans les manifestations avancées de la syphilis tertiaire. Plus ou moins volumineux, pouvant comprendre parfois une partie du squelette osseux de la fosse nasale, de sa voûte (ethmoïde), de sa paroi externe (cornet inférieur), de sa cloison (vomer), ils ne tardent pas à se mobiliser.

Le séquestre est facile à reconnaître dans la fosse nasale. Il l'obstrue plus ou moins, présente une couleur noire, un aspect irrégulier, et c'est lui qui contribue pour une bonne part à la fétidité repoussante du coryza syphilitique.

L'élimination de ce séquestre amène la terminaison de la suppuration. Mais elle est très longue à se faire, s'accompagne de dégâts souvent très marqués, laissant des traces profondes des ravages qu'elle a déterminés dans la charpente osseuse du nez.

Si la gomme s'est développée sur la cloison, il en résulte des *perforations* plus ou moins larges qui siègent sur la portion osseuse de la cloison, entamant souvent le vomer.

Toute la cloison peut être détruite et éliminée en bloc, amenant une large communication des deux fosses nasales. Le plancher peut être attaqué; il en résulte des perforations palatines; d'autres fois, c'est l'ethmoïde, le cornet inférieur qui sont détruits, et toute la fosse nasale ressemble à un vaste cloaque.

DÉFORMATION. — Non seulement les parties détruites amènent l'effondrement de la charpente du nez et consécutivement des *déformations* extérieures très marquées, mais un nouvel élément intervient pour les exagérer, c'est la *rétraction par tissu cicatriciel*, qui est, comme on le sait, très marquée à la suite des lésions spécifiques tertiaires. Suivant que telle ou telle portion du squelette a été particulièrement éprouvée, le nez s'aplatit, prend des formes diverses : *nez en selle, nez en pied de marmite, nez en lorgnette, nez de perroquet* (fig. 68, 69 et 70).

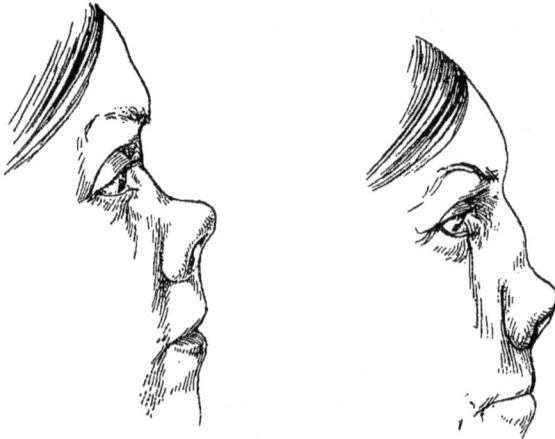

Fig. 68 et 69. — Nez de syphilitique.

Complications. — Les complications peuvent être banales et simplement inflammatoires par extension des infections secondaires aux cavités voisines ; il peut en résulter des *sinusites* frontales, maxillaires, ethmoïdales. Le canal lacrymo-nasal peut être pris, d'où des *dacryocystites*, des tumeurs lacrymales ; on peut également constater de *l'otite*, du catarrhe tubo-tympanique.

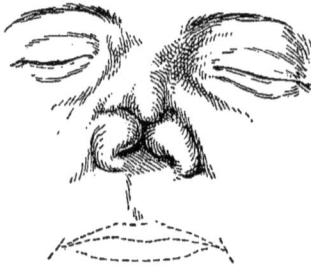

Fig. 70. — Nez de syphilitique. Affaissement complet.

Mais de toutes les complications, les *manifestations cérébrales* sont les plus importantes à connaître ; ce sont les plus graves comme les plus insidieuses. Elles résultent de l'ostéite du plafond nasal et des lésions intracérébrales

dont elles se compliquent, qui ne tardent pas à envahir
les méninges ou la substance cérébrale propre. Il peut en
résulter de la *méningite*, de la *paralysie* des nerfs qui avoisinent la voûte des fosses nasales (deuxième, troisième et
sixième paires).

L'encéphalite prend souvent une forme aiguë avec son
cortège d'accidents rapides et foudroyants, mais elle peut
évoluer d'une manière sourde et insidieuse, ne se manifestant que par de la céphalée, de l'asthénie, jusqu'au jour
où elle révèle brusquement sa présence par des accidents
apoplectiques rapidement mortels.

Diagnostic. — *a.* Si le CHANCRE EXTRANASAL présente
des caractères très nets, il n'en est pas de même du chancre
intranasal : celui-ci est presque impossible à diagnostiquer,
et ce ne sont que les symptômes concomitants (roséole) qui
permettront d'affirmer que l'on a bien affaire à cette lésion.

b. La SYPHILIS SECONDAIRE doit passer souvent inaperçue, l'examen des fosses nasales n'étant pas pratiqué à
cette période, à cause du peu de troubles fonctionnels
qu'accusent les malades. L'érythème vermillon, lorsqu'il
existe, est tout à fait typique.

c. A la PÉRIODE TERTIAIRE, il importe que le diagnostic
soit établi d'une façon tout à fait précoce. On se méfiera
d'une *tuméfaction lisse*, surtout lorsqu'elle siège sur la
cloison dans sa partie osseuse, amenant de la gêne nasale
plus marquée que ne l'indiquerait le volume de la tumeur.

Lorsque l'*ulcération* est constituée, elle présente des
caractères beaucoup plus nets avec sa forme éversée en
cratère, la dénudation osseuse que révèle le stylet. Toutefois, il faut savoir que l'ulcération se cache souvent sous
une épaisse carapace de croûtes pouvant rappeler celles de
l'*ozène*. Mais, dans cette dernière affection, l'odeur n'est pas
la même ; il y a simplement atrophie sans ulcération de la
muqueuse et aucune lésion osseuse.

Un examen un peu approfondi ne permet aucune confusion avec une *sinusite* frontale, maxillaire, ethmoïdale.

Les *ulcères tuberculeux* sont plus pâles, plus superficiels, ne s'accompagnent d'aucune lésion osseuse. Les déformations externes sont caractéristiques.

Les perforations de la cloison osseuse sont presque toujours syphilitiques ; cependant la tuberculose et l'ulcère simple peuvent leur donner naissance, mais beaucoup plus rarement.

Le traitement pierre de touche, qui agit très rapidement, pourra, dans nombre de cas, trancher le diagnostic.

Le *diagnostic rétrospectif* des lésions, déformations anciennes du nez que la syphilis a engendrées, peut servir très utilement à établir le diagnostic de syphilis chez un sujet chez qui des accidents que l'on suppose spécifiques se sont déclarés.

Pronostic. — Le pronostic tient, peut-on dire, tout entier dans cette formule de Fournier : « La syphilis nasale est d'autant plus grave que son diagnostic est plus tardif. »

Si elle n'est point reconnue suffisamment à temps, elle amène des désordres aboutissant à la destruction du squelette nasal, à des déformations tout à fait disgracieuses et même à des complications méningo-encéphaliques mortelles.

Mais ce pronostic est très amélioré par un traitement institué d'une façon précoce.

Traitement. — Le traitement sera à la fois général et local. Nous nous occuperons surtout de ce dernier.

1° *Traitement général.* — Il ne diffère pas du traitement classique : iodure et mercure. Il est toutefois indiqué, comme les lésions sont en partie osseuses, en partie muqueuses, d'associer toujours ces deux médicaments.

On peut prescrire soit le sirop de Gibert, soit des frictions mercurielles, soit des pilules de protoiodure de 0^{gr},05, 3 pilules par jour, et, associés à ces deux médicaments, 4 à 6 grammes d'iodure par jour. Lubet-Barbon recommande la formule suivante :

Iodure de potassium............ 15 grammes.
Sirop de Gibert................. ⟨ āā 150 —
— de groseilles............. ⟩
Deux cuillerées à soupe au moment des repas.

On peut associer au traitement ioduré les piqûres d'huile;
grise. La médication par le 606 agit merveilleusement ;
mais, à cause des dangers qu'elle présente, elle doit être
réservée aux formes graves.

2° *Traitement local*. — Il comporte plusieurs indications :

a. DÉSINFECTION LOCALE. — Elle doit être faite uniquement dans le but d'empêcher la stagnation des sécrétions
fétides, de permettre l'expulsion des croûtes et de supprimer la mauvaise odeur.

Elle ne doit pas avoir d'autre ambition : les lavages à l'aide
de bock ou la seringue anglaise avec des solutions émol-
lientes et dissolvantes, faiblement antiseptiques, devront
être seuls employés (solution tiède au borax à 5 p. 100, à
l'eau salée à 3 p. 100, phénosalyl à 1 p. 1 000).

On s'abstiendra de tout traitement local plus actif, inutile et dangereux.

b. TRAITEMENT DES SÉQUESTRES. — On ne doit pas
attendre, ainsi que le voulait Ricord, l'élimination spontanée
des séquestres pour en favoriser la mobilisation et en pratiquer l'extirpation. Le séquestre est en effet la principale
cause de la mauvaise odeur ; il entretient la suppuration ;
après son ablation, la cicatrisation marche plus rapidement.

Lorsque le séquestre est *petit*, son extirpation avec une
pince sera faite normalement sous le spéculum ; s'il est
volumineux, on essaiera de le *morceler* et de le retirer en
plusieurs fragments ; si on n'y réussit pas, alors seulement
on sera autorisé à établir une *voie artificielle* mais non mutilante pour l'extraire : l'opération de Rouge (*rhinotomie sus-
labiale*) nous a permis d'extraire, dans deux cas, de volumineux séquestres difficiles à morceler.

c. Traitement des déformations. — Lorsque le processus est arrêté, il y a lieu souvent de restaurer l'organe et de façon que le malade reprenne figure humaine.

On s'attachera à rendre au nez ses saillies et ses formes normales. Les *injections de paraffine liquide* ou *solide* corrigent très bien les aplatissements suivant une technique spéciale et dans des mains expertes. Des opérations plastiques sanglantes permettent de refaire des organes complètement détruits (procédé de Berger, Nélaton).

Syphilis héréditaire.

L'affection peut se présenter à deux stades différents de la jeunesse de l'enfant : soit d'une façon tout à fait précoce, c'est la *syphilis du nouveau-né* ; soit beaucoup plus tard, à l'âge de la puberté, c'est la *syphilis héréditaire tardive*.

Hérédo-syphilis du nouveau-né. — L'*hérédo-syphilis du nouveau-né* se manifeste par un coryza purulent abondant, souvent même sanguinolent, qui apparaît quelques jours après la naissance. Le pourtour du nez, les lèvres, sont rouges, fissurés.

Il importe de faire le diagnostic d'une façon très précoce, car ce coryza peut déterminer dans les fosses nasales des lésions souvent étendues avec destruction du squelette du nez et propagation aux méninges. Il gêne en outre la nutrition de l'enfant, celui-ci ayant beaucoup de difficulté pour téter.

On se méfiera donc, chez les nouveau-nés, de ces coryzas très purulents, à odeur fétide ; mais on ne pourra guère faire le diagnostic de syphilis que d'après les signes concomitants : psoriasis palmaire, plantaire, adénopathies qui font rarement défaut, d'avec un coryza blennorragique, par exemple.

Traitement. — 1° La première indication prophylactique pour ainsi dire consiste à soumettre la mère au traitement spécifique pendant sa grossesse, et aussi pendant l'allaitement, pour mercurialiser son lait (Lermoyez).

2º Donner à l'enfant de X à XV gouttes par jour de liqueur de Van Swieten dans son lait, qu'on remplace par quelques frictions mercurielles en cas d'intolérance, et joindre un traitement local légèrement antiseptique (huile résorcinée, glycérine ou sublimé à 1 p. 100).

Hérédo-syphilis tardive. — La syphilis héréditaire tardive peut se manifester pendant toute l'adolescence et même quelquefois à l'âge adulte. Elle survient principalement chez les jeunes filles à l'âge de la puberté ; elle peut amener des destructions très étendues dans les fosses nasales et laisser à sa suite toutes les déformations que nous avons signalées plus haut. Elle ne diffère guère de la syphilis acquise nasale au point de vue de ses manifestations et de son traitement.

VIII. — TUBERCULOSE ET LUPUS DU NEZ.

Pendant longtemps on a admis que la tuberculose des fosses nasales peut être *primitive*, ou *secondaire* comme manifestation ultime des lésions tuberculeuses.

D'après les recherches et les travaux les plus récents de Escat et de Caboche (1), concernant la tuberculose et le lupus des fosses nasales, nous admettons qu'il n'y a qu'une seule forme de tuberculose *primitive* des fosses nasales : c'est la forme lente à bacille atténué : le *lupus nasal*.

Tuberculose.

Étiologie. — La tuberculose de la pituitaire n'existe véritablement que comme *lésion secondaire* ; elle est, du reste, très rare, survenant comme complication au cours d'une tuberculose viscérale, pulmonaire ou laryngée. Elle se porte sur la pituitaire à un stade avancé de cette affection, souvent comme complication terminale.

(1) Escat, *Annales des maladies des oreilles, du nez et du larynx*, octobre 1905. — Caboche, *Ibid.*, janvier 1906.

La contamination se fait par les crachats et les quintes de toux, par le doigt souillé d'expectoration ou de proche en proche par l'extension des lésions pharyngo-laryngées qui existent au préalable.

Les lésions tuberculeuses ont comme siège de prédilection la région vestibulaire au tiers antérieur de la cloison et à la partie antérieure du cornet inférieur. Mais elles peuvent envahir dans sa totalité toute la surface de la pituitaire.

Symptômes. — La localisation du côté du nez est simplement révélée par de l'obstruction nasale.

Après avoir enlevé les mucosités et les croûtes qui encombrent les fosses nasales, l'examen au spéculum y fait constater des *ulcérations* siégeant à la partie tout antérieure de la pituitaire, principalement sur la cloison. Elles présentent comme caractères d'être atones, superficielles, à bords finement découpés, à fond jaunâtre. La muqueuse avoisinante est pâle, décolorée, semble manquer de vitalité et est parfois parsemée de granulations jaunâtres, tubercules en voie d'évolution qui peuvent s'ulcérer. Ces ulcérations saignent peu.

Plicque a signalé quelques cas de *tuberculose miliaire aiguë* propagée aux fosses nasales.

Plus rarement on observe des *végétations* sessiles ou plus ou moins pédiculées.

Diagnostic. — Le diagnostic de cette forme est toujours facile ; il est aidé par la constatation de lésions tuberculeuses concomitantes pulmonaires, par des lésions de la muqueuse pharyngée, buccale, qui, à ce stade, ne manquent presque jamais.

Pronostic. — Le pronostic est grave, étant donnée la signification de ces lésions, qu'on ne voit survenir que comme processus de généralisation, et à la période terminale de la tuberculose pulmonaire.

Traitement. — Le traitement doit viser :

1º Le rétablissement de la respiration nasale, si utile chez tous ces malades dont les poumons fonctionnent très mal. Aussi doit-on leur prescrire les traitements émollients, pommades, huiles, lavages, qui permettront l'élimination des croûtes.

2º La cicatrisation des lésions ne sera tentée que lorsque l'*état général le permettra* par des cautérisations, des applications locales d'acide lactique.

Mais, étant donné que cette localisation est peu douloureuse, et la période de la tuberculose à laquelle elle survient, le traitement général doit passer au premier plan.

Lupus.

Le lupus nasal peut être *isolé* et être limité uniquement à la pituitaire, — c'est le cas de beaucoup le plus rare, — ou *coexister* avec le lupus de la face.

D'après les recherches très documentées de Caboche et d'Escat, le lupus de la face serait toujours secondaire à une lésion de la pituitaire.

La propagation de l'une de ces régions à l'autre se fait par voie lymphatique. Le siège constant aux pommettes des lésions lupiques semble aussi indiquer que leur origine est bien dans la pituitaire, qui, par anastomoses, envoie une partie de son courant lymphatique dans la face.

Étiologie. — Pathogénie. — C'est chez les sujets jeunes de quinze à vingt-cinq ans que l'on observe de préférence le lupus du nez, chez les jeunes femmes surtout.

Il se produit indépendamment de toute lésion viscérale et évolue pendant très longtemps de façon tout à fait isolée. Les traumatismes, les lésions de grattage, avec les doigts souillés de contacts microbiens, la contamination par les poussières qui se déposent dans les narines, expliquent cette localisation tout à fait antérieure. Il semble que l'on ait affaire là à une lésion d'inoculation toute locale, indépendante d'un état général préexistant.

Guisez.   12

Symptômes. — 1° Signes fonctionnels. — Le malade ne ressent aucune douleur ; il se plaint seulement de gêne nasale d'enchifrènement, de coryza tenace, et souvent il ne vient nous consulter qu'à une phase avancée de son affection.

1° Signes physiques. — Si cependant on peut le voir au début, on constate sur la pituitaire des sortes de petites élevures rouges ou grisâtres, mamelonnées, molles sous le stylet. Elles siègent uniquement dans le tiers antérieur de la cloison, et quelquefois aussi dans la partie antérieure du méat inférieur, au pourtour de l'orifice du canal lacrymonasal.

De là les lésions vont s'étendre, gagner les cornets ; mais elles sont toujours plus marquées dans la partie antérieure des fosses nasales. Elles peuvent se propager à la lèvre supérieure, à la joue, donnant lieu au *lupus de la face*.

Dans les fosses nasales, le lupus peut donner lieu à deux sortes de lésions : l'ulcération, la végétation. L'*ulcération* est tout à fait superficielle, entourée de bourgeons grisâtres ; la muqueuse avoisinante n'est nullement altérée.

Elle peut se creuser en profondeur et amener une *perforation* de la cloison. Celle-ci présente des bords épais, irréguliers. Peu étendue, elle n'est pas rare dans le cours de l'évolution du lupus nasal. Elle siège sur la partie cartilagineuse, la tuberculose laissant, contrairement à la syphilis, les os toujours intacts.

D'autres fois on observe des *nodosités* de volume très variable, donnant à la muqueuse un aspect bourgeonnant. Enfin il est une forme que l'on observe dans cette tuberculose atténuée, c'est a forme *végétante* (Voy. fig. 71). On voit, obstruant la fosse nasale, implantée dans la partie tout antérieure de la cloison, une ou deux petites tumeurs, plus ou moins pédiculées, molles, jaunâtres, saignant au moindre contact du stylet, reposant sur un cartilage dénudé qui ne tarde pas à s'ulcérer et à se perforer.

Diagnostic. — Le diagnostic de cette forme atténuée

de tuberculose est difficile, tant que la lésion est confinée
à la fosse nasale ; parfois on se basera sur les caractères
que nous avons énumérés précédemment pour la diagnostiquer des affections à localisation nasale (*syphilis,
sarcome*).

C'est avec le cancer du nez qu'on pourra la confondre le
plus aisément.

Les examens histologique et bactériologique tran-
cheront souvent le diagnos-
tic (1).

**Marche.—Durée.—Évo-
lution.** — Le lupus nasal se
développe insidieusement sans
douleur. Il est « casanier »,
n'évolue que petit à petit, a
peu de tendances à l'extension
et met des années à effectuer
les lésions que nous venons de
décrire. Il peut guérir spontanément par transformation
fibreuse des tissus infiltrés.

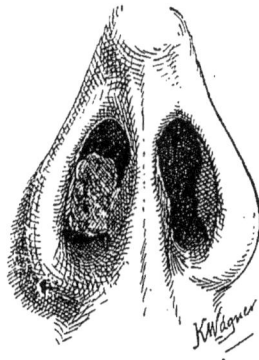

Fig. 71. — Végétation lupique.

Mais il peut aussi se compliquer d'infections secondaires
qui donnent naissance au *lupus vorax* : en peu de
semaines, tout l'intérieur du nez est transformé en un véritable cloaque. Cette circonstance, jointe aux perforations de
la cloison, à l'extension fréquente à la figure et aux cicatrices qui sont consécutives, donne à cette affection
un pronostic parfois grave ; mais celui-ci est très amélioré par un traitement rationnel qui donne les meilleurs
résultats.

Traitement. — Le traitement doit être très énergique,
à la fois médical et chirurgical. Sans s'attarder à des

(1) Lafite-Dupond et Moulinier (de Bordeaux) (Voy. *Annales de
oreilles, nez, larynx*, mai 1909) ont proposé, dans les cas douteux, la
réaction de la tuberculine sur la muqueuse nasale.

pansements *palliatifs* qui n'empêchent pas la lésion d'évoluer, il faut s'adresser à l'*extirpation* des végétations
dans le cas de tumeurs végétantes et procéder au *curettage* des fongosités. Transformer une ulcération atone
en une plus vivace en curettant ses bords, puis appliquer
régulièrement des pansements à l'*acide lactique* à 1 p. 2 ou
même pur sur les plaies ainsi produites. Plus tard, lorsque
les lésions seront déjà circonscrites, on pourra *cautériser*
au galvanocautère les nodules tuberculeux, mais on ne doit
jamais cautériser d'emblée en cas de lésions étendues.
Tel est le traitement qui, dans tous les cas que nous avons
eu à traiter, nous a donné une guérison durable.

Souvent plusieurs séances de curettage ou de cautérisation sont nécessaires à de longs intervalles pour poursuivre les lésions.

La radiothérapie n'a guère donné de résultats contre
les lésions nasales proprement dites (1).

Le *traitement général* consistera à prescrire aux malades
le bord de la mer, à leur donner à l'intérieur de l'huile
de foie de morue, des préparations arsenicales.

Catarrhe nasal postérieur.

Dans ce manuel des affections du nez, le catarrhe nasal
postérieur mérite une mention spéciale. Il s'agit là
d'une affection rebelle, mais qui guérit généralement
lorsque l'on en a reconnu la cause. Or, cette cause, ainsi
que nous allons le voir, siège presque toujours dans les
fosses nasales.

S'il existe, en effet, une forme de catarrhe nasal pharyn-
gien *primitif*, qui est liée à des causes irritantes directes,

(1) Dans plusieurs cas que nous avons eu à soigner, après guérison
des lésions cutanées par la radiothérapie, nous avons constaté que
les lésions nasales étaient restées telles quelles.

telles que les poussières, l'alcool, le tabac ou à un état général défectueux : arthritisme, diabète, albuminurie, la plupart du temps il s'agit là d'une *affection secondaire, conséquence d'une obstruction nasale* ; dans ce cas, les mucosités s'accumulent en arrière et tombent dans la gorge. D'autres fois il s'agit de rhinite atrophique ; l'atrophie de la pituitaire gagne et atteint la muqueuse du rhino-pharynx. L'air inspiré ne trouve plus dans les fosses nasales les conditions nécessaires pour son humidification et son échauffement. Il vient alors dessécher brutalement la muqueuse nasale et transforme les sécrétions nasales en masses concrètes adhérentes que le sujet a beaucoup de peine à expulser. La sinusite sphénoïdale est parfois également cause de ce catarrhe.

Les symptômes ressentis par les malades sont toujours les mêmes : c'est principalement au réveil que cette affection est gênante ; le malade tousse, fait des efforts d'**expecto-ration**, racle, pour tâcher de détacher les mucosités du naso-pharynx, qui se sont desséchées et se sont collées pendant la nuit ; quelquefois même ces efforts amènent des nausées et des vomissements, puis le malade est soulagé, mais, de temps à autre, pendant la journée, il est encore gêné.

Si l'évolution est ancienne, il se produit souvent de la laryngite sèche, par propagation de l'inflammation du côté du *larynx.*

Du côté des *oreilles*, on note des bourdonnements, de la dureté de l'ouïe, provenant également de la propagation de l'inflammation à la trompe d'Eustache.

L'examen montre que des mucosités épaisses tapissent la voûte du naso-pharynx et s'y concrètent sous forme de croûtes. La muqueuse postérieure du pharynx est lisse, vernissée, et enfin il faut surtout avoir soin de chercher la cause dans l'état général : albuminurie, goutte, diabète, voir s'il n'y a pas de rhinite atrophique, quelque sinusite latente, maxillaire et surtout sphénoïdale, cause fréquente de ce catarrhe.

Au point de vue *thérapeutique*, il faut s'adresser tout d'abord à la cause qui engendre ce catarrhe, désobstruer les fosses nasales, traiter la sinusite sphénoïdale quand elle existe. Il convient de rechercher aussi s'il ne reste pas dans le cavum des reliquats de végétations adénoïdes qu'il faudra supprimer à l'aide de la curette de Trautman.

Localement, les malades seront très soulagés, par des lavages du nez, avec irrigation du naso-pharynx, à l'aide de solutions alcalines (carbonate de soude, borate de soude); ou même de lavages rétro-pharyngiens; mais le véritable traitement dans les formes rebelles consiste à toucher la muqueuse, à faire des pansements un peu énergiques, soit de protargol à 5 p. 100, soit mieux de nitrate d'argent à 10 ou 20 p. 100.

IV. — AFFECTIONS DE LA CLOISON DES FOSSES NASALES.

I. — DÉVIATIONS ET ÉPAISSISSEMENTS DE LA CLOISON.

Étiologie. — **Pathogénie.** — Ces déformations peuvent avoir une double cause : ou bien elles sont consécutives à un vice de développement, ou bien, cas plus rares, elles sont traumatiques.

Causes déterminantes. — 1° *Vice de développement.* — La cloison, issue du *bourgeon frontal médian,* présente un développement indépendant du reste du squelette de la fosse nasale qui se forme aux dépens des *bourgeons maxillaires supérieurs.*

Comprise dans un cadre osseux très résistant, constitué en bas par les lames horizontales du maxillaire supérieur, en haut par l'os frontal, l'ethmoïde et le sphénoïde, si elle se développe trop par rapport au reste des fosses nasales, elle devra s'incurver pour pouvoir se loger ; que l'on ajoute à cela l'élévation fréquente de la voûte palatine, chez les adénoïdiens en particulier, le défaut de parallélisme qui existe entre le développement du crâne et de la face, on voit qu'il existe là de multiples raisons de déformations de la cloison qui sont, du reste, on ne peut plus fréquentes, en particulier dans les races supérieures, où le crâne est très développé, comparé au massif facial.

Ou bien la malformation de la cloison ainsi déterminée consiste en une incurvation, c'est la *déviation proprement dite de la cloison,* qui peut se présenter sous différentes formes, en C en S, être simple, double. Ou bien, et cette circonstance est aussi fréquente que la précédente, la cloison peut s'épaissir au point incurvé, donnant lieu aux *épaississements de la cloison*, qui, suivant leur forme, sont

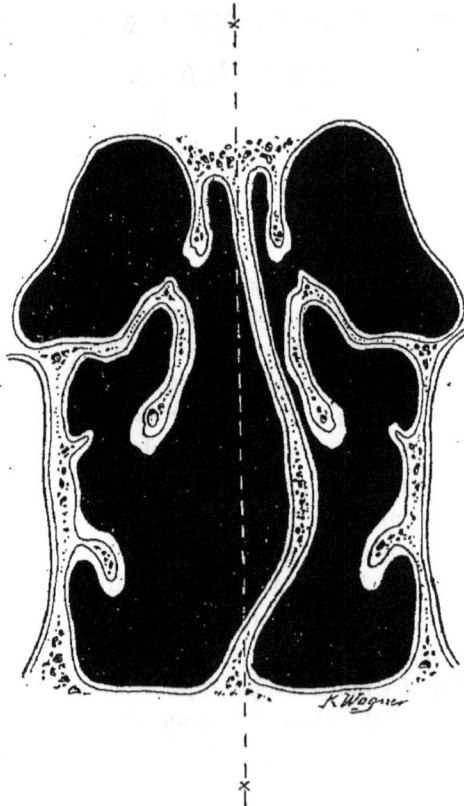

Fig. 72. — Déviation de la cloison.

appelés crêtes, éperons, épines. Les deux malformations sont souvent combinées et coexistent chez le même sujet.

2º *Traumatisme.* — Le *traumatisme*, chute, coup sur le nez, peut agir de deux façons différentes :

Ou bien il s'agit de fractures de la cloison qui se consolident vicieusement, ou de luxation du cartilage sur les parties osseuses profondes.

La malformation peut être antérieure, uniquement

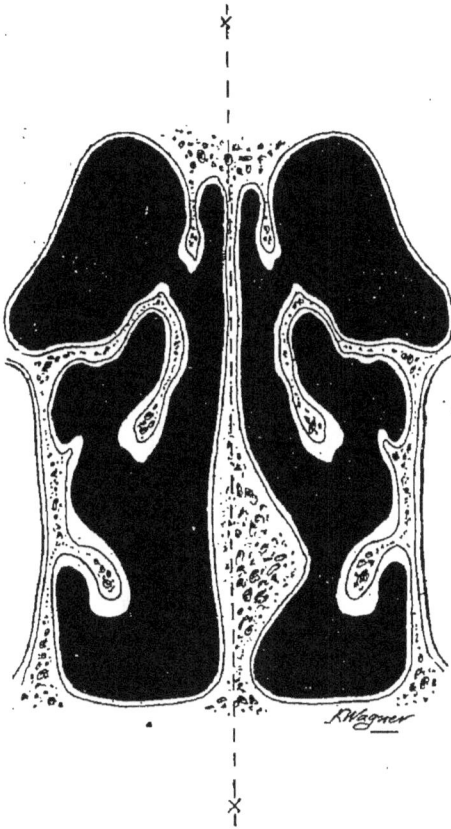

Fig. 73. — Éperon de la cloison.

cartilagineuse, c'est la forme la plus fréquente ; ou porter sur la paroi osseuse postérieure ; ou à la fois sur les deux.

CAUSES PRÉDISPOSANTES. — *Age*. — Étant donné le mode de formation de ces déviations, on conçoit qu'on ne les observe jamais chez les tout jeunes enfants, et elles ne se développent qu'à partir de l'âge de cinq à six ans.

Adénoïdes. — La voûte palatine en ogive s'observant très souvent chez les *adénoïdiens*, il n'est pas rare de noter la coexistence des adénoïdes et de la malformation de la cloison.

Race. — Le massif facial est, comparé au crâne, très développé dans les races inférieures ; on voit que cette affection doit être inconnue chez les nègres et plus fréquente dans les races supérieures.

Symptômes. — 1° Signes fonctionnels. — Ce sont ceux du catarrhe nasal chronique. Le malade se plaint d'*obstruction* nasale, d'enchifrènement. Le matin, il a la gorge sèche. La bouche étant absolument ouverte, la gorge s'irrite et s'enflamme, d'où catarrhe pharyngé postérieur, pharyngite sèche, etc. En outre, l'obstruction de la fosse nasale correspondante gêne le mouchage des sécrétions, et celles-ci tombent dans le pharynx, contribuant à la pharyngite chronique.

Enfin il est tout un groupe de symptômes qui souvent sont très accentués et réclament un traitement radical ; ce sont les *accidents réflexes* : la toux, des migraines, des névralgies faciales, surtout l'*asthme nasal* (1).

Mais il faut savoir aussi, surtout lorsqu'elles sont peu accentuées, que les déviations de la cloison peuvent être tout à fait *latentes*, et ce ne sont que des trouvailles de spéculum, alors qu'on examine par hasard les fosses nasales.

2° Signes physiques. — Signes extérieurs. — Quelquefois les déformations de la cloison donnent lieu à des signes extérieurs. Le nez peut être déformé ; il peut exister, lorsque la déviation est très accentuée, de la voussure du côté correspondant, et la pointe du nez peut être déviée (en

---

(1) On peut ainsi guérir de nombreux asthmatiques par redressement de la cloison, ablation d'un éperon, etc.

général du côté opposé à la narine obstruée). Lorsque la déformation est très basse, elle peut être directement aperçue, en particulier lorsque le sujet a la tête relevée.

3º EXAMEN AU SPÉCULUM. — Il n'est possible du côté malade que lorsqu'il n'est pas trop obstrué. Il fait voir

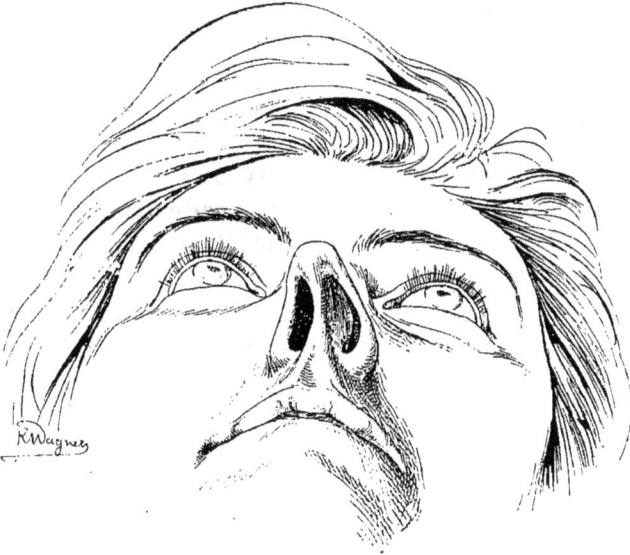

Fig. 74. — Vue externe d'une déviation de la cloison à type antérieur.

une saillie de la cloison, dont la muqueuse est rouge, lisse.

L'exploration avec le stylet, après cocaïnisation, renseigne sur l'étendue, la profondeur de la déviation.

La rhinoscopie postérieure fait constater les malformations de la partie la plus reculée de la cloison ; elle fait diagnostiquer les *queues de cloison* (Heckel). Elle montre aussi l'existence de traînées, de nappes purulentes dans le rhinopharynx, toujours plus prononcées du côté de la déviation.

Diagnostic. — Le diagnostic est toujours facile ; les

caractères, l'aspect lisse de la muqueuse font faire le diagnostic.

Il importe de bien fixer, au moment de l'examen, le siège, l'étendue exacte de la difformité, pour instituer un traitement efficace. La cocaïne-adrénaline aide beaucoup à l'exploration et au diagnostic des lésions.

Traitement. — INDICATIONS. — Toute cloison déviée ne réclame pas un traitement spécial, et l'on ne doit opérer que si elle détermine des troubles bien évidents.

On doit opérer dans les cas suivants :

1° En présence d'une difformité externe très marquée dont le patient demande à être débarrassé;

2° Lorsqu'il y a obstruction narinaire avec ses conséquences, rhinite chronique, épiphora, dacryocystite, catarrhe tubaire, etc. (1);

3° En cas d'accidents réflexes : asthme, névralgies, etc.

1° Épaississements de la cloison. — S'il s'agit d'un éperon, crête, etc., siégeant sur la partie antérieure cartilagineuse, la résection simple avec un bistouri de la portion convexe débarrasse très facilement le malade.

Si la saillie est à la fois osseuse et cartilagineuse, ou osseuse entièrement, la scie de Bosworth (fig. 77) ou mieux le rabot de Carnolt-Jones (fig. 75), qui permet une ablation rapide complète de toute la partie à enlever, pourront être utilement employés.

La cocaïnisation est seule nécessaire ; en tous les cas, on pourra joindre à la solution un peu d'adrénaline à 1 p. 100, qui, empêchant l'hémorragie, rend plus facile l'intervention, en donnant plus de place par son pouvoir rétractile. Comme pansement ultérieur, nous appliquons localement soit une mèche, soit un bourrelet d'ouate stérilisée. On peut se passer de pansement local, à la condition

_____

(1) On peut quelquefois, par une intervention beaucoup plus simple, réduire le cornet correspondant, déboucher la narine et arriver à un bon résultat. Mais celui-ci n'est pas assuré.

d'exiger du malade la situation horizontale, sans

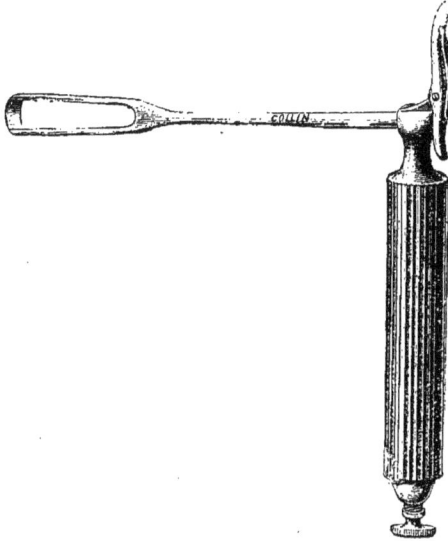

Fig. 75. — Rabot de Carnoll-Jones, modifié par Lermoyez.

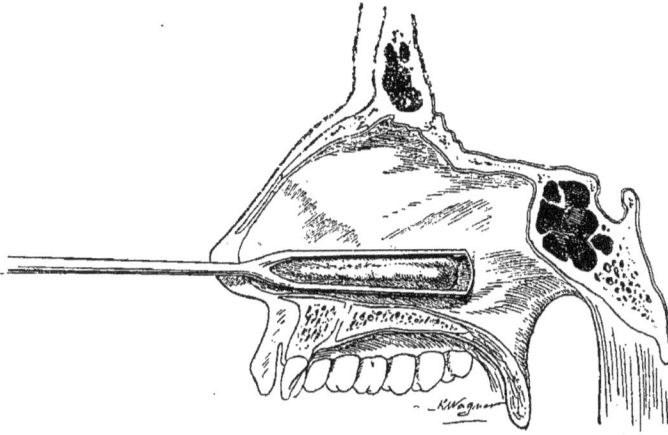

Fig. 76. — Ablation d'une crête osseuse au rabot.

oreiller, une alimentation liquide pendant les quarante-huit

heures qui suivent l'intervention. De toutes façons, quand
l'hémorragie est abondante et ne cesse pas rapidement, le
tamponnement antérieur méthodique s'impose.

2° **Déviations de la cloison.** — Les déviations peuvent

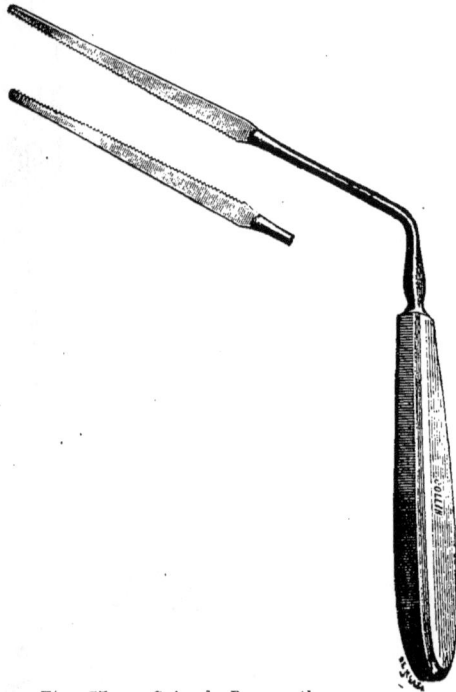

Fig. 77. — Scie de Bosworth.

se redresser par de multiples procédés, dont les plus
employés sont les *procédés sous-muqueux*.

La résection sous-muqueuse est généralement, aujour-
d'hui, employée pour la correction des déviations de la
cloison. C'est Pétersen, l'un des premiers, qui a eu l'idée de
cette intervention et qui a donné son nom au procédé,
appelé généralement « procédé de Pétersen ».

Il a ensuite subi différentes modifications, entre les mains de différents auteurs... Killian, etc. La technique généralement employée est la suivante :

L'anesthésie locale est suffisante; ce n'est qu'exceptionnellement qu'on emploie l'anesthésie générale dans certains cas déterminés (nervosisme, jeunes sujets).

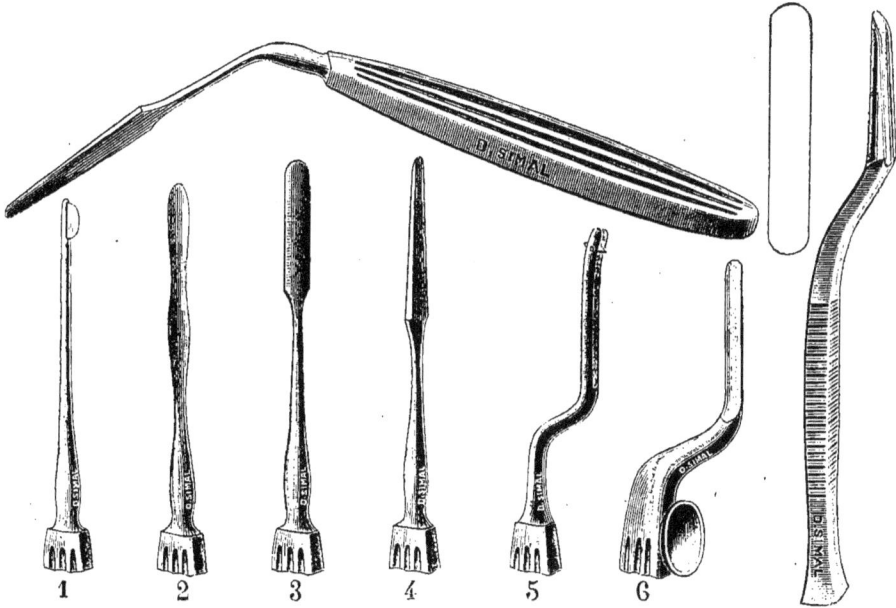

Fig. 78. — Instruments de Killian.

Après anesthésie à la cocaïne (1), sous forme de piqûre sous la muqueuse avec une solution à 1 p. 100, on incise la muqueuse du côté convexe, un peu en arrière de la sous-cloison, dans toute la hauteur du septum, en ayant bien soin de prolonger l'incision le plus bas possible (Voy. fig. 79). A l'aide d'une rugine (fig. 78) spéciale, on décolle la mu-

(1) Ou à l'aide d'une solution de novocaïne, ainsi que nous l'employons aujourd'hui.

queuse aussi loin qu'il est nécessaire, puis, dans un troisième
temps, on sectionne la portion tout antérieure du cartilage avec le bistouri, en ayant soin de ne point entamer
la muqueuse du côté opposé ; et, avec la rugine, on décolle la muqueuse dans toute l'étendue de ce dernier côté.
Puis, plaçant la cloison cartilagineuse dans l'ouverture
d'un long spéculum spécial, on l'isole ainsi parfaitement
(Voy. fig. 80) des deux lambeaux de muqueuse que l'on

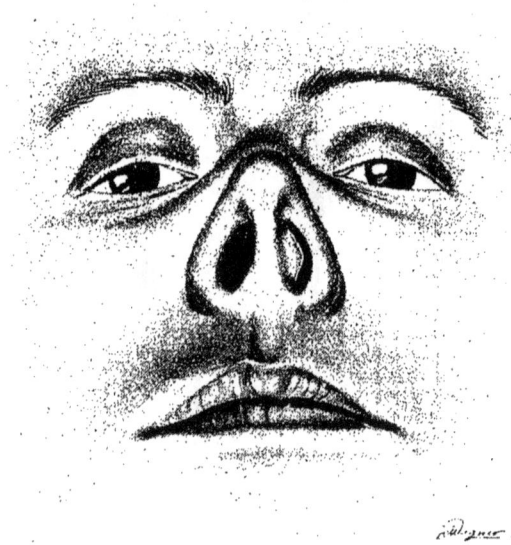

Fig. 79. — Déviation de la cloison ; tracé de l'incision.

vient de décoller ; il ne reste plus qu'à réséquer ce qu'il
faut pour obtenir un redressement parfait.

Il est souvent nécessaire de sectionner la partie tout à fait
inférieure de la cloison, en arrière de l'épine nasale antérieure, à la gouge et au maillet.

La résection une fois terminée, et les deux muqueuses

étant de nouveau accolées l'une à l'autre, on s'assure que
la perméabilité est suffisante dans l'une et l'autre narine,
Comme précédemment, on tamponne avec de petites
mèches imbibées de pommade à l'argyrol, pansement que

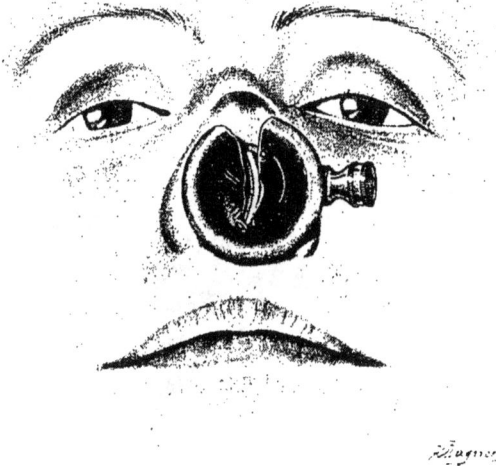

Fig. 80. — Le cartilage est isolé de ses deux muqueuses et est prêt
pour la résection.

l'on enlève deux ou trois jours après, et la guérison est
très rapidement obtenue.

C'est là un procédé souvent assez difficile d'application
lorsqu'il existe des adhérences de la muqueuse aux points
épaissis (crêtes de la cloison), mais il donne les plus
grandes satisfactions.

II. — HÉMATOME. — ABCÈS DE LA CLOISON.

La pituitaire se laissant décoller avec la plus grande
facilité sous certaines influences, du sang, du pus pourront

la soulever, constituant les hématomes et les abcès de la cloison.

1° L'HÉMATOME est toujours traumatique, consécutif aux fractures du cartilage quadrilatère. Le sang qui

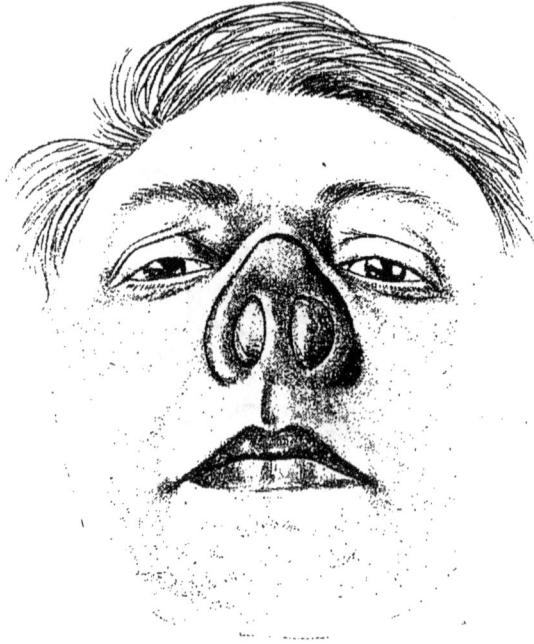

Fig. 81. — Hématome en bissac.

s'épanche soulève la muqueuse, forme une bosse sanguine et constitue l'hématome. L'hématome est bilatéral, en bissac, le trait de fracture établissant une communication entre les deux poches. On aperçoit aisément, en relevant le lobule du nez, les deux masses arrondies, lisses, qui obstruent les fosses nasales (Voy. fig. 81). Le doigt introduit dans la narine refoule facilement de l'une à l'autre le contenu de ces deux poches (Lermoyez).

Si l'hématome n'est pas très volumineux, il peut se

résorber. Mais le plus souvent il devient le siège de douleurs plus ou moins vives, la peau du lobule rougit, la température s'élève, l'*hématome tourne à la suppuration* et s'abcède.

2° L'ABCÈS DE LA CLOISON reconnaît en effet la plupart du temps cette cause; rarement il est consécutif à un furoncle, à une affection générale : fièvre typhoïde, érysipèle, fièvre éruptive. La muqueuse de l'hématome, au moment de l'abcédation, s'épaissit, ouvre une issue difficilement au pus; le cartilage subit la fonte purulente. Il en résulte ultérieurement ou des *perforations*, ou même la destruction complète du cartilage quadrangulaire avec déformation externe très accentuée (affaissement du dos du nez et relèvement de la pointe). C'est la déformation *en coup de hache* (fig. 82).

Rarement la suppuration se propage, gagne les sinus de la dure-mère par les plexus veineux, amenant la phlébite du sinus longitudinal, la méningite purulente; mais il faut toujours avoir présents à l'esprit ces complications éventuelles et le peu de tendance à l'ouverture spontanée de l'abcès pour instituer un traitement précoce.

Fig. 82. — Déformation nasale après fonte purulente du cartilage quadrangulaire.

Traitement. — Que l'hématome soit ou non abcédé, le traitement qui s'impose sans tarder est l'*évacuation*, l'*ouverture large* de son contenu.

Après cocaïnisation avec un simple bistouri aussi aseptiquement que possible, inciser largement la portion saillante de la muqueuse en son point le plus déclive. On évacue soigneusement la poche de son contenu; si elle ne contient que du sang· on se borne à laisser pendant vingt-

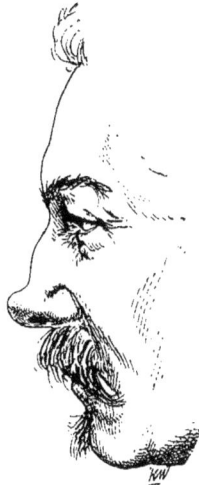

quatre heures une mèche iodoformée du côté opéré qui va drainer la poche ; et la muqueuse reprend son aspect normal.

S'il y a du pus, il faut ouvrir largement, enlever à la curette les fongosités, les débris de cartilages, passer un peu d'iode dans la poche, panser de même avec une mèche de gaze iodoformée.

La surveillance sera longue, la guérison lente à atteindre et la mèche devra être maintenue pendant plusieurs jours. Les lavages dans la poche seront proscrits comme tout à fait inutiles, nuisibles même dans le cas d'hématome simple.

V. — FRACTURES DU NEZ.

En raison de la proéminence du nez, les fractures de cet organe sont assez fréquentes. Elles peuvent intéresser soit les os *propres du nez*, soit le *septum*; l'une et l'autre de ces fractures diffèrent à certains points de vue; aussi est-il classique de les étudier séparément.

I. — FRACTURES DES OS PROPRES DU NEZ.

Étiologie et anatomie pathologique. — Les fractures des os propres du nez sont toujours produites par des causes directes, chute, coup sur le nez. Le trait de fracture est le plus souvent horizontal ou oblique, rarement vertical. Mais les fractures sont souvent multiples.

Dans la fracture horizontale la plus fréquente, le déplacement peut être nul ou porter uniquement sur le fragment inférieur, qui s'enfonce sous le supérieur, qui, lui, est immobilisé par ses attaches au frontal.

Dans les fractures multiples, le déplacement des fragments est très marqué.

D'après le mécanisme de ces fractures, on comprend très bien que les parties superficielles seront très souvent atteintes. La peau est écrasée, déchirée, et parfois les esquilles osseuses la traversent.

Symptômes. — Les *fractures simples* sans déplacement donnent lieu à peu de symptômes; elles se caractérisent par une *douleur vive* au niveau du trait de fracture. La peau est gonflée et ecchymosée.

Dans les fractures *comminutives*, de beaucoup les plus fréquentes, le déplacement et la déformation sont plus marqués. Il existe à ce niveau de l'enfoncement, parfois masqué par du gonflement. L'épistaxis et l'emphysème sous-cutané sont des symptômes constants ; tous deux relèvent de la rupture de la pituitaire. L'emphysème se produit lorsque le malade se mouche ; limité généralement au nez, il peut quelquefois envahir les joues et les paupières.

La palpation révèle un douleur très vive. Nous ne conseillons point de rechercher ni la mobilité, ni la crépitation, car on risque ainsi d'amener de nouveaux désordres par une exploration inutile et souvent très douloureuse.

Pronostic. — Complications. — Les fractures du nez présentent un caractère généralement bénin. Toutefois, lorsque le traumatisme a été violent, il peut coexister une *fracture de la lame criblée* dont on se méfiera dans les cas d'épistaxis abondante et difficile à arrêter. Il peut également se produire de la *commotion cérébrale*. Enfin cette fracture laisse souvent de l'enfoncement du nez avec une oblitération des fosses nasales et des déformations qui défigurent le malade.

Traitement. — Le *traitement* doit avoir un double but : viser l'esthétique et le maintien de la perméabilité nasale. Il conviendra de réduire la fracture, en amenant les fragments au contact, en massant et palpant les fosses nasales. Un doigt introduit dans les fosses nasales aide la réduction. Pour maintenir les fragments en bonne position, on applique une attelle externe (appareil plâtré de Chandeleux) et, pour rétablir la conformation interne du nez, on pratique un tamponnement serré ou on place un gros drain à l'intérieur de la fosse nasale qui permet la respiration, tout en maintenant la réduction.

II. — FRACTURES DE LA CLOISON.

Les trois pièces qui composent la cloison : *cartilage quadrangulaire, lame perpendiculaire de l'ethmoïde, vomer,* peuvent être fracturées simultanément ou isolément.

Mais c'est surtout le cartilage de la cloison, le plus exposé, qui se fracture le plus facilement ; il se brise en deux points d'élection : le premier occupe le *cartilage lui-même*, c'est la *fracture de Chevallet*; le second, qui en même temps s'accompagne d'une luxation du cartilage, *siège à l'union du cartilage et du vomer*, c'est la *fracture de Jarjavay.*

La première variété ne présente aucune déformation, mais se complique toujours d'*hématome* en bissac avec toutes ses conséquences : abcédation, perforation de la cloison.

Dans la *fracture voméro-chrondrale* avec luxation, le cartilage se luxe et glisse sur l'une des parois de la cloison osseuse. Il en résulte : 1º une déviation latérale inférieure et de la pointe du nez ; 2º de l'obstruction de la fosse nasale du côté correspondant à la saillie du cartilage qui se trouve encore accentuée par l'apparition rapide d'un hématome ; 3º des déformations consécutives (éperons, déviations angulaires) qui s'établissent d'une façon définitive.

Traitement. — 1º On devra parer aux accidents immédiats. L'hématome sera traité, comme nous l'avons vu, par incision et drainage pour éviter les délabrements auxquels il donne parfois lieu. L'épistaxis sera arrêtée par tamponnement. Une antisepsie nasale sera rigoureusement faite pour éviter l'infection du foyer de la fracture.

2º La réduction des fragments sera tentée à partir du troisième ou quatrième jour sous chloréthyle ; les fragments seront réduits avec les doigts et maintenus soit avec un double tamponnement, soit par l'application de gros drains, soit par des attelles tubulaires de Ash.

VI. — ALTÉRATIONS NERVEUSES DE LA PITUITAIRE.

I. — LÉSIONS RÉFLEXES D'ORIGINE NASALE.

Les fosses nasales peuvent être le point de départ d'accidents réflexes divers, souvent très tenaces ; aussi importe-t-il de les diagnostiquer pour les soigner énergiquement.

Tantôt ce ne sont que l'exagération des phénomènes réflexes dont la pituitaire est le siège normalement (éternuement, larmoiement).

D'autres, et c'est ici que la relation est plus difficile à surprendre, constituent des manifestations tout à fait éloignées et pouvant porter sur l'appareil digestif, l'appareil respiratoire, le cœur, l'appareil génital même, donnant lieu aux affections les plus diverses.

1º Ce sont parfois de simples *névralgies* se manifestant dans le territoire du trijumeau. On connaît les *névralgies nasales* à siège tantôt antérieur et tantôt postérieur, se manifestant par de véritables crises paroxystiques avec leurs zones hyperesthésiques révélées au sylet. Mais elles peuvent affecter les territoires avoisinant le nez, se présenter sous forme de *névralgies faciales*, *orbitaires*, de *crises d'éternuements paroxystiques* qui peuvent exister isolément, ou en même temps que d'autres phénomènes. Le *rhume des foins*, l'*hydrorrhée nasale* sont des manifestation réflexes de la pituitaire ; le *larmoiement* sans lésions du canal nasal a son point de départ également dans cette muqueuse.

2º Les névroses les plus diverses ont été décrites par les

différents auteurs puis niées et enfin définitivement admises
à la suite des travaux de Hack et Voltolini et des expériences physiologiques bien conduites de François
Franck (1).

Nous insisterons sur les formes les plus caractérisées.
Elles peuvent se manifester du côté des différents appareils.

Appareil respiratoire. — C'est la *toux nasale* sur laquelle M. Lermoyez (2) vient de rappeler récemment l'attention ; elle présente comme caractère d'être sèche, convul-
sive, irrésistible, progressive. Le *spasme de la glotte* pouvant
amener de la suffocation, le *stridulisme* et le *faux croup*
chez les enfants n'ont souvent point d'autre origine.
L'*asthme nasal* est le phénomène réflexe que nous avons
le plus souvent observé. Il est dû à des lésions (éperons,
myxomes) qu'il suffit de détruire pour voir tous les accidents disparaître.

Appareil circulatoire. — Ce sont des désordres nerveux se manifestant par des palpitations, de l'angoisse
précordiale, de l'accélération du pouls. On a même signalé
des troubles plus profonds avec insuffisance du myocarde.

Quelques *goitres exophtalmiques* rentrent dans ce groupe.

Appareil oculaire. — Indépendamment des phénomènes qui se manifestent du côté de la conjonctive et que
nous avons cités à propos du rhume des foins, il peut
exister, du côté de l'œil, de l'asthénopie, le scotome, le rétrécissement du champ visuel.

Système nerveux général. — La plus curieuse de ces
manifestations est le *vertige nasal*, coexistant souvent avec
des nausées; il est aujourd'hui bien admis. Nous l'avons
observé dans un cas d'hypertrophie de la bulle ethmoïdale; il s'accompagnait de vomissements, et il était très

(1) François Franck provoqua la toux, le spasme glottique et bronchique généralisé, le ralentissement du cœur par excitation de la
pituitaire.
(2) LERMOYEZ, *Presse médicale*, 1908.

accentué. On le reproduisait expérimentalement en quelque
sorte par l'excitation de la pituitaire *avec le stylet*
au niveau de la zone hyperesthésique (Voy. *Maladie
ethmoïdale*).

L'*épilepsie* peut avoir son point de départ dans les fosses
nasales ; les polypes et la déviation de la cloison semblent
en être la cause la plus fréquente sous l'influence des exci-
tations mécaniques qu'ils déterminent ; pour Spiess même,
il suffirait d'interposer un peu de coton entre les deux
portions qui viennent en contact, soit par les altérations
de la muqueuse (polypes), soit par les alternatives de
tuméfaction des cornets, pour que les crises cessent tout à
fait. L'*hypocondrie nasale* décrite par Joal, Duplay, l'*aprosexie nasale* de Guye sont aujourd'hui admises par tous
les auteurs, consistant dans l'impossibilité de l'application,
la paresse intellectuelle chez les gens dont le nez est
obstrué.

Étiologie et pathogénie.— Causes prédisposantes.
— La *prédisposition* est évidemment indispensable pour que
ces troubles réflexes se produisent, et on ne les observe
guère que chez les *neuro-arthritiques*, ou chez les *hystériques*.
Cette condition est très importante et explique pourquoi
de graves lésions nasales existent sans amener le moindre
trouble réflexe (Lermoyez). Elles sont inconnues chez les
enfants et ne s'observent guère que entre quinze et quarante ans.

Causes déterminantes. — Toutes les lésions nasales
peuvent les engendrer, en particulier les polypes, les
déviations, les éperons de la cloison, la rhinite hypertrophique, les corps étrangers des fosses nasales, ou même de
simples zones hyperesthésiques.

Diagnostic. — Il est assez facile parfois de reconnaître le point de départ de ces réflexes. Mais souvent, si
l'on ne veut point tomber dans l'exagération, il est nécessaire d'éliminer les autres causes avant de conclure à une

origine nasale. Les attouchements au stylet des zones hyperesthésiques qui reproduisent expérimentalement les crises
réflexes, la suspension de ces troubles par des applications
locales de cocaïne permettent d'établir le diagnostic.

Traitement. — Le traitement doit être à la fois *local*
et *général* ; il faut viser la suppression de l'éperon, du
polype, cause initiale du réflexe. Il convient de rechercher
les zones d'hyperesthésie avec le plus grand soin : la cautérisation superficielle, agissant sans doute par inhibition, a
permis de guérir certains malades ; il est nécessaire aussi de
modifier l'excitabilité du sujet par un traitement général
approprié (bromure, valériane, hydrothérapie).

II. — TROUBLES DE L'ODORAT.

Anosmie.

Étiologie et pathogénie. — La *zone olfactive* de la
pituitaire siège dans le tiers supérieur des fosses nasales ;
c'est dans cette portion, ou région jaune de la pituitaire, que se trouvent les cellules olfactives. Pour que
l'olfaction se fasse, il faut que les particules odorantes
soient entraînées par le courant d'air vers ce *locus luteus de
Told.* On conçoit donc que l'anosmie pourra reconnaître
l'une quelconque des causes suivantes :

1º Ou bien le *courant d'air* n'est plus *dirigé vers la fente
olfactive* par destruction des narines (lupus, syphilis,
traumatisme); ou bien *il ne passe plus* par obstruction
narinaire, affaissement des ailes du nez, hypertrophie des
cornets, polypes, etc. ;

2º Ou bien *la muqueuse est altérée*, et il y a destruction
des cellules olfactives, par exemple dans l'ozène ou artificiellement par l'acte de priser du tabac, de renifler de
l'eau froide, par l'abus de la cocaïne locale. Il s'agit
alors d'une véritable *intoxication* dont on ne peut rapprocher

l'usage immodéré des parfums, des odeurs fortes, qui imprègnent et fatiguent les cellules olfactives.

3º D'autres fois, il s'agit d'*altérations nerveuses*, périphériques ou centrales, le nerf olfactif peut être détruit (névrites par intoxications), de lésions du bulbe olfactif (paralysie générale, ataxie), ou encore de *troubles dynamiques* : hémianosmie des hystériques, des albinos.

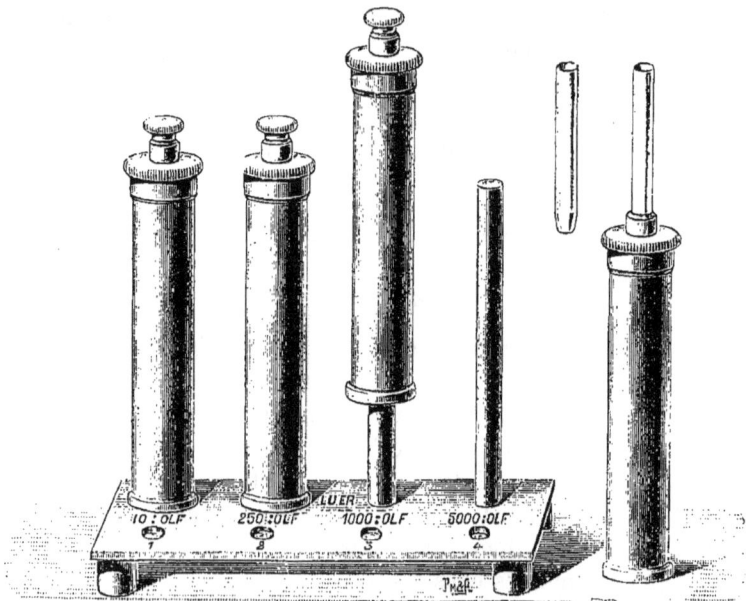

Fig. 83. — Olfactomètre à quatre cylindres odorants du Dʳ Reuter.

Enfin l'anosmie peut être *essentielle*, existant seule, accompagnée généralement d'anesthésie de la pituitaire. On ne l'admettra qu'après avoir éliminé les autres causes.

Symptômes. — **Diagnostic**. — L'anosmie est assez facile à reconnaître : le sujet vient vous consulter pour de la perte ou de la diminution de l'odorat. Les mets n'ont plus de saveur, le goût étant lui-même altéré.

On la diagnostique en faisant sentir des flacons odorants

contenant par exemple de l'éther, de la vanille. On les place successivement sous chacune des narines, et l'on se rend compte ainsi si l'anosmie est bi ou unilatérale.

Il existe même des instruments dits *olfactomètres*, destinés à mesurer le degré de l'olfaction (fig. 83).

Il importe de bien déterminer, aussi exactement que possible, la cause de l'anosmie : de passer en revue tous les obstacles au libre accès de l'air vers la fente olfactive, de rechercher les altérations nerveuses, périphériques ou centrales, les phénomènes d'hystérie. C'est sur ce diagnostic étiologique qu'est basé le traitement.

Traitement. — Il faut, si l'anosmie est mécanique, rendre aux fosses nasales leur conformation normale. Contre les altérations de la muqueuse (ozène, syphilis), on est souvent désarmé. Les formes nerveuses réclament un traitement antinerveux général.

Quant aux *anosmies essentielles* où rien ne peut laisser entrevoir la cause, il importe de diriger contre elles un traitement tout symptomatique. Faire priser des poudres destinées à réveiller la sensibilité :

Sulfate de strychnine.............. 0^{gr},10
Poudre d'iris..................... 0^{gr},50
Sucre de lait.................... 10 grammes.
(Lermoyez.)

L'électricité sous forme de courants continus de 5 à 6 milliampères donne de bons résultats (Zarniko) ; une électrode est placée sur le nez, une autre sur la nuque.

Hyperosmie. — Parosmies.

L'*hyperosmie* est un fait rare ; elle consiste en l'exagération de la sensibilité olfactive ; elle devient parfois pathologique, étant l'origine de réflexes. Telle ou telle odeur, qui est agréable généralement, devient intolérable pour le malade. Elle est associée le plus souvent soit à *des altérations inflammatoires* de la pituitaire, soit à un *état général nerveux* (hystérie, névrosthénie).

Quelquefois, le malade perçoit une odeur pour une autre parosmie le plus souvent fétide; elle prend alors le nom de *cacosmie*. Celle-ci a tantôt une cause réelle dans les fosses nasales (sinusites, ozène), tantôt elle est purement *subjective*, due alors à une hallucination des centres nerveux (hystérie, neurasthénie).

VII. — SINUSITES DE LA FACE.

I. — NOTIONS GÉNÉRALES.

Par sinusite, on entend l'inflammation, la plupart du temps suppurative, aiguë ou chronique, des cavités annexes des fosses nasales : les sinus.

Ces affections, par leur étiologie, leur symptomatologie, sont *essentiellement rhinologiques*.

Souvent, pendant une très longue période, les symptômes auxquels elles donnent lieu sont cachés, ne pouvant être diagnostiqués que par l'examen des fosses nasales.

Comme nous le verrons, les sinusites sont, en effet, très souvent *latentes*, faisant même penser à des affections de l'état général, etc. Ce sont même quelquefois des trouvailles d'autopsie, et cependant il importerait que leur diagnostic fût fait d'une façon précoce, car elles exposent aux plus graves complications.

L'anatomie pathologique, l'étiologie sont les mêmes pour toutes les sinusites; aussi pourrons-nous les aborder dans ce chapitre d'ensemble. Par certains signes, ces affections le localisent isolément à tel ou tel sinus, dictant également une thérapeutique différente pour chacune d'elles.

A. Topographie des sinus. — Anatomie pathologique. —Les sinus de la face, creusés dans les os dont ils portent le nom, sont divisés en sinus *frontaux maxillaires*, *cellules ethmoïdales* et *sinus sphénoïdaux*.

1º Creusés dans l'os maxillaire supérieur, les *sinus maxillaires* sont deux cavités qui limitent au dehors les fosses nasales ; leur paroi interne constitue la majeure partie de la paroi externe des cavités nasales.

Ils communiquent largement avec la fosse nasale par un orifice principal constant qui débouche dans le méat moyen, l'*ostium maxillaire* (Voy. fig. 16 et 17, 84 et 85) et par un orifice accessoire, inconstant, situé un peu en arrière du précédent. L'orifice principal occupe la partie la plus élevée de cette paroi; c'est là une circonstance défavorable à l'écoulement et au drainage du pus, en cas de suppuration dans le sinus. Suivant la comparaison de Lermoyez, le sinus maxillaire ressemble à un tonneau dont la bonde haut placée se vide fort mal. Au point de vue pathologique, ils présentent des rapports importants. Les grosses molaires proéminent par leurs racines dans la partie basse de leur cavité, et un grand nombre de sinusites auront une origine dentaire.

2º Les *sinus frontaux* situés au-dessus de la racine du nez, entre les deux tables externes et internes du frontal, envoient à travers l'ethmoïde leur canal de communication avec la fosse nasale, le *canal naso-frontal.*

Ils ressemblent à une bouteille dont le goulot serait renversé.

Le canal naso-frontal est donc bien placé pour déverser dans la fosse nasale les sécrétions du sinus; mais, à cause de sa longueur et de son étroit calibre, il se bouche très souvent, amenant à sa suite de la rétention à l'intérieur du sinus.

Le septum qui sépare l'un de l'autre les sinus frontaux est très mince, parfois déhiscent; l'infection des deux sinus l'un par l'autre se conçoit donc très aisément.

3º Enfin, s'ouvrant dans le méat moyen et supérieur, un grand nombre de *cavités* ou *cellules* sont creusées dans l'ethmoïde : les *cellules ethmoïdales antérieures et postérieures*, dont les orifices gravitent autour du cornet moyen (Voy. fig. 18 et 86). Elles s'infectent avec la plus grande facilité, et leur suppuration accompagne toutes les sinusites frontales ou maxillaires anciennes, qui sont en réalité des *sinusites fronto-ethmoïdales ou ethmoïdo-maxillaires.*

4° A la partie postérieure du méat supérieur débouche également l'orifice du *sinus sphénoïdal*. Creusé dans l'épaisseur du sphénoïde auprès du sinus caverneux et des troncs nerveux importants, le sinus sphénoïdal présente une pathologie tout à fait particulière.

Une chose est à remarquer au point de vue anatomique, c'est l'importance du *méat moyen, qui est le véritable carrefour des orifices du sinus* (Voy. fig. 17 et 18 et 84 à 86). Du voisinage également de ces orifices, résulte une des grandes causes de contamination des sinusites les unes par les autres :

Dans la position verticale, le *pus* du sinus frontal s'écoulera librement dans le sinus maxillaire, dont l'ostium est situé un peu au-dessous ; aussi est-il fréquent de voir les sinusites frontales s'accompagner de sinusites maxillaires : ce sont les *sinusites fronto-maxillaires*. Inversement, dans la position horizontale, pendant le décubitus, le pus du sinus maxillaire peut, en suivant la gouttière de l'infundibulum, gagner le canal naso-frontal et le sinus frontal.

Le canal naso-frontal, cheminant à travers l'ethmoïde, le pus qui s'en écoule infectera facilement les cellules ethmoïdales, et *toutes les sinusites frontales anciennes s'accompagneront d'ethmoïdite*.

Si l'on joint à cela la continuité de la muqueuse des différents sinus, par l'intermédiaire de la pituitaire, on voit que l'infection pourra gagner de proche en proche et envahir tous les sinus donnant naissance aux *pansinusites unilatérales* ou même *bilatérales* (fronto-ethmoïdites, sinusites sphéno-maxillaires).

B. Au point de vue *anatomo-pathologique*, il y a lieu de distinguer deux sortes de sinusites, dont le pronostic et la thérapeutique sont tout à fait différents : *l'empyème* et la *sinusite proprement dite*. C'est surtout dans la sinusite maxillaire que cette distinction est nettement établie.

a. Dans l'empyème, le pus n'est pas fourni par la muqueuse sinusale, qui reste saine, mais il est simplement

GUISEZ. 14

déversé dans ce sinus, après avoir pris naissance dans une région voisine. Il s'agit d'un simple dépôt de pus. On sait la longue tolérance des muqueuses pour le contact prolongé du pus. En pathologie urinaire, chez des malades atteints de pyélo-néphrite suppurée, la vessie reste très longtemps indemne; dans l'empyème, ce n'est qu'à la longue que la muqueuse s'altère et suppure pour son propre compte.

L'empyème maxillaire est produit surtout par des suppurations dentaires (*abcès apexiens*); plus rarement le pus vient d'un sinus frontal infecté, d'une ethmoïdite.

b. Dans la sinusite proprement dite, le pus est produit par les parois du sinus, qui sont altérées et fongueuses.

Cette distinction, établie nettement aujourd'hui, est capitale à tous les points de vue. Dans les cas de sinusite, la muqueuse altérée présente rapidement une épaisseur anormale, qui peut atteindre 1 centimètre et plus; elle s'infiltre, s'œdématie, aboutissant à la formation de myxomes qui remplissent la cavité sinusale.

Ces altérations gagnent de proche en proche par les orifices la muqueuse du méat moyen, qui présente bientôt des lésions analogues. Elle subit, elle aussi, la transformation myxomateuse, d'où la coexistence de *polypes méatiques* dans toutes les sinusites anciennes.

Les *parois* osseuses du sinus finissent par s'altérer à la longue; des *lésions d'ostéite* peuvent se déclarer dans leur épaisseur, aboutir à la formation de séquestres, à des perforations. L'ostéite peut se propager dans l'épaisseur même de l'os et amener l'ostéomyélite de l'os, qui contient le sinus et des os voisins.

L'*orifice* du sinus peut, au cours de l'affection, s'obstruer par le gonflement, les néo-productions muqueuses, et, suivant qu'il reste ou non perméable, la sinusite est dite *ouverte* ou *fermée*.

Le *pus* contenu dans le sinus est de couleur et d'aspect assez variables.

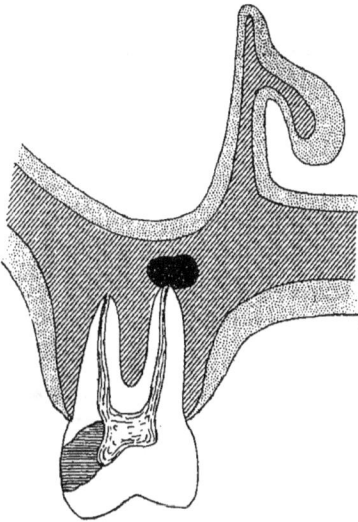
Fig. 84.

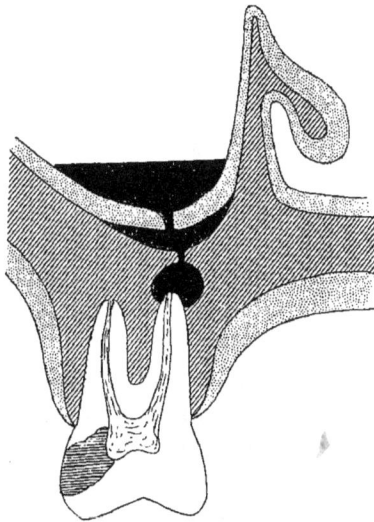
Fig. 85.

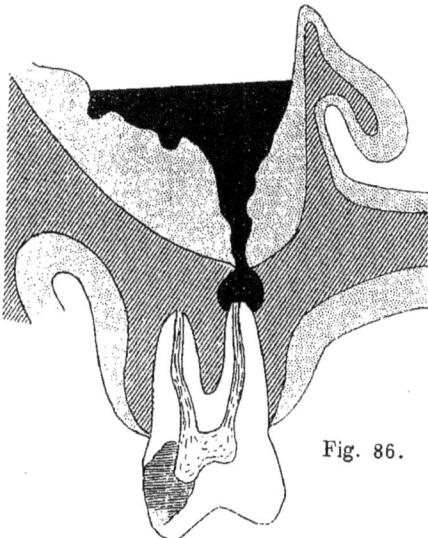
Fig. 86.

Fig. 84 à 86. — Les trois stades de l'infection du sinus par la carie
dentaire maxillaire.

Il est plus ou moins épais, fétide et mal lié dans le cas de sinusites d'origine dentaire et est alors riche en anaérobies. Si, au contraire, il est d'origine nasale, il est peu fétide et renferme principalement les microbes, hôtes habituels du nez. On y rencontre des streptocoques, des staphylocoques, quelquefois des pneumocoques.

La suppuration reste longtemps mono-microbienne ; ultérieurement, du fait de la production de suppurations secondaires, elle est toujours polymicrobienne.

Étiologie. — Les sinusites présentent un certain nombre de causes qui leur sont communes, en particulier les causes prédisposantes.

CAUSES PRÉDISPOSANTES. — Le sinus étant peu ou pas développé chez l'enfant, les sinusites sont des affections de l'*âge adulte* (1).

Toutes les *maladies générales infectieuses* peuvent y prédisposer : les fièvres éruptives, la rougeole, l'érysipèle, les maladies dyscrasiques, la syphilis. Ces affections agissent rarement directement, mais le plus souvent par l'intermédiaire du coryza, auquel elles donnent naissance. L'origine nasale des sinusites est en effet de beaucoup la plus fréquente.

CAUSES DÉTERMINANTES. — Elles peuvent être :

1º *Locales.* — C'est le traumatisme, plaie, choc, fracture de la paroi antérieure du sinus, ainsi que nous en avons observé plusieurs cas (sinusite fronto-maxillaire par coup de brancard et sinusite maxillaire par chute sur la face).

2º *Nasales.* — Elles sont faciles à admettre, étant données les relations étroites qui unissent les sinus aux fosses nasales. Le coryza aigu ou chronique, en particulier,

_____

(1) Exceptionnellement, en cas de développement anormal et précoce des sinus de la face, on peut observer des sinusites dans le jeune âge ; nous avons eu l'occasion d'opérer de sinusite maxillaire trois enfants de douze ans, trois ans et deux ans.

le *coryza grippal* par propagation de l'infection dans la cavité sinusale, les *suppurations nasales* par corps étrangers, interventions intranasales septiques ou incomplètes, suppuration après double tamponnement sont souvent des causes de sinusites.

3º *Dentaires.* — Le sinus maxillaire présente, ainsi que nous l'avons vu, au niveau de son plancher, des rapports intimes avec les racines des grosses molaires. Chez certains sujets même, la racine des dents pénètre dans le sinus. La carie dentaire amènera donc facilement la suppuration de ces cavités. La première grosse molaire est la *dent sinusale* par excellence. La racine peut être malade, alors que la couronne reste saine. Le pus se déversant dans le sinus sans périostite alvéolo-dentaire, l'abcès dentaire évolue de façon tout à fait insidieuse, la couronne restant saine. L'étiologie dentaire peut alors passer inaperçue.

Apparente ou non, l'altération des dents est la cause la plus fréquente des sinusites maxillaires, qui sont presque toujours d'*origine dentaire.*

Les sinusites des différents sinus présentent dans leur évolution, leur symptomatologie, des caractères qui les différencient nettement les unes des autres. Aussi convient-il de les étudier séparément à ces différents points de vue.

Nous prendrons comme type de notre description les *sinusites maxillaires*, qui sont les plus fréquentes ; nous verrons ensuite en quoi les *frontales* s'en distinguent, et nous dirons quelques mots de l'*ethmoïdite* et de la *sphénoïdite.*

II. — SINUSITES MAXILLAIRES.

Les sinusites peuvent être aiguës ou chroniques.

Prenons comme type de notre description le cas le plus fréquent, celui d'un malade qui vient nous consulter pour une sinusite maxillaire ancienne.

Symptômes. — 1o Signes fonctionnels. — Le malade
se présente en se plaignant d'un *écoulement de pus par une
seule narine.* Cet écoulement est intermittent, plus marqué
le matin au réveil; il se produit d'une façon spontanée
lorsque le sujet penche la tête en avant.

Quelquefois, par suite de l'hypertrophie de la tête du
cornet ou d'une certaine conformation du méat moyen,
le pus, au lieu de s'écouler en avant, tombe en arrière dans
la gorge, et, au lieu de moucher, le malade crache du pus.

La *cacosmie subjective* est également un signe précoce
qui indispose beaucoup les malades atteints de sinusites :
ils se plaignent de mauvaise odeur dans le nez, sans que leur
entourage la perçoive autrement.

Les *douleurs sous-orbitaires* ou plutôt dentaires supérieures, exagérées par la pression, sont inconstantes et variables. Elles s'accompagnent alors de gonflement et d'œdème
de la joue. Ces signes douloureux sont plus marqués dans
la sinusite fermée; les douleurs indiquent une poussée aiguë
dans le cours d'une affection chronique.

Un pareil ensemble de symptômes fonctionnels attire
l'attention vers les fosses nasales.

2o Signes physiques. — La *rhinoscopie antérieure*
montre une *raie de pus* dans le méat moyen, au-dessous
et le long du cornet moyen. Dans les cas anciens, il existe
des fongosités et des polypes dans le méat moyen. La
tête du cornet est polypeuse et hypertrophiée.

Les *polypes sinusaux présentent* des caractères particuliers :
ils sont petits, rouges et baignent dans le pus ; un tel
aspect objectif doit toujours évoquer l'idée d'une sinusite,
quelle que soit son origine.

La *rhinoscopie postérieure* montrant du pus sur la queue
du cornet inférieur ou moyen donne parfois des renseignements complémentaires très utiles.

Diagnostic. — Tels sont les signes qui, pendant de
longues années, ont servi à établir le diagnostic de sinu-

site maxillaire : ce sont là de simples *signes de pré-somption* de sinusite maxillaire. Mais ces signes peuvent manquer ou être plus ou moins marqués.

Signe de Fræn-kel. — Fraenkel a indiqué un signe diagnostique qui donne des rensei-gnements dans cer-tains cas. On com-mence par enlever tout le pus du méat moyen à l'aide d'un porte-coton. On fait *alors pencher la tête du malade très fortement en avant* pendant une mi-nute. Examinant le méat moyen, si l'on constate que le pus a reparu de nouveau, on peut affirmer la sinusite maxillaire. Dans cette position, en effet, seul le maxil-laire est en situa-tion déclive ; l'ori-fice du sinus frontal

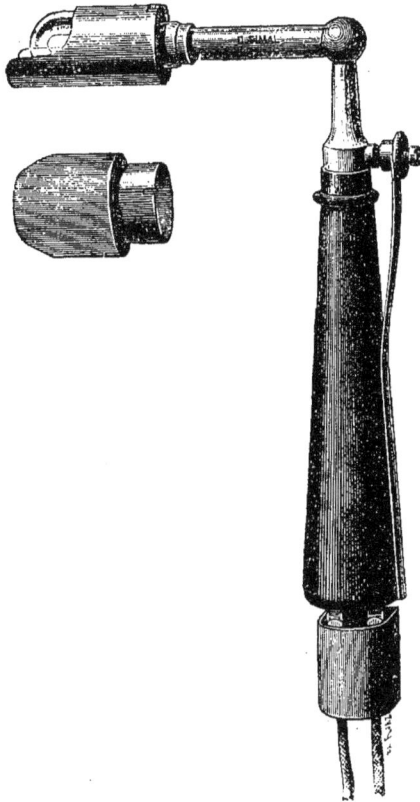

Fig. 87. — Lampe pour l'éclairage des sinus.

est au contraire très relevé, et cette cavité ne peut plus se vider dans les fosses nasales.

Signe de l'éclairage. —Heryng (de Varsovie) a décrit, au Congrès de Paris 1889, un signe qui, sans être d'une certitude absolue, est plus précis que les précédents : c'est la *transil-*

lumination des sinus. Pour la pratiquer, on se sert de
lampes de faible voltage; elles doivent être faciles à stéri-
liser, car elles vont être introduites dans la bouche des
malades (fig. 87 et 88).

Si l'on place le sujet dans une chambre parfaitement
obscure et qu'on mette dans sa bouche au-dessus de la
langue cette lampe, ses lèvres étant ensuite refermées sur
la tige de l'instrument, on constate que la joue est obscure du
côté de la sinusite, les rayons lumineux étant arrêtés par
le pus et aussi par les altérations des parois, fongosités, etc.

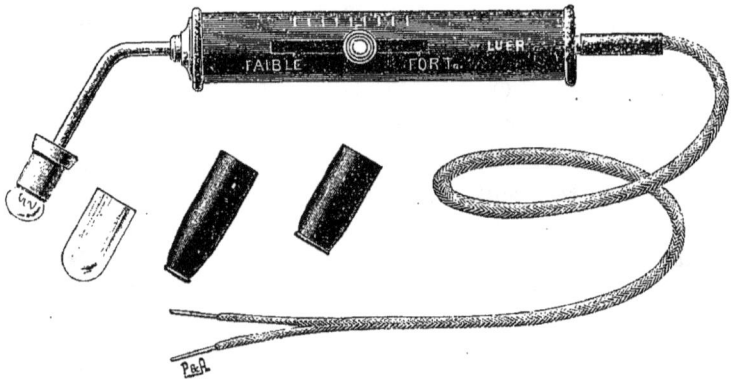

Fig. 88. — Lampe de Luer, aseptisable.

Elle s'éclaire d'un rouge vif, principalement dans la région
sous-orbitaire (fig. 89).

En outre, un certain nombre de signes complètent le précédent :

1° *Si le malade ouvre les yeux*, la lampe étant placée
dans la bouche, la pupille reste obscure, au lieu de devenir
lumineuse comme du côté opposé (*signe de Davidson*) ;

2° Le *malade ayant les paupières closes* perçoit la lumière
de la lampe buccale seulement du côté sain.

Le signe de l'éclairage par transparence, bien qu'ayant
une grande valeur diagnostique, est souvent infidèle ;

l'opacité peut être due, en dehors de toute purulence, à l'épaississement et à l'opacité des os, à la petitesse du sinus.

Signe de certitude. Ponction du sinus. — Le seul *signe de certitude* de pus dans la cavité du sinus maxillaire, c'est la *ponction exploratrice suivie d'un lavage explorateur*. Nous laissons de côté le *cathétérisme du sinus maxillaire par l'orifice naturel* comme impraticable dans la majorité des cas et ne réussissant que dans des mains très expertes, l'ostium étant très difficile à trouver, masqué et bouché qu'il est par les fongosités.

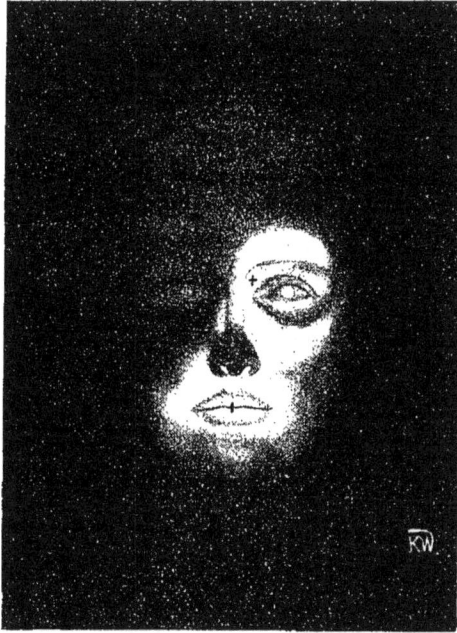

Fig. 89. — Éclairage des sinus par la méthode de Heryng (le sujet est atteint de sinusite fronto-maxillaire droite).

La ponction exploratrice pourra se faire par deux voies : la voie alvéolaire ou la voie nasale.

La VOIE ALVÉOLAIRE ne sera de mise que si une des molaires est cariée. On risque, par elle, d'infecter le sinus maxillaire s'il est sain ; en tout cas, ouvrant le sinus dans la bouche, on crée une porte d'entrée à des suppurations secondaires qu'il vaut mieux éviter.

La VOIE NASALE est la seule employée aujourd'hui, et

la ponction doit se faire par le *méat inférieur*. Le méat moyen préconisé par certains auteurs doit être abandonné, car par lui on aborde le sinus par un point très élevé, ce qui est contraire aux lois de tout drainage ; en outre il fait partie de la région ethmoïdale dangereuse de la fosse nasale, à cause de ses rapports avec l'orbite et avec les méninges.

La ponction du méat inférieur mérite de nous arrêter ; comme nous le verrons, ce sera là également un mode thérapeutique très employé. Elle se fait avec un trocart droit de moyen calibre, ou peu long, à manche solidement en main (fig. 90).

Le malade est placé dans la position rhinologique. La cocaïnisation du méat inférieur étant faite, on ponctionne la paroi externe le plus perpendiculairement pos-

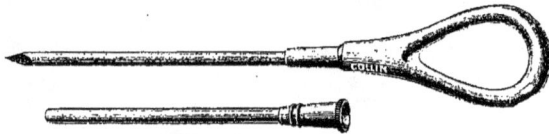

Fig. 90. — Trocart droit.

sible, immédiatement au-dessous de la tête du cornet inférieur, à 1 centimètre en arrière de son extrémité antérieure (fig. 91). On retire la pointe du trocart, et on laisse la gaine à demeure dans l'ouverture ainsi faite. Il est rare que le pus sorte spontanément par le tube ; il est trop épais. A l'aide de la seringue anglaise, on envoie dans le sinus de l'eau boriquée, et le liquide revient chargé du pus contenu dans le sinus.

Tel est le seul signe de certitude de l'existence du pus, celui qui permet, dans les cas difficiles, de trancher le diagnostic et de localiser dans le sinus maxillaire la suppuration.

Diagnostic de la variété de sinusite. — Mais il convient de bien déterminer la variété de suppuration. Y a-t-il empyème ou sinusite proprement dite ? Deux moyens sont à notre disposition :

Signe de capacité de Mahu. — Il repose sur ce fait que la capacité du sinus à l'état sain oscille entre 3 et 4 centimètres cubes. Dans le cas de sinusite *vraie*, l'altération des parois, leur épaississement diminuent de beaucoup la cavité sinusale. Si l'on fait à l'aide du trocart une ponction dans le méat inférieur et qu'à l'aide d'une seringue

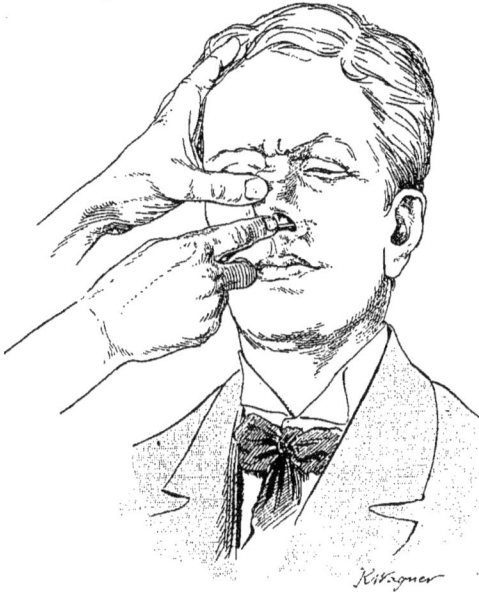

Fig. 91. — Ponction du sinus maxillaire par le méat inférieur.

graduée on pousse une injection dans le sinus, de façon à le remplir, si on aspire ensuite, on a la capacité du sinus jusqu'à l'ostium. En cas de sinusite, la quantité de liquide est presque nulle ou en tout cas inférieure à 1 centimètre cube.

Signe de la transparence. — Ce signe, que nous avons proposé en 1903 (1), consiste à employer la *translumination* avant et après le lavage. Si, après le lavage de la cavité, la

(1) GUISEZ, *Annales des maladies des oreilles, du nez et du larynx*, 1903.

transparence redevient complète, c'est qu'il s'agit d'empyème ayant laissé la paroi tout à fait intacte.

Ces deux signes sont, on le conçoit, tout à fait contingents et n'ont de valeur que lorsqu'ils sont positifs et en particulier lorsqu'ils coexistent.

Diagnostic différentiel. — Nous n'insisterons pas, étant donnés ces moyens de certitude sur le diagnostic avec toutes les affections qui peuvent simuler une sinusite, avec les *tumeurs malignes* du sinus maxillaire qui donnent lieu à un certain degré d'écoulement, de fétidité, d'opacité à l'éclairage, mais qui alors présentent des signes tout à fait particuliers ; avec l'*ozène*, affection uniquement rhinologique. *Les corps étrangers des fosses nasales, la syphilis à détermination nasale* qu'il suffit d'ailleurs d'énumérer sont en général d'un diagnostic facile par l'examen rhinoscopique.

Marche. — **Formes.** — La marche de la sinusite est pour ainsi dire subordonnée à la cause ; elle est aiguë ou chronique.

1º *Dans la forme aiguë* qui précède toujours la forme chronique, le tableau symptomatique rappelle beaucoup celui que nous venons de tracer ; les signes fonctionnels sont très marqués, en particulier la douleur ; du reste, ou elle guérit spontanément, ou elle passe à l'état chronique.

2º La *forme chronique*, qui est celle que nous venons de décrire, a une marche lente ; au cours de son évolution peuvent survenir de temps à autre des poussées aiguës avec exagération de tous les symptômes fonctionnels.

Parmi les formes un peu anormales, on peut citer celles évidemment très rares qui sont fermées et ne communiquent pas avec la fosse nasale. La douleur est alors toujours très vive. Nous avons opéré récemment un jeune enfant qui présentait une sinusite maxillaire sans communication avec le nez ; l'origine en était dans une anomalie de la canine qui s'était développée dans le sinus.

Pronostic. — Le *pronostic* est sérieux surtout dans le cas de *sinusite proprement dite*. Il s'agit là du premier stade de l'infection intranasale des sinus, qui ne va pas tarder à gagner les sinus voisins et en particulier le sinus frontal, la sinusite frontale pouvant devenir d'une gravité exceptionnelle.

Les sinusites fermées, lorsque l'ostium est obstrué, sont toujours les plus graves. La rétention est ici comme ailleurs le grand facteur des complications. Mais elles peuvent être évitées par un traitement institué suivant de bonnes règles médicales et chirurgicales.

Traitement. — 1° *Sinusite aiguë.* — Les sinusites aiguës sont des affections d'ordre essentiellement médical, et comme telles elles réclament un traitement médical.

Il faut viser deux choses : 1° *rechercher la cause* de la sinusite aiguë, le coryza, la dent cariée qui produit tout le mal ; 2° *favoriser l'écoulement du pus* pour empêcher la rétention qui est la cause des complications, des phénomènes douloureux et du passage à la chronicité.

On prescrira au malade des inhalations très chaudes, renouvelées trois fois par jour, d'alcool mentholé, le menthol agissant comme décongestionnant et favorisant l'issue du pus hors du sinus.

L'alcool mentholé sera formulé de la façon suivante : une cuillerée à café d'alcool mentholé à 1 p. 100 pour un bol d'eau bouillante. On indiquera au malade la façon de prendre son inhalation avec un entonnoir en verre qui recouvre le bol et dont le bout est placé dans la narine.

Les douleurs seront calmées par des compresses chaudes sur la joue et l'administration à l'intérieur des calmants usuels. Ce simple traitement médical arrête le plus souvent les sinusites aiguës, qui ont du reste la plus grande tendance à la guérison spontanée.

2° *Sinusite chronique.* — Si le processus est ancien et est devenu chronique, le traitement est essentiellement différent, lorsque l'on a affaire à la variété *empyème* ou à la *sinusite proprement dite.*

Empyème. — Il faudra, avant tout, s'adresser à la *cause de la production du pus*, qui est toujours en dehors du sinus, pratiquer l'extraction des chicots dentaires, de la dent cariée. On devra, du côté des fosses nasales, enlever les polypes, donner des inhalations et avec ces simples soins dentaires ou intranasaux, on guérira souvent l'empyème.

Dans les cas anciens, si le pus ne s'évacue pas à bref délai, on joindra à ce traitement la *ponction diaméatique* suivant les règles que nous avons indiquées. La ponction sera toujours suivie de lavages dans le sinus à l'aide de la solution d'eau oxygénée à un tiers ou de nitrate d'argent à 1 p. 100. Les lavages seront répétés tous les deux ou trois jours, et ainsi on pourra espérer guérir les empyèmes les plus anciens.

Sinusite proprement dite. — Mais, si l'on a affaire à une sinusite proprement dite, si les parois de la cavité sinusale sont fongueuses et altérées, on comprend très bien que cette méthode est beaucoup moins efficace, et *le traitement chirurgical est rarement seul de mise.*

Nous laisserons de côté l'*ouverture dans la bouche par une perforation à travers la paroi alvéolaire.* Ce n'est là qu'un pis aller dans les cas où toute autre intervention est repoussée par le malade. Elle établit une voie de drainage, pare à la rétention, mais ajoute à la suppuration sinusale des infections secondaires d'origine buccale qui éternisent la sinusite. Des procédés plus complets et plus radicaux doivent être désormais employés contre la sinusite vraie. Le premier en date est celui de Desault, dans lequel on fait une longue ouverture à la paroi antérieure du sinus, un curettage soigneux de celui-ci, et on le laisse largement ouvert dans la bouche. Ce procédé, très gênant pour l'opéré, très long comme suites, n'est plus guère employé aujourd'hui, sauf dans certains cas spéciaux où la

surveillance buccale s'impose (ostéomyélite, nécrose étendue). Il laisse toujours persister une cavité, une fistule
buccale sus-gingivale souvent difficile à fermer ultérieurement.

Il faut, en réalité, dans toute intervention sur le sinus.
se rapprocher des lois naturelles qui font que cette cavité
doit être normalement en libre communication avec les
fosses nasales. C'est à Luc que revient le mérite d'avoir
réglé et établi la cure radicale de la sinusite maxillaire.

L'*opération de Luc-Caldwel*, basée sur ces données, réalise

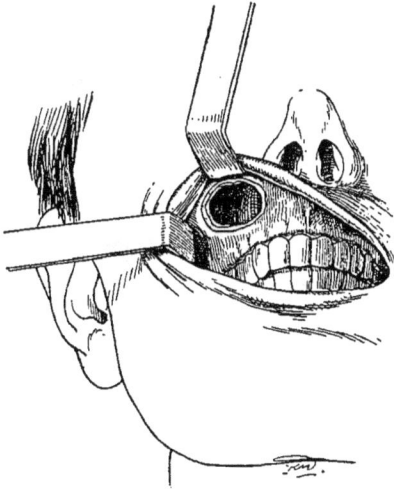

Fig. 92. — Premier temps de l'opération de Luc : trépanation
de la fosse canine.

à notre sens l'idéal vers lequel on doit tendre en matière
de cure radicale de sinusite. Elle a essentiellement pour
but, par une ouverture faite à la paroi antérieure du sinus
maxillaire (fig. 92), de curetter tout l'intérieur de la cavité,
puis, dans un dernier temps, de réséquer toute la portion

antérieure de la paroi interne du sinus, en respectant le
cornet inférieur (1).

L'opération radicale de Luc se fait sous anesthésie générale
ou couramment aujourd'hui avec anesthésie locale à la novo-

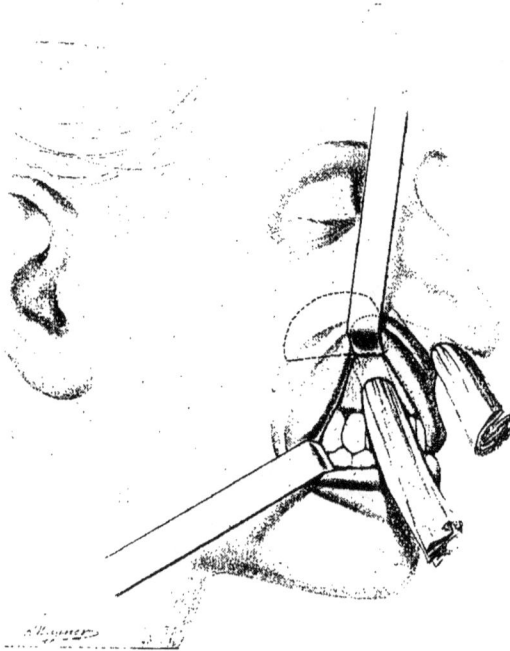

Fig. 93. — Deuxième temps de l'opération de Luc : figure montrant
la large communication dans la fosse nasale indiquée par le
pointillé.

caïne. Quelques centimètres cubes de solution de novocaïne
à 1 p. 100 sont injectés sous la muqueuse gingivale au-
devant de la paroi antérieure du sinus où doit porter l'incision
et dans la direction du trou sous-orbitaire, point d'émergence
du nerf sensible. Anesthésie de la fosse nasale avec une

(1) Ce maintien du cornet inférieur est important pour éviter les
troubles ultérieurs de sécheresse du nez, de rhinite atrophique artificielle.

longue mèche imbibée de solution de cocaïne à 1 p. 20. Ensuite l'anesthésie locale se fait progressivement par attouchement de la cavité maxillaire une fois trépanée. La lèvre inférieure étant écartée de la joue, on incise la muqueuse gingivale à sa jonction avec la joue, de la deuxième grosse molaire à l'incisive latérale. Rugination et dénudation de la paroi antérieure du sinus, que l'on trépane

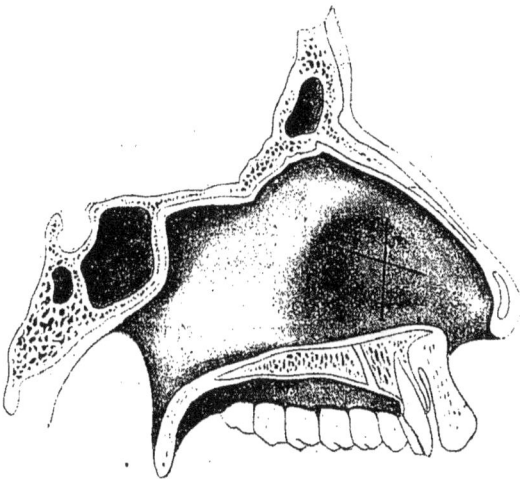

Fig. 94. — Opération de Claoué-Vacher : résection de la paroi interne du sinus.

à la gouge et au maillet pour y créer un orifice qui peut admettre le médius (Voy. fig. 92).

Curettage de la cavité sinusale aussi complètement que possible dans ses moindres recoins.

Enfin trépanation de la paroi interne du sinus, de façon à établir une large communication avec la fosse nasale dans le méat inférieur (fig. 93).

La plaie buccale est ensuite suturée, et le sinus reste seulement en large communication avec la fosse nasale Aucun tamponnement n'est nécessaire, l'hémostase se faisant d'ailleurs après un curettage soigneux. Des lavages sont ensuite pratiqués à l'aide d'une sonde courbe à l'intérieur même du sinus, et la guérison est obtenue rapidement en vingt jours dans les cas ordinaires, sans laisser aucune trace, aucune cicatrice visible, de l'opération.

Diverses modifications ont été apportées dans ces derniers temps à cette intervention, mais nous croyons qu'elle doit rester telle que Luc l'a décrite dans ses grandes lignes.

Claoué et Vacher ont décrit un procédé opératoire qui a pour but la trépanation, par la fosse nasale, du sinus au niveau du méat inférieur (fig. 94). L'ouverture doit être assez large pour rester permanente, permettant ultérieurement les lavages. Le curettage est évidemment impossible par cette voie.

Elle constitue une sorte d'intermédiaire entre la ponction simple et l'opération de Luc.

III. — SINUSITES FRONTALES.

Ce que nous avons dit à propos de l'étiologie des sinusites en général et de la sinusite maxillaire (Voy. p. 211) va nous permettre de n'insister, au sujet de la sinusite frontale, que sur les points qui lui sont particuliers.

Étiologie. — Elle succède soit à une cause locale traumatique, soit, circonstance rare, à une affection nasale, ou à une sinusite maxillaire. Elle présente, au point de vue *anatomo-pathologique,* des lésions que nous avons déjà décrites.

Il est deux notions sur lesquelles nous voudrions revenir en y insistant tout particulièrement : 1° c'est la configuration toute spéciale du sinus frontal avec son long canal étroit naso-frontal qui chemine à travers l'ethmoïde. De cette notion vont découler ces autres également importantes : l'obturation facile de ce canal qui pourra se boucher et donner lieu à des phénomènes rétentionnels et l'infection rapide des cellules ethmoïdales qui l'avoisinent. Les sinusites frontales chroniques sont des *fronto-ethmoïdites*, — considération capitale au point de vue du traitement. — 2° En outre, le sinus frontal, par sa paroi inférieure, étant en rapport *avec l'orbite* et par sa paroi postérieure en contiguïté *avec les méninges*, les sinusites frontales présentent ¡une gravité toute particulière par les complications auxquelles elles peuvent donner lieu.

Symptômes. — Ainsi que nous l'avons fait à propos de la sinusite maxillaire, prenons comme type de notre description un cas de sinusite frontale ancienne confirmée.

Tout comme dans la sinusite maxillaire, le malade *se plaint de moucher du pus*, de *cacosmie subjective*.

Mais la sinusite frontale, qu'elle soit aiguë ou chronique, est, contrairement à la sinusite maxillaire, une affection *essentiellement douloureuse*.

Dans la sinusite aiguë, les douleurs sont constantes ; elles siègent au-dessus du front ; elles sont exagérées par la pression et surtout la percussion au niveau de la paroi antérieure du sinus.

Dans la sinusite chronique, elles sont moins marquées, et, lorsqu'elles existent, *elles sont synonymes de rétention* par obstruction du canal naso-frontal. Il est fréquent de les voir se manifester par de véritables crises que Luc a très bien décrites sous le nom de *coliques frontales*. Elles procèdent, en effet, par accès correspondant à des périodes de rétention, suivies de décharges purulentes dans les fosses nasales.

Les phénomènes de rétention auxquels donne lieu la sinusite frontale ne tardent point à se traduire par du gonflement et de *l'œdème de la paroi antérieure*, de la bouffissure de la paupière attirant de suite l'attention vers la région du sinus.

L'examen de la fosse nasale au spéculum révèle dans le

méat moyen la traînée de pus et les fongosités que nous
avons décrites.

L'évolution d'un pareil abcès peut se faire lorsque la
rétention est plus ou moins complète, soit vers la *paroi
antérieure* ou frontale, soit vers la paroi *inférieure* ou orbitaire, soit vers la paroi *postérieure* ou cranienne.

La paroi antérieure est rarement perforée, et l'abcès
ne fait qu'exceptionnellement issue sous la peau.

Le plancher du sinus, qui est très mince, cède bien
plus souvent, et la suppuration envahit les tissus profonds
de la paupière supérieure, qui se gonfle, rougit, s'ulcère,
livrant passage au pus sinusien par un orifice qui va rester
fistuleux.

La paroi postérieure peut également se perforer lorsqu'il y a rétention ; il en résulte rapidement des complications méningo-encéphaliques de la plus haute gravité.

Ainsi qu'il est bien démontré aujourd'hui, par de nombreuses constatations anatomo-pathologiques, l'infection
peut également se produire *à travers une paroi d'apparence
saine* par le transport, par l'intermédiaire du diploé, des
germes infectieux.

Marche. — Durée. — Terminaison. — Tout comme
la sinusite maxillaire, la sinusite frontale peut évoluer
suivant deux modes bien différents :

1° Ou bien il s'agit de *sinusite aiguë*, et c'est là peut-
être, de toutes les manifestations sinusales, la plus fréquente et la plus banale ; c'est le corollaire presque obligé
du coryza aigu, qui s'accompagne souvent de lourdeur
de tête, avec douleurs au niveau du front : le gonflement
de la muqueuse nasale, de la tête du cornet moyen, obstrue
la gouttière de l'infundibulum et empêche l'air de se
renouveler dans le sinus, emprisonnant des sécrétions
qui proviennent de l'inflammation propagée à la muqueuse
sinusale, d'où les douleurs dont se plaint le malade. Et
même un véritable *catarrhe du sinus frontal* marque un

degré de plus dans l'infection. Si le catarrhe nasal cesse, l'infundibulum va se déboucher, le drainage se rétablir, et la guérison survient dans des délais assez courts. La sinusite frontale *aiguë* a les plus grandes tendances, comme on le voit, à guérir spontanément.

2º Mais persiste-t-il un obstacle vers la gouttière de l'infundibulum, l'excrétion se fait très mal, la muqueuse subit les altérations caractéristiques, et la *forme chronique* est constituée, qui, elle, n'a aucune tendance à la guérison spontanée.

Complications. — La situation du sinus frontal, ses rapports avec le globe oculaire et les méninges, la rétention qui se produit si facilement dans sa cavité amènent à une plus ou moins longue échéance des complications.

Du côté de l'*œil*, c'est le phlegmon orbitaire, la compression du nerf optique avec névrites optiques, irido-choroïdite.

Vers l'*encéphale*, c'est la méningite, l'abcès du cerveau, la thrombose du sinus longitudinal.

L'inflammation peut se localiser dans l'*épaisseur du diploé*, envahir l'écaille du frontal et amener l'*ostéomyélite diffuse des os* plats du crâne, dont la marche est difficile à enrayer (1).

Si l'on joint à cela que la sinusite frontale *reste rarement isolée*, se propage très rapidement à tout l'ethmoïde et consécutivement au sphénoïde, contamine rapidement le sinus maxillaire, on voit que la sinusite frontale est une *affection toujours très grave* qu'il importe de diagnostiquer de façon précise, pour en instituer une thérapeutique bien dirigée.

Diagnostic. — Le diagnostic de la sinusite frontale est souvent difficile à établir de façon ferme.

L'attention est attirée par les douleurs spontanées et provoquées dans la région du sinus frontal.

_____

(1) Ostéomyélite des os plats du crâne (*Rapport à la Société française de laryngologie*, mai 1906).

L'écoulement du pus par la fosse nasale indique bien qu'il y a sinusite, mais *s'agit-il de sinusite maxillaire ou y a-t-il sinusite frontale* ?

L'aspect du méat moyen ne donne aucun renseignement à ce sujet.

Le *signe de Frænkel*, qui est ici négatif, n'est pas constant, et il est d'une recherche assez difficile. Cependant, si le pus se reproduit rapidement dans le méat moyen après lavage du sinus maxillaire, c'est que l'on a affaire presqu'à coup sûr à une sinusite frontale ; le sinus maxillaire n'a pas eu le temps de se remplir suffisamment pour que le pus affleure l'ostium et se déverse dans la fosse nasale.

Le *signe de l'éclairage* rend aussi de grands services pour établir le diagnostic de sinusite frontale. On se sert de la même lampe sinusale que pour le maxillaire, en ayant soin de la garnir d'un manchon isolant en caoutchouc ou en ébonite pour prévenir toute brûlure.

Si on la porte dans l'angle interne de l'œil profondément sous l'arcade orbitaire, on constate de l'opacité du côté malade ; au contraire la transparence est parfaite du côté sain. Ce signe n'a de valeur que lorsqu'il existe de façon nette et tout à fait positive.

Ce n'est pas là, en tout cas, un *signe de certitude. Il n'en existe aucun* pour ce qui est du sinus frontal : la *ponction exploratrice* par voie nasale exposerait aux plus graves complications par le voisinage de la lame criblée, zone dangereuse des fosses nasales ; le *cathétérisme du canal naso-frontal* est presque toujours irréalisable et ne donne aucun renseignement au point de vue diagnostic.

Le diagnostic de suppuration frontale *s'établit surtout*, comme on le voit, *par élimination*, après avoir fait en particulier la ponction exploratrice du sinus maxillaire.

Traitement. — 1° *Sinusite aiguë.* — La thérapeutique de la sinusite frontale aiguë, tout comme pour la sinusite maxillaire aiguë, doit viser à éviter la rétention et à favoriser l'évacuation des produits sécrétés par la muqueuse enflammée. A ces deux conditions, la sinusite aiguë guérira pour ainsi dire *spontanément*. Les applications chaudes à la face externe du frontal et les inhalations mentholées suffiront dans la plupart des cas.

Si les douleurs persistent et si l'on craint des complications, ou si la sinusite tend à passer à la chronicité, le premier acte opératoire auquel on sera autorisé, c'est la *résection de la tête du cornet moyen*, que l'on fait à l'anse sous cocaïne. On enlève ainsi le bouchon de l'infundibulum, et la guérison est souvent obtenue par cette simple intervention.

2° **Sinusite chronique.** — En présence d'une sinusite ancienne chronique, comment devrons-nous agir ?

a. *Traitement rhinologique*. — En tout premier lieu, les efforts du médecin vont être de *favoriser l'écoulement*, p'*éviter toute cause de rétention*. Le traitement sera donc en premier lieu rhinologique. On doit enlever tous les polypes qui encombrent l'infundibulum et empêchent une libre évolution du pus ; la *tête du cornet moyen* sera également ment réséquée, et, si l'on joint à ce simple traitement nasal des inhalations mentholées, on pourra voir guérir des sinusites frontales subaiguës ou même chroniques lorsque les altérations ne sont pas très profondes.

b. *Cathétérisme du canal naso-frontal*. — Le cathétérisme du canal naso-frontal avec lavages du sinus constitue un traitement d'une utilité plus apparente que réelle, l'orifice étant la plupart du temps impossible à trouver et aucun signe de certitude ne permettant de reconnaître si l'on est bien dans le canal fronto-nasal. Récemment (1), le Dr Louis Vacher (d'Orléans) a proposé une méthode de cathétérisme du canal naso-frontal après agrandissement de ce canal aux dépens des portions voisines de l'ethmoïde à l'aide d'instruments : cathéter, rugine, râpes de courbure

(1) *Congrès de chir.*, octobre 1910.

savamment calcuée. Cette méthode, que nous avons vue pratiquée par lui, exige, pour être inoffensive, une adresse manuelle toute spéciale, difficile à acquérir.

c. *Traitement chirurgical.* — Quoi qu'il en soit, si la sinusite ne guérit pas par un traitement uniquement nasal, c'est que la muqueuse présente des altérations qui réclament une intervention plus énergique : l'ablation des fongosités par le curettage, après ouverture de la cavité frontale. La possibilité de complications, par suite de la rétention, qui, fatalement, se produira un jour ou l'autre dans le sinus, constitue une indication opératoire formelle, à la condition de tenir le malade sous une exacte surveillance rhinologique. Tout au plus peut-on le laisser sans intervention radicale.

La sinusite frontale, ainsi que nous nous sommes attaché (1) à le démontrer, est avant tout une *fronto-ethmoïdite.* L'ethmoïde en entier, le plus souvent, participe à la suppuration. L'opération, pour être radicale, doit être autant ethmoïdale que frontale. Elle doit, à notre sens, à la fois viser le curettage complet du sinus frontal et de l'ethmoïde et être aussi esthétique que possible.

Différentes méthodes ont été employées pour arriver à ce que l'on appelle la *cure radicale de la sinusite frontale* chronique. Nous ne décrirons que les plus courantes ou celles qui ont fait étape dans le traitement chirurgical de ces sinusites.

1º *Méthode de Luc.* — Ainsi que le dit Lannois, dans son traité (2), cette méthode, qu'en France l'on dénomme Ogston-Luc, a été employée à l'état isolé par Ogston, mais élevée par Luc au rang de véritable méthode chirurgicale du traitement de la sinusite frontale.

L'opération de Luc est essentiellement une opération

(1) Guisez, Thèse de Paris, 1900.
(2) Voy. Lannois, Traité des maladies des oreilles, du nez et du larynx, Doin, t. II, p. 91.

esthétique, qui comporte une ouverture de la paroi antérieure, juste suffisante pour le curettage du sinus frontal
et son drainage dans les fosses nasales.

L'incision se fait dans le sourcil, occupant les deux
tiers internes de celui-ci ; 2° après dénudation de toute la
face antérieure du
sinus, trépanation
au niveau de son
angle interne ; 3° cu-
rettage soigneux
de toute la cavité
du sinus ; 4° élar-
gissement à la
curette du canal
naso-frontal et
drainage par les
fosses nasales ; 5° la
plaie est ensuite
suturée.

Cette méthode
est, comme on le
voit, des plus ingé-
nieuse, mais le cu-
rettage du canal
naso-frontal est
tout à fait insuf-
fisant pour amener
le drainage du si-
nus ; il se rebouche

Fig. 95. — Opération de sinusite frontale
(méthode de Luc.)

avec la plus grande facilité ; il faut donc craindre, après
cette intervention, les phénomènes de rétention qui peuvent
amener des complications cérébrales graves. Et, d'autre
part, le curettage ethmoïdal incomplet peut être la source
de récidives de la sinusite ; aussi ce procédé est-il abandonné, aujourd'hui, par Luc lui-même, mais il marque une

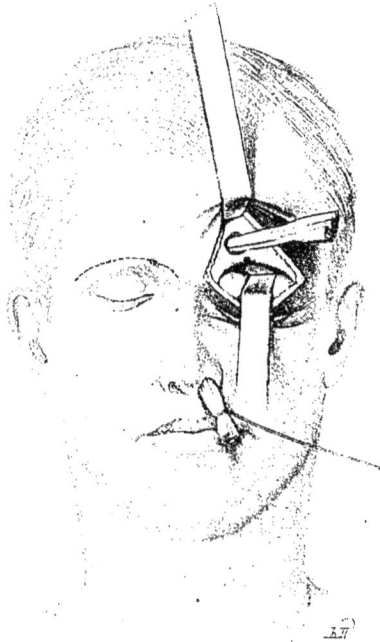

étapc sérieuse vers la cure radicale de la sinusite.

2º *Procédé de Kuhnt.* — A peu près en même temps que Luc en France, Kuhnt en Allemagne décrivait un procédé opératoire, qui a pour but, théoriquement du moins, la suppression complète de la cavité du sinus, par destruc- tion totale de la paroi antérieure et accole- ment de cette paroi avec la postérieure.

Ce procédé donne des déformations notoires, en particu- lier dans le cas du grand sinus, et, ainsi que nous avons pu nous en convaincre dans deux cas que nous avons réopérés, ce prétendu accole- ment de la peau avec la paroi postérieure est tout à fait pro- blématique et n'exis- tait en tout cas qu'en quelques points.

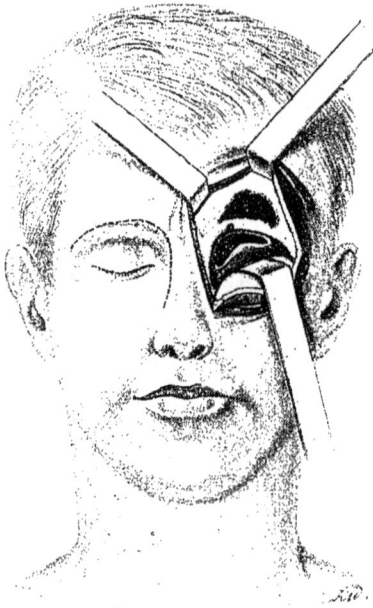

Fig. 96. — Opération de Killian : trépa- nation de la paroi antérieure du sinus et de la paroi inférieure.

3º *Procédé de Kil- lian.* — Killian a institué un procédé qui est employé ac- tuellement par beaucoup de spécialistes ; il comporte une ouverture à la paroi antérieure, une à la paroi inférieure du sinu en s,ménageant l'arcade orbitaire, puis trépanation de la partie supérieure de la branche montante du maxillaire et curettage de l'ethmoïde par cette brèche.

1º L'incision cutanée suit exactement, et dans toute sa

longueur, le sourcil. Arrivée au niveau de l'extrémité
interne, elle se recourbe le long de la racine du nez ; elle
s'arrête à 2 centimètres au-dessous de la caroncule lacry-
male. Les parties profondes sont ruginées ; on met à nu
la face antérieure
du sinus frontal ;

2° Le sinus est tré-
pané au niveau de
son angle interne ;
on résèque toute
la paroi antérieure
du sinus frontal
en respectant, dans
un but esthétique,
exactement le re-
bord orbitaire su-
périeur. On curette
tout le sinus fron-
tal dans ses moin-
dres recoins ;

3° Puis, passant
au temps suivan*,
par l'intérieur du
sinus, on taille une
brèche sur le plan-
cher orbitaire, et on
fait là une large
contre-ouverture ;

Fig. 97. — Procédé de Guisez : trépanation
antérieure du sinus, gouttière ethmoïdo-
nasale pour curage des cellules ethmoïdales.

4° On résèque l'apophyse montante du maxillaire et une
portion de l'os propre du nez, tout en ayant soin de ménager
le rebord osseux sur lequel s'insère la poulie du grand
oblique ;

5° Par cette brèche inférieure, on a un large accès sur les
cellules ethmoïdales antérieures, que l'on résèque d'arrière
en avant ; on obtient ainsi un large drainage, dans le nez ;

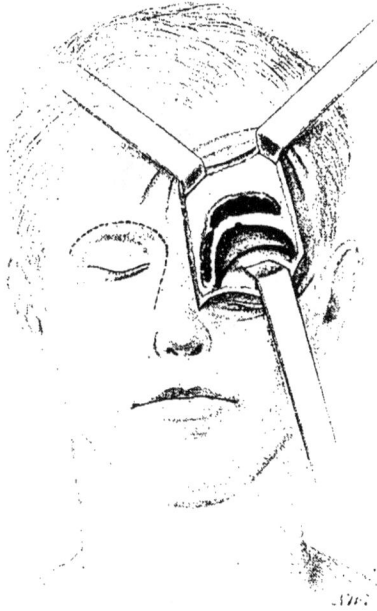

6° Une fois la suture terminée, cette opération laisse très peu de déformation.

Ce procédé opératoire est certainement très bon, mais un peu complexe, et l'idée qui avait guidé Killian dans la résection du plancher du sinus, de l'ascension du contenu

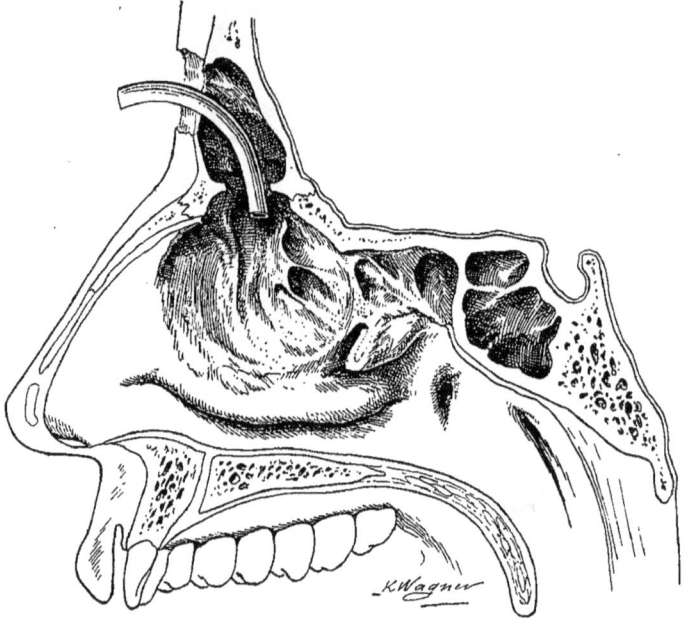

Fig. 98. — Schéma de l'opération radicale de sinusite frontale avec évidement de l'ethmoïde.

du globe oculaire dans la cavité sinusale pour la combler, est tout à fait théorique ; elle expose d'ailleurs le contenu orbitaire mal protégé à des suppurations (1).

Depuis 1901, c'est-à-dire bien avant que l'opération de Killian n'ait été décrite en France (2), nous employions un procédé qui nous a donné toujours les meilleurs résultats.

(1) Nous avons observé deux cas de phlegmon orbitaire après l'opération de Killian.

(2) Thèse de doctorat, 1902 : Traitement de l'ethmoïdite purulente.

Nous trépanons de la paroi antérieure juste ce qu'il faut pour curetter à fond le sinus frontal, faisant une ouverture plus ou moins grande suivant l'étendue du sinus, mais en ménageant toutes les saillies osseuses dans un but esthétique. Puis, réclinant le globe oculaire en bas et en dehors, nous réséquons la portion supérieure de la branche montante du maxillaire; on réalise ainsi une brèche qui suffit à trépaner la totalité de l'ethmoïde. Si elle ne suffit pas, on peut empiéter un peu sur l'os propre du nez. Dans certains cas même d'ethmoïdite étendue, pour nous donner plus de jour pour aborder l'ethmoïde, nous avons mis à nu l'os planum et combiné, en trépanant cet os, la voie orbitaire à la voie frontale.

L'ablation de l'ethmoïde assure un large drainage dans les fosses nasales. Elle met à l'abri contre toute récidive, et contre la réinfection ultérieure toujours possible par les cellules ethmoïdales. A la condition de ménager les saillies orbitaires et nasales, ce procédé donne les meilleurs résultats au point de vue esthétique, et il est impossible, souvent, de dire de quel côté l'intervention a été faite.

IV. — ETHMOIDITES.

Les cellules creusées dans l'épaisseur de l'ethmoïde débouchent les unes en arrière de l'ouverture du cornet moyen, dans le méat supérieur : ce sont les *cellules ethmoïdales postérieures ;* les autres en avant du cornet moyen : les *cellules ethmoïdales antérieures.*

Les orifices des cellules antérieures avoisinent l'ostium frontal et maxillaire : le canal naso-frontal chemine au milieu d'elles. Leur infection par les sinusites maxillaires et frontales se fera avec la plus grande facilité. En outre, par l'intermédiaire des minces cloisons, dès que l'une d'entre elles est prise par la suppuration, celle-ci ne tarde point à se propager à toutes les autres.

Rarement la suppuration reste cantonnée à l'une de ces cellules ; une cependant, de forme toute particulière, la bulle ethmoïdale, peut être prise isolément; la suppuration s'y enkyste volontiers, cons ituant l'*empyème de la bulle ethmoïdale.*

L'ethmoïdite est, peut-on dire, rarement isolée; elle ne survient que comme corollaire des sinusites frontales en

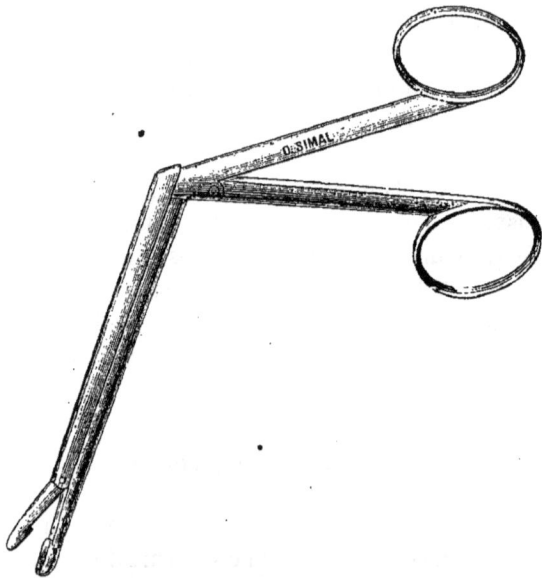

Fig. 99. — Pince de Grunwald.

particulier. Cependant on l'a vue survenir primitivement à la suite de maladies infectieuses ; nous avons opéré un cas d'*ethmoïdite primitive* consécutive à une fièvre typhoïde.

Symptômes. — L'ethmoïdite compliquant la plupart des sinusites anciennes, surtout les sinusites frontales, il importe, avant de pratiquer l'intervention, de diagnostiquer aussi exactement que possible si l'ethmoïde est malade ou non.

Il n'y a que peu de signes *subjectifs* : tout au plus pourrait-on accorder quelque importance à une *douleur* localisée à l'angle interne de l'œil que réveille une pression au niveau de la zone de l'unguis, à l'asthénopie et à la paresse intellectuelle plus marquée que dans les autres sinusites.

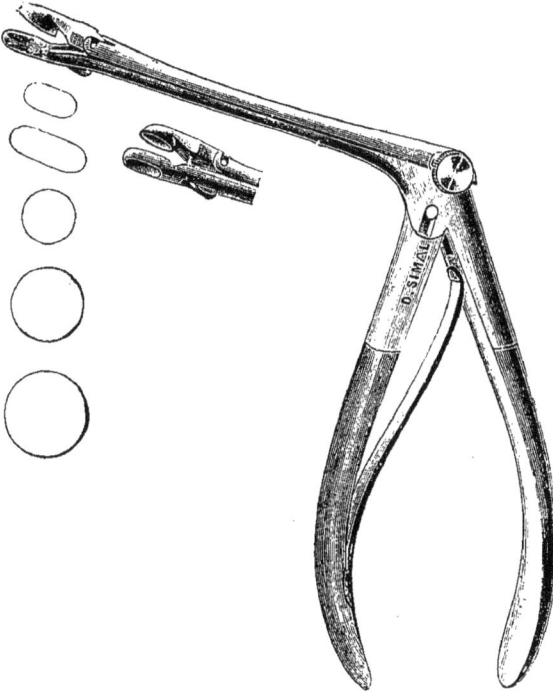

Fig. 100. — Pince à morcellement ethmoïdal.

Les *signes physiques* ont plus d'importance. Ruault a indiqué comme signe d'ethmoïdite antérieure la disparition de la tache lumineuse que donne normalement la lampe buccale sur le côté correspondant du nez.

L'examen au spéculum montre de la suppuration banale avec polypes, fongosités comme dans toutes les sinusites, mais le stylet pénétrant dans les cellules dénudées et ouvertes fait sentir des points cariés et nécrosés ; c'est là un bon signe d'ethmoïdite qui est presque constant.

Formes cliniques. — Au point de vue de la forme et de l'évolution, il est classique de distinguer deux sortes d'ethmoïdite : l'une ouverte, à évolution *nasale*, l'autre fermée dans les fosses nasales à évolution *orbitaire* s'ouvrant tôt ou tard dans l'orbite et laissant à sa suite une fistule orbitaire. Celle-ci est très rare ; c'est vraisemblablement la forme habituelle de l'*ethmoïdite primitive* et, dans le cas que nous avons observé, il n'y avait que peu ou pas d'écoulement nasal.

Quant à la forme limitée à la bulle, l'*empyème enkysté*, elle se reconnaît à la présence d'une tumeur volumineuse, lisse, recouverte de muqueuse enflammée, qui est le siège de douleurs très vives.

Traitement. — Le traitement de l'ethmoïdite n'est le plus souvent qu'un temps complémentaire de la cure radicale des autres sinusites.

Les cellules ethmoïdales pourront être abordées par la *voie nasale* à l'aide de pinces, pinces de Grunwald (fig. 99), de curettes spéciales; mais par cette voie il est impossible d'aborder toutes les cellules, en particulier les antérieures. Aussi la *voie orbitaire* (fig. 101) semble la plus rationnelle ; après trépanation de l'os planum, après réclinaison de l'œil, on peut curetter et évider complètement l'ethmoïde.

Si l'empyème est limité à la bulle, l'extirpation à l'anse, l'ouverture et le curettage de celle-ci constituent des interventions faciles à faire par voie nasale.

V. — SINUSITE SPHÉNOÏDALE.

La sinusite sphénoïdale complique, elle aussi, le plus souvent, les sinusites voisines, fronto-ethmoïdales ou maxillaires ; même lorsqu'elle est primitive, elle s'accompagne toujours d'ethmoïdite postérieure.

La sinusite sphénoïdale présente certains caractères

qu'elle emprunte à sa situation et à ses rapports tout
particuliers.

Les *sinus sphénoïdaux*, en effet, sont situés dans l'épaisseur d'un os qui occupe la voûte de la cavité naso-
pharyngienne. Par leur face supérieure, ils sont en rapport
avec la selle turcique, sur laquelle s'entre-croise le *chiasma*
des nerfs optiques. Leur paroi externe est en rapport en

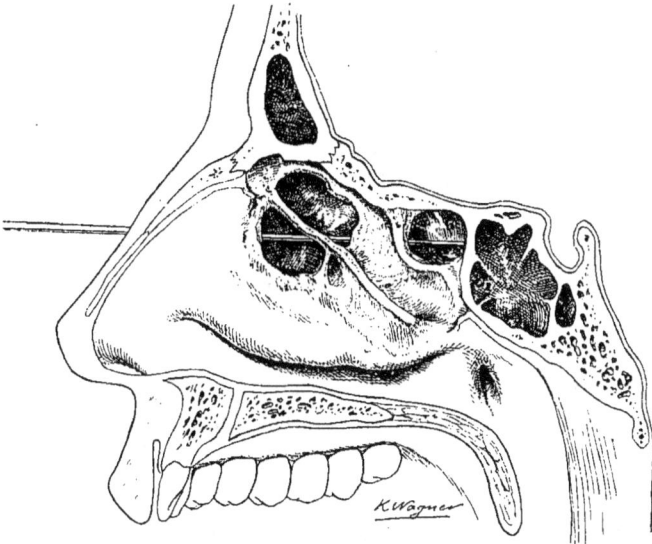

Fig. 101. — Trépanation du labyrinthe ethmoïdal par voie orbitaire,
(le stylet horizontal entre directement dans le sinus sphénoïdal).

haut avec le *sinus caverneux*, qui contient la carotide
et les nerfs, *troisième, quatrième, cinquième, sixième paires* ;
en bas avec le *nerf maxillaire inférieur*.

Leur face antérieure présente en dedans l'*ostium sphénoïdal*, qui est souvent très haut situé dans la cavité sinusale et mal placé pour le drainage naturel du sinus ;
en dehors, elle est en contact intime avec les cellules
ethmoïdales postérieures.

GUISEZ.   16

On voit par cette topographie et ces rapports avec des organes très délicats toutes les conséquences des suppurations sphénoïdales.

Étiologie. — L'étiologie de la sinusite sphénoïdale est celle de toutes les sinusites; on la rencontre comme complications des fièvres éruptives, infectieuses, typhoïde; mais, ainsi que nous l'avons dit, elle complique presque toujours les sinusites anciennes.

Symptômes. — 1° SIGNES FONCTIONNELS. — Le malade ressent des *douleurs* sourdes, gravatives, qu'il localise derrière la tête, au vertex, à l'occiput. Cette douleur, avec cette localisation |spéciale, est caractéristique. A ce signe se joignent souvent des douleurs oculaires, du larmoiement, de la tension dans l'orbite.

Il se plaint de *cracher du pus*, de sentir dans l'arrière-gorge un écoulement purulent épais qui se concrète sous forme de croûtes et qu'il a de la peine à arracher. Son haleine est fade; il perçoit une mauvaise odeur dans l'arrière-nez.

2° SIGNES PHYSIQUES. — L'examen à la *rhinoscopie antérieure* fait constater de la suppuration banale dans la fente olfactive, où la muqueuse est rouge. Mais, quelquefois, après cocaïnisation et adrénalisation, ou si les cornets sont atrophiés; on pourra voir, en arrière du cornet moyen, le pus s'écouler par l'ostium sphénoïdal ; lorsque ce signe existe, il est caractéristique.

La *rhinoscopie postérieure* nous renseigne mieux : elle nous montre du pus sur la queue du cornet moyen et inférieur et aussi une abondante nappe purulente sur la paroi postérieure du pharynx.

Troubles oculaires. — Étant donnés les rapports des sinus sphénoïdaux, on comprend très bien que la névrite optique avec atrophie et amaurose sera très fréquente. On a signalé des paralysies des troisième et sixième paires, des thromboses, des hémorragies du sinus caverneux.

Diagnostic. — Le diagnostic est difficile à poser de

façon nette, à cause de la difficulté d'accès de ce sinus.

Le *cathétérisme du sinus sphénoïdal* est malaisé à pratiquer. On se sert de sondes de Lichwitz (fig. 102), etc., que l'on introduit après cocaïnisation par la fente olfactive. Si une injection de quelques gouttes d'eau fait sortir du pus, le diagnostic est confirmé. Mieux vaut, pour établir le diagnostic dans les cas douteux, réséquer au préalable le cornet moyen, qui empêche de voir l'ostium sphénoïdal. On a ainsi établi une bonne voie d'accès vers le sphénoïde, qui pourra être de plus très utile pour le traitement.

Traitement. — Le sinus sphénoïdal peut être abordé

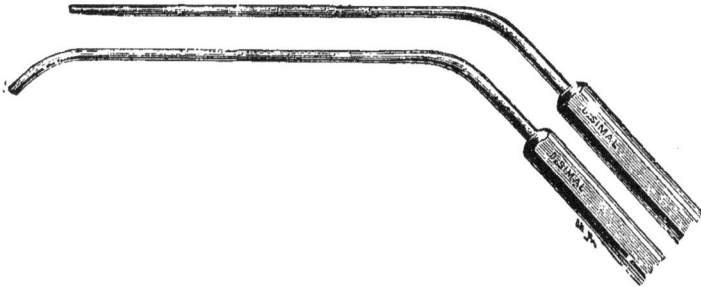

Fig. 102. — Canules de Lichwitz, pour le sinus sphénoïdal.

ou par voie nasale (par son orifice naturel tel quel, ou agrandi), ou par voie artificielle.

1º PAR VOIE NASALE. — On peut essayer de le cathétériser, après résection du cornet moyen. L'ostium est alors bien en vue, et la sonde peut y être introduite.

Mais ce cathétérisme est la plupart du temps insuffisant; il est nécessaire, dans les cas anciens, pour faciliter le drainage, d'agrandir l'orifice antérieur à l'aide de curettes, de pinces de formes diverses (pinces de Hajek) et de curetter sa cavité.

2º PAR VOIE ARTIFICIELLE. — Le sinus peut être abordé par *voie orbitaire*. En pratiquant la même opération, en

suivant la même technique que pour l'évidement ethmoïdal, en dirigeant la curette bien perpendiculairement on
tombe mathématiquement dans le sinus sphénoïdal (le
sujet étant couché) (fig. 70).

La *voie maxillaire*, beaucoup plus difficile, ne doit
être employée que dans le cas de sinusite maxillaire
associée.

En tout cas, les soins consécutifs, les pansements de la
cavité au chlorure de zinc à 1 p. 20, au nitrate d'argent à 1 p. 20,
devront être prolongés pendant très longtemps. La sinusite
sphénoïdale nous a toujours paru l'une des plus tenaces
et des plus rebelles à la guérison.

VI. — SINUSITES COMBINÉES.

Lorsque les sinusites ont passé à la chronicité et lorsqu'elles évoluent pendant une période de temps plus ou
moins longue, la règle est que la suppuration ne reste
point limitée à un seul sinus. Elle donne lieu, alors, à
ce que l'on appelle, en clinique, les *sinusites combinées*.
Le type le plus fréquent parmi elles, ce sont les sinusites
fronto-maxillaires.

L'infection de l'une des cavités se propage facilement à
l'autre, par continuité de muqueuse, par transport du pus
d'une cavité dans l'autre, à cause du voisinage des deux
orifices, soit dans la station couchée, si l'infection se fait
du sinus maxillaire vers le sinus frontal; soit dans la station debout, si l'infection se fait du frontal vers le maxillaire.

Viennent ensuite, au nombre de ces sinusites combinées,
au point de vue de la fréquence, les *sinusites frontales
doubles*, favorisées par la minceur de la cloison qui sépare
les deux sinus. Les *sinusites maxillaires doubles* ne sont pas
non plus très rares.

Enfin un type également fréquent dans les vieilles sinusites est ce qu'on appelle les *pansinusites*, où tous les sinus
d'un seul côté ou même des deux côtés peuvent être pris,

la suppuration atteignant à la fois le sinus frontal, ethmoïdal, sphénoïdal et maxillaire d'un même côté ou des deux côtés : Pansinusites unilatérale et bilatérale.

Nous avons eu l'occasion d'opérer dix cas de pansinusites unilatérales et deux pansinusites bilatérales. Le procédé opératoire, dans ces cas, consiste en la trépanation successive des différents sinus, en un évidement véritable de la face d'un seul côté ou des deux côtés (1). En pareil cas, la guérison de la sinusite sphénoïdale est certainement la plus difficile à obtenir.

Complications des sinusites.

De par leur rapport avec, d'une part, le globe oculaire, d'autre part la cavité cranienne, et aussi de par la minceur des parois des sinus, on conçoit que les complications oculo-orbitaires et intracraniennes des sinusites doivent être on ne peut plus fréquentes. C'est la sinusite fronto-ethmoïdale qui expose le plus à ces complications.

1° COMPLICATIONS ORBITAIRES. — D'après le P* De Lapersonne, les complications oculo-orbitaires des sinusites frontales existeraient dans la proportion de 20 p. 100.

Sans insister ici sur les *troubles oculo-moteurs-réflexes*, très fréquents dans les sinusites aiguës, nous nous arrêterons aux *complications infectieuses*.

L'inflammation envahit le globe oculaire, par *voie osseuse* la plupart du temps, soit par ostéite nécrosante, soit à la faveur d'une déhiscence sinuso-orbitaire préexistante. D'autres fois, le transport des germes infectieux se fait à travers le diploé par les canaux de Havers ou par voie veineuse. Les *abcès orbitaires* sont les plus fréquents de toutes ces

(1) On commence de préférence· par l'ouverture du sinus maxillaire, qui rend plus facile l'exécution du curettage ou évidement ethmoïdal dans la trépanation du système fronto-ethmoïdal.

complications; on les rencontre à la fois dans la sinusite aiguë et dans la sinusite chronique. Ces abcès se développent lentement, sournoisement, amenant progressivement du gonflement de la paupière supérieure, de l'exophtalmie, s'accompagnant parfois d'ostéite nécrosante. Les *dacryocystites* sont plus rares.

Enfin, du côté de l'œil proprement dit, on peut voir survenir de l'*iritis* et de l'*irido-choroïdite*.

Mais *la sinusite maxillaire* peut aussi se compliquer pour son propre compte d'iritis, de névrites optiques, d'ostéite orbitaire, de nécrose du plancher de l'orbite, de cellulite orbitaire.

Une mention spéciale mérite d'être faite pour *la sinusite sphénoïdale*. Chez elle, ce sont, en effet, souvent les complications oculaires qui font faire le diagnostic. Ce sont ou bien des lésions nerveuses, névrite rétro-bulbaire, paralysie du moteur oculaire commun, et du pathétique, ou bien, dans les formes graves, on *observe de la thrombophlébite* de la veine orbitaire, de la thrombose du sinus caverneux, toujours mortelle.

2° COMPLICATIONS CÉRÉBRALES. — C'est également dans les sinusites fronto-ethmoïdales que les complications cérébrales sont le plus fréquentes.

Nous retrouvons ici les mêmes causes pathogéniques. Ce sont ou bien les déhiscences des parois sinusiennes qui favorisent l'infection, ou bien des foyers d'ostéite qui amènent la trépanation spontanée de l'os et l'issue du pus vers les cavités cérébrales. Mais il est bien prouvé, actuellement, que la contamination des méninges peut se faire à travers l'os sain ou d'apparence tel (canaux de Havers, voies lymphatiques).

Toutes les causes qui favorisent la rétention purulente dans le sinus peuvent contribuer à amener ces complications.

Par l'infection progressive du contenu intracérébral, on a observé soit des *abcès intra* ou *extraduraux* de la mé-

ningite ou de la *pachyméningite,* de la *thrombose du sinus longitudinal* ou du *sinus caverneux,* en particulier dans la sinusite sphénoïdale, et enfin des *abcès encéphaliques.*

Le diagnostic de ces complications intracérébrales est toujours assez difficile, et il s'établit par les symptômes propres à chacune de ces complications. Nous aurons occasion de les décrire à propos des complications des otites (1).

Nous voudrions, ici, dire simplement quelques mots sur l'importance de l'examen du fond de l'œil pour le diagnostic de ces complications. La *névrite optique* indique en effet la propagation de l'infection à la cavité intracranienne. Elle se manifeste par de l'œdème de la papille ou de la papillite, facile à reconnaître à l'ophtalmoscope.

La *ponction lombaire* avec examen du liquide céphalorachidien donne également, dans certains cas, des renseignements très intéressants.

Parmi les complications des sinusites, il faut donner une place, bien nettement établie aujourd'hui, à l'*ostéomyélite des os plats du crâne* ; c'est là une complication rare évidemment, mais dont on a pu réunir déjà une trentaine de cas. Il s'agit d'une infection du diploé osseux qui se transmet de proche en proche, amenant des foyers suppurés intra-osseux qui atteignent les os du crâne en des points successifs et souvent très éloignés du sinus infecté. Il est souvent assez difficile, malgré les trépanations successives, de circonscrire l'incendie ainsi allumé.

Enfin il ne faut pas oublier que le pus dégluti mécaniquement, en particulier pendant le sommeil, peut amener des *troubles digestifs* (affections gastriques, entéro-colites, entérites) et, par infection descendante, des *laryngites* secondaires, *trachéobronchites* rebelles aux traitements ordinaires, qui ne disparaissent qu'après la guérison radicale des sinusites.

(1) Voy. Maladies des oreilles, le chapitre : *Complications des otites.*

TABLE DES MATIÈRES

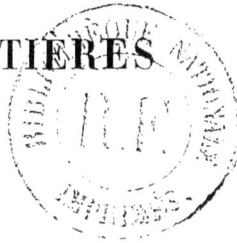

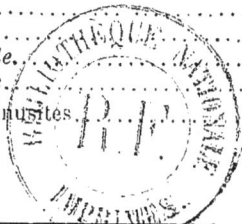

12695-11. — CORBEIL. Imprimerie Crété.

PRÉCIS D'OPHTALMOLOGIE

Par le Dr TERRIEN
Professeur agrégé à la Faculté de médecine de Paris.

Préface de M. DE LAPERSONNE
Professeur de clinique ophtalmologique à la Faculté de médecine de Paris.

1908, 1 vol. in-8 de 600 pages, avec 271 figures, cartonné.............. 12 fr.

LA PRATIQUE OPHTALMOLOGIQUE

Par le Dr POULARD
Ophtalmologiste des Hôpitaux de Paris.

1912, 1 vol. in-16 de 350 pages, avec 167 figures, cartonné............ 8 fr.

Précis clinique et thérapeutique de l'Examen fonctionnel de l'Œil et des anomalies de réfraction, par C. FROMAGET, ophtalmologiste des Hôpitaux de Bordeaux, et H. BICHELONNE, médecin-major. 1911, 1 vol. in-8 de 504 pages avec 174 figures.................................... 10 fr.

Atlas-Manuel des Maladies externes de l'Œil, par le professeur O. HAAB, professeur de clinique ophtalmologique de l'Université de Zurich. Nouvelle édition française, par le Dr A. TERSON, ancien chef de clinique à la Faculté de médecine de Paris. 1905, 1 vol. in-16 de 316 pages, avec 40 planches contenant 66 figures, coloriées. Relié en maroquin souple, tête dorée............ 16 fr.

Atlas-Manuel de Chirurgie oculaire, par le professeur O. HAAB. Édition française par le Dr A. MONTHUS, chef de laboratoire à la clinique ophtalmologique de la Faculté de médecine de Paris. 1905, 1 vol. in-16 de 271 pages, avec 30 planches color., et 166 fig. dans le texte. Relié maroquin souple..... 16 fr.

Atlas-Manuel d'Ophtalmoscopie, par le professeur O. HAAB. Édition française, par le Dr TERSON, chef de clinique ophtalmologique à l'Hôtel-Dieu, 3e édition, 1901, 1 vol. in-16 de 276 p., avec 88 planches coloriées, relié. 15 fr.

Maladies du Larynx, du Nez et des Oreilles

Par le Dr A. CASTEX
Chargé du cours de laryngologie à la Faculté de médecine de Paris.

3e édition, 1907, 1 vol. in-8 de 1191 pages, avec 351 fig. et 4 pl. col., cart. 16 fr.

Atlas-Manuel des Maladies du Larynx, par les Drs GRUNWALD, CASTEX et COLLINET. 2e édition. 1903, 1 vol. in-16 de 424 p., avec 44 planches coloriées, relié en maroquin souple, tête dorée............................. 14 fr.

La Pratique Oto=Rhino=Laryngologique

Par le Dr J. GUISEZ
Chef des travaux d'oto-rhino-laryngologie à la Clinique chirurgicale de l'Hôtel-Dieu de Paris.

1909, 1 vol. in-16 de 741 pages, avec 257 figures, cartonné........... 12 fr.

Maladies de l'Œsophage, par GUISEZ, rhino-oto-laryngologiste des Hôpitaux de Paris. 1910, 1 vol. in-8 de 316 p., avec 139 fig.................... 14 fr.

Leçons sur les suppurations de l'Oreille moyenne et des Cavités accessoires des fosses nasales, par LUC. 2e édition. 1910, 1 vol. in-8 de 584 pages, avec 39 figures.. 12 fr.

Atlas-Manuel des Maladies de l'Oreille, par les Drs BRUHL, POLITZER et LAURENS. 1902, 1 vol. in-16 de 395 p., avec 88 fig. et 39 planches coloriées, relié en maroquin souple, tête dorée.............................. 18 fr.

Atlas-Manuel des Maladies de la Bouche, du Pharynx et des Fosses nasales, par les Drs GRUNWALD et LAURENS. 1903, 1 vol. in-16 de 197 pages, avec 42 planches coloriées, relié en maroquin, tête dorée... 14 fr.

NOUVEAU
TRAITÉ DE MÉDECINE
et de Thérapeutique
Publié en fascicules sous la direction de

A. GILBERT	L. THOINOT
Professeur à la Faculté de médecine de Paris, Membre de l'Académie de médecine.	Professeur à la Faculté de médecine de Paris, Membre de l'Académie de médecine.

Avec la collaboration de MM.

Achard, Aubertin, Auché, Aviragnet, Babonneix, Ballet, Balzer, Barbier, Barth, L. Bernard, Bezançon, Boinet, Boulloche, P. Carnot, Cartaz, Castex, Chauffard, P. Claisse, Claude, Courmont, Cruchet, Dejerine, Deschamps, Dupré, L. Fournier, Galliard, Gallois, M. Garnier, Gaucher, Gilbert, Gouget, Grasset, Guiart, Hallopeau, Hayem, Herscher, Hudelo, Hutinel, Jacquet, Jeanselme, Klippel, M. Labbé, Lancereaux, L. Landouzy, Lannois, Laveran, Le Fur, Le Noir, Lereboullet, Letulle, L. Levi, Lion, Marfan, Marie, Marinesco, Ménétrier, Méry, Milian, Mosny, Netter, Parmentier, Pitres, Rauzier, Raymond, Richardière, Roger, Roque, Sainton, Sérieux, Sicard, A. Siredey, Surmont, J. Teissier, Thoinot, A. Thomas, Triboulet, Vaillard, Vaquez, E. Weil, Widal, R. Wurtz.

Chaque fascicule se vend également **cartonné** avec une augmentation de 1 fr. 50 par fascicule
29 fascicules sont en vente.

PRÉCIS DE PATHOLOGIE EXTERNE
Par les Dᵣˢ FAURE, CHEVASSU, OMBRÉDANNE, SCHWARTZ
Professeurs agrégés à la Faculté de médecine de Paris.
ALGLAVE, CAUCHOIX, MATHIEU
1909-1911, 4 vol. in-8 de chacun 500 pages avec figures coloriées, cart... 40 fr.
Chaque volume se vend séparément.

I. **Pathologie chirurgicale générale**, par le Dʳ J.-L. Faure, professeur agrégé à la Faculté de médecine de Paris, chirurgien de l'hôpital Cochin et Alglave, chirurgien des hôpitaux de Paris. 1 vol. in-8 de 500 pages avec figures, cartonné.
II. **Tête, Cou, Rachis, Membres**, par les Dᵣˢ Chevassu, professeur agrégé à la Faculté de médecine de Paris, et Cauchoix, chef de clinique à la Faculté de médecine de Paris. 1 vol. in-8 de 500 pages, avec figures, cartonné.
III. **Poitrine et Abdomen**, par le Dʳ Ombrédanne, professeur agrégé à la Faculté de médecine de Paris, chirurgien des hôpitaux. 1909, 1 vol. in-8 de 500 pages avec 180 figures coloriées, cartonné.................................. 10 fr
IV. **Organes génito-urinaires**, par les Dᵣˢ Schwartz, professeur agrégé à la Faculté de médecine de Paris, et Mathieu, chef de clinique à la Faculté de médecine de Paris. 1912, 1 vol. in-8 de 500 pages, avec 200 figures, cartonné........ 10 fr.

ATLAS-MANUEL DE CHIRURGIE GÉNÉRALE
Par le Professeur MARWEDEL
Édition française par le Dʳ Maurice CHEVASSU
Agrégé à la Faculté de médecine de Paris.
1908, 1 vol. in-16 de 420 p., avec 171 fig. et 28 planches coloriées. Relié.. 16 fr.

ATLAS-MANUEL DE CHIRURGIE DES RÉGIONS
Par le Professeur SULTAN
Édition française par le Dʳ G. KUSS
Chirurg.en des hôpitaux de Paris.
1909-1912, 2 vol. in-16 de 1000 p., avec 513 fig. et 80 pl. coloriées. Reliés.. 40 fr.
Chaque volume se vend séparément.

Nouveaux Éléments de Pathologie chirurgicale
Par F. GROSS, J. ROHMER, A. VAUTRIN et P. ANDRÉ
Professeurs et agrégés à la Faculté de médecine de Nancy.
1900, 4 vol. in-8, ensemble 4474 pages, reliés...................... 60 fr.

Aide-mémoire de Pathologie externe, par le professeur Paul Lefert. 1899, 1 vol. in-18 de 910 p., relié.................................. 10 fr.

Atlas-Manuel des Fractures et des Luxations, par le professeur Helferich. 2ᵉ édition, par le Dʳ Paul Delbet. 1901, 1 vol. in-16 de 448 p., avec 68 planches coloriées et 137 fig., relié........................... 20 fr.

Atlas-Manuel de Chirurgie orthopédique, par les Dᵣˢ Luning, Schulthess et Villemin, chirurgien des hôpitaux de Paris. 1902, 1 vol. in-16 de 348 p. avec 250 fig., et 16 planches coloriées, relié........................ 16 fr.

P. CAMESCASSE et R. LEHMAN
La Chirurgie enseignée par la Stéréoscopie
260 vues stéréoscopiques sur verre (45×107)
Prix des 260 stéréoscopies en 10 boîtes avec texte explicatif.......... 260 fr.

Technique thérapeutique chirurgicale
PAR

PAUCHET	DUCROQUET
Professeur	Chargé du service d'orthopédie
à l'Ecole de médecine d'Amiens.	à la Policlinique Rothschild.

1911, 1 vol. in-8 de 543 pages, avec 552 figures, cartonné............. 15 fr.

Précis d'Anatomie Pathologique

Par les Docteurs ACHARD et LŒPER
Professeur et Agrégé à la Faculté de médecine de Paris.

1908, 1 vol. in-8 de 555 pages, avec 312 fig. et 2 pl. color., cartonné.   12 fr.

Estimant qu'un enseignement élémentaire de l'anatomie pathologique doit avoir pour principal objet d'expliquer la maladie, les auteurs se sont proposés surtout d'éclairer et de compléter la clinique. Le livre qu'ils ont écrit peut donc servir de guide à l'étudiant dès ses débuts, lorsqu'il commence par apprendre l'anatomie pathologique à l'hôpital, en faisant des autopsies, avant d'en poursuivre l'étude au laboratoire.

Ils ont aussi compris dans leur étude l'anatomie pathologique qui peut se faire sur le vivant. Ainsi leur livre ne sert pas seulement à l'instruction de l'élève, mais renseigne encore le praticien sur les services que peut lui rendre la connaissance des lésions pour établir son diagnostic.

TRAITÉ ÉLÉMENTAIRE
D'ANATOMIE PATHOLOGIQUE

Par R. COYNE
Professeur à la Faculté de médecine de Bordeaux.

2e *édition*. 1903, 1 vol. in-8 de 1056 p., avec 355 fig., noires et coloriées...   15 fr.

Atlas=Manuel d'Anatomie Pathologique

Par le Professeur BOLLINGER

et le Dr GOUGET
Professeur agrégé à la Faculté de médecine de Paris.

1902, 1 vol. in-16 avec 137 planches coloriées, relié maroquin souple, tête do-rée .... 20 fr.

ATLAS-MANUEL
D'HISTOLOGIE PATHOLOGIQUE

Par les Drs DURCK et GOUGET

1902, 1 vol. in-16, avec 120 planches chromolithographiées, relié maroquin souple, tête dorée.. 20 fr.

Aide-mémoire-d'Anatomie pathologique, d'histologie pathologique et de technique des autopsies, par le professeur P. LEFERT. 3e *édition*. 1898, 1 vol. in-18 de 296 pages, cartonné................................... 3 fr.

Tableaux synoptiques pour la pratique des Autopsies, par le Dr VALERY. 1902, 1 vol. in-16 de 72 pages, avec 13 figures, cartonné............ 1 fr. 50

Hématologie et Cytologie cliniques, par le Dr LEFAS, préface par P.-E. LAU-NOIS, professeur agrégé à la Faculté de médecine de Paris. 1904, 1 vol. in-18 de 198 pages, avec 5 planches coloriées, cartonné...................... 3 fr.

Traité élémentaire de Thérapeutique
De Matière médicale et de Pharmacologie
Par A. MANQUAT
Professeur agrégé à l'Ecole du Val-de-Grâce.

6ᵉ *édition entièrement refondue.* 1911-1912, 3 vol. gr. in-8, ensemble 2200 p.   30 fr.
Reliés maroquin souple. . . . .   36 fr.

Les sciences médicales font de si importants et si rapides progrès, qu'une simple revision du *Traité de thérapeutique* de M. MANQUAT eût été insuffisante. Il a dû récrire entièrement son ouvrage, afin de pouvoir le mettre d'accord avec la pratique médicale actuelle.

Cette sixième édition ne diffère pas seulement des précédentes par le plan et par le choix des sujets, elle en diffère encore par le souci de fournir en toute occasion des notions applicables à la pratique médicale. Les agents thérapeutiques nouveaux et les médications nouvelles sont soigneusement passés en revue.

Les *agents biologiques, hygiéniques, physiques, mécaniques, naturels, dynamogènes* ont acquis, dans ces dernières années, une importance capitale à côté des médicaments proprement dits. Il devenait nécessaire de les faire entrer dans le cadre de la thérapeutique usuelle.

Chaque volume forme un tout complet et se vend séparément.

Précis de Thérapeutique
Par le Dʳ H. VAQUEZ
Professeur agrégé à la Faculté de médecine de Paris.

1907, 1 vol. petit in-8 de 492 pages, cartonné. . . . .   10 fr.

Le Précis du Dʳ VAQUEZ est divisé en cinq parties
1º Les préceptes généraux sur l'art de guérir ;
2º Les médicaments d'origine chimique et les drogues végétales, avec les notions de matière médicale nécessaire pour en connaître la composition, les principes de pharmacodynamie qui en expliquent les effets et les indications thérapeutiques qui en légitiment l'emploi ;
3º La sérothérapie et l'opothérapie, avec l'exposé des méthodes thérapeutiques sur lesquelles elles reposent et celui des résultats qu'elles ont déjà permis d'obtenir :
4º Les régimes alimentaires et les eaux minérales ;
5º La physiothérapie, avec ses moyens d'action si divers et si précieux, massothérapie, radiothérapie, etc.

Guide Formulaire de Thérapeutique
Par le Dʳ HERZEN

7ᵃ édit. 191 ., 1 vol. in-18 de 1012 pages, relié maroquin, souple, tête dorée.   10 fr.

Tableaux synoptiques de Thérapeutique, par le Dʳ H. DURAND. 1899, 1 vol. gr. in-8 de 208 pages, cartonné . . . .   5 fr.
Aide-mémoire de Thérapeutique, par le professeur P. LEFERT. 1906, 1 vol. in-18 de 318 pages, cartonné. . . . .   3 fr.
Mémorial Thérapeutique, par C. DANIEL, interne des hôpitaux de Paris. 1903, 1 vol. in-32 de 240 pages, sur papier indien. 2 fr. 50. Relié. . . .3 fr. 50
L'Art de formuler. Indications. — Mode d'emploi. — Posologie des médicaments usuels, par le Dʳ BREUIL. 1903, 1 vol. in-18 de 344 pages. Format portefeuille avec répertoire, cartonné.   4 fr.
Formulaire des Médications nouvelles, par le Dʳ H. GILLET, ancien interne des hôpitaux de Paris. *Nouvelle édition.* 1912, 1 vol. in-18 de 320 p., cartonné. . . . .   3 fr.

MÉDICATIONS GÉNÉRALES

PAR

Ch. BOUCHARD, H. ROGER, SABOURAUD, SABRAZÈS, POUCHET, BALTHAZARD, LANGLOIS, CARNOT. MARIE, CLUNET, PINARD, APERT, BERGONIÉ, MAUREL, RAUZIER, LÉPINE, ROBIN, COYON, CHAUFFARD, WIDAL, LEMIERRE.

1911. 1 vol. in-8 de 700 pages avec 42 figures, cartonné . . . .   14 fr.

Précis de Médecine Opératoire

Par le Dr LECÈNE
Professeur agrégé à la Faculté de médecine de **Paris**.

1911, 1 volume in-8 de 315 pages, avec 321 photogravures. Cartonné...... 10 fr.

Ce Précis de médecine opératoire est un manuel d'amphithéâtre à l'usage des étudiants : c'est un livre essentiellement pratique. En l'écrivant, M. LECÈNE n'a eu qu'un seul but : être clair, faire bien comprendre à l'élève les différents temps, toujours bien réglés, d'une opération cadavérique et surtout lui enseigner avec précision les différentes attitudes qu'il devra adopter, pour exécuter commodément et correctement l'opération. M. LECÈNE a remarqué que c'était justement cette notion précise des attitudes de l'opérateur et de son aide qui échappait le plus aux élèves. Il suffira à l'élève consciencieux de lire attentivement le texte et surtout de regarder avec soin les très nombreuses figures qui l'accompagnent et qui ont été toutes faites sur des documents photographiques, pour qu'il sache d'emblée comment il doit se placer, lui et son aide, et comment il doit procéder, temps par temps, pour exécuter correctement l'opération.

Altlas-Manuel de Chirurgie Opératoire

Par le professeur ZUCKERKANDL
et A. MOUCHET, chirurgien des hôpitaux de Paris.
Préface par le Dr QUENU, professeur à la Faculté de Paris.

Nouvelle édition, entièrement refondue. 1910, 1 vol. in-16 de 490 pages, avec 404 figures et 41 planches coloriées, relié maroquin souple........... 20 fr.

Guide des Opérations courantes, par le Dr CAMESCASSE, ancien interne des hôpitaux de Paris. 1906, 1 vol. in-18 de 180 pages, avec 40 planches. 5 fr.

Clinique Chirurgicale, par A. LE DENTU, professeur de clinique chirurgicale à la Faculté de médecine de Paris. 1904, 1 vol. gr. in-8 de XXVII-634 pages avec 45 figures .... 15 fr.

Traité de l'Anesthésie générale et locale, par les Drs DUMONT et CATHELIN. 1904, 1 vol. in-8 de 376 pages, avec 180 figures.................... 8 fr.

Atlas-Manuel des Bandages
Pansements et Appareils
Par A. HOFFA
Édition française par le Dr P. HALLOPEAU, ancien interne des hôpitaux de Paris.
Préface de M. le professeur PAUL BERGER.

1900, 1 vol. in-16 de 160 p., avec 128 pl., relié en maroquin souple....... 14 fr.

LEÇONS CLINIQUES
sur les
Maladies des Voies Urinaires
Par Félix GUYON
Membre de l'Institut et de l'Académie de médecine.

4e édition. 1903, 3 vol. gr. in-8 de 1891 pages, avec 146 figures et 15 pl. 37 fr. 50

Consultations sur les Maladies des Voies Urinaires, par G. DE ROUVILLE, professeur agrégé à la Faculté de médecine de Montpellier. Préface par le Dr TUFFIER. 1903, 1 vol. in-8 de 272 pages, avec 110 figures ... . 5 fr.

Thérapeutique urinaire, Urètre, Organes génitaux de l'homme, Reins, Vessie, Uretère, par ACHARD, professeur, MARION, agrégé, et PAISSEAU, chef de Clinique à la Faculté de médecine de Paris. 1910, 1 vol. in-8 de 516 pages, avec 204 fig., cartonné.. 12 fr.

PRÉCIS
des Maladies des Enfants
Par le Dr E. APERT
Médecin des hôpitaux de Paris,
Chargé du service de médecine infantile à l'hôpital Saint-Louis.
INTRODUCTION
L'Exploration Clinique dans la Première Enfance
Par le Dr MARFAN
Professeur à la Faculté de médecine de Paris,
1909, 1 vol. in-8 de 524 pages, avec 76 figures, cartonné................ **10 fr.**

LA PRATIQUE
DES
MALADIES DES ENFANTS
Diagnostic et Thérapeutique
Publié en fascicules par
APERT, ARMAND-DELILLE, AVIRAGNET, BARBIER, BROCA, CASTAIGNE, FARGIN-FAYOLLE, GÉNÉVRIER, GRENET, GUILLEMOT, GUINON, GUISEZ, HALLÉ, MARFAN, MÉRY, MOUCHET, SIMON, TERRIEN, ZUBER (de Paris), NOVÉ-JOSSERAND, PÉHU, WEILL (de Lyon), ANDÉRODIAS, CRUCHET, DENUCÉ, MOUSSOUS, ROCAZ (de Bordeaux), FRŒLICH, HAUSHALTER (de Nancy), CARRIÈRE (de Lille), DALOUS (de Toulouse), LEENHARDT (de Montpellier), AUDÉOUD, BOURDILLON (de Genève), DELCOURT (de Bruxelles).

SECRÉTAIRE DE LA RÉDACTION : R. CRUCHET.

Chaque fascicule se vend également cartonné avec un supplément de 1 fr. 50.

PRÉCIS DE MÉDECINE INFANTILE
Par le Dr LEGRAND

Bibliothèque de Thérapeutique

PUBLIÉE SOUS LA DIRECTION DE

A. GILBERT & P. CARNOT

Professeur de thérapeutique
à la Faculté de médecine de Paris.

Professeur agrégé de thérapeutique
à la Faculté de médecine de Paris.

1909-1910, 28 volumes in-8, de 500 à 750 pages, illustrés de nombreuses figures.
Chaque volume cartonné : 8 fr. à 15 fr.

NOUVEAU

TRAITÉ de CHIRURGIE

Publié en fascicules sous la direction de MM.

A. LE DENTU
Professeur à la Faculté de médecine
de Paris,
Membre de l'Académie de médecine.

PIERRE DELBET
Professeur à la Faculté de médecine
de Paris,
Chirurgien de l'hôpital de la Charité.

Les fascicules parus sont soulignés d'un trait noir.

CHAQUE FASCICULE SE VEND SÉPARÉMENT
Chaque fascicule se vend également *cartonné* avec une augmentation
de **1 fr. 50** par fascicule.

PARIS MÉDICAL

LA SEMAINE DU PRATICIEN

PUBLIÉ SOUS LA DIRECTION DU

Professeur A. GILBERT

PROFESSEUR DE CLINIQUE A LA FACULTÉ DE MÉDECINE DE PARIS,
MÉDECIN DE L'HOTEL-DIEU, MEMBRE DE L'ACADÉMIE DE MÉDECINE

COMITÉ DE RÉDACTION :

Jean CAMUS
Professeur agrégé à la
Faculté de médecine de Paris.

Paul CARNOT
Professeur agrégé à la
Faculté de médecine de Paris.

DOPTER
Professeur agrégé au
Val-de-Grâce.

GRÉGOIRE
Professeur agrégé à la Faculté
de médecine de Paris,
Chirurgien des Hôpitaux.

P. LEREBOULLET
Médecin
des Hôpitaux de Paris.

G. LINOSSIER
Professeur agrégé à la
Faculté de médecine
de Lyon.

MILIAN
Médecin
des Hôpitaux
de Paris.

MOUCHET
Chirurgien
des Hôpitaux
de Paris.

A. SCHWARTZ
Professeur agrégé
à la Faculté de médecine
de Paris.

ALBERT-WEILL
Chef de Laboratoire
à l'Hôpital
Trousseau.

Secrétaire Gl de la Rédaction :

Paul CORNET
Médecin en Chef de la Préfecture de la Seine.

PARIS MÉDICAL paraît tous les **Samedis**
Les abonnements partent du 1er de chaque mois.
Prix de l'abonnement (1er *Décembre* au 30 *Novembre*) :
France, 12 fr. — Étranger, 15 fr.
Adresser le **montant des bonnements à la librairie J.-B. BAILLIÈRE
et FILS. 19, rue Hautefeuille, à Paris.**
Le premier numéro de chaque mois, consacré à une branche de la médecine,
contient 52 à 68 pages.
Tous les autres numéros ont 36 à 52 pages.
Le troisième numéro de chaque mois contient une **Revue générale**
sur une question d'actualité.

Ordre de publication des numéros spéciaux (68 pages)

Janvier.	Physiothérapie ; physiodiagnostic.	
Février	Maladies des voies respira-t... — Tuberculose.	
Mars.	Dermatologie ; — syphilis ; maladie vénériennes.	
Avril.	Gynécologie ; — obstétrique ; — voies urinaires.	
Mai.	Maladies de la nutrition, — eaux minérales, climathothérapie ; — diététique.	
Juin	Maladies de l'appareil digestif.	
Juillet	Maladies du cœur du sang, des vaisseaux.	
Aout	— Maladies infectieuses.	
Septembre.	Maladies des oreilles, du nez, du larynx ; des yeux.	
Octobre	Maladies nerveuses et mentales ; médecine légale.	
Novembre.	Thérapeutique.	
Décembre.	Médecine et Chirurgie infantiles.	

*Les abonnés d'une année sont remboursés par des primes représentant
six fois le prix de l'abonnement.*

ENVOI FRANCO D'UN NUMÉRO SPÉCIMEN SUR DEMANDE

www.ingramcontent.com/pod-product-compliance
Lightning Source LLC
Chambersburg PA
CBHW070259200326
41518CB00010B/1836